国家卫生和计划生育委员会"十二五"规划教材

全国中医药高职高专院校教材

全国高等医药教材建设研究会规划教材

供中医骨伤专业用

骨 科 手 术

—— 第 3 版 ——

主　编　黄振元

副主编　孙　权　段建明

编　者　（按姓氏笔画排序）

刘建崇（南阳医学高等专科学校）

孙　权（湖北中医药高等专科学校）

汪新华（北京市卫生职业学院）

段建明（江西中医药高等专科学校）

黄振元（湖北中医药高等专科学校）

程后庆（安徽中医药高等专科学校）

曾朝辉（湖南中医药高等专科学校）

熊　华（四川中医药高等专科学校）

人民卫生出版社

图书在版编目（CIP）数据

骨科手术/黄振元主编. —3 版. —北京：人民卫生出版社，2014

ISBN 978-7-117-18955-2

Ⅰ.①骨… Ⅱ.①黄… Ⅲ.①骨疾病-外科手术-高等职业教育-教材 Ⅳ.①R68

中国版本图书馆 CIP 数据核字（2014）第 084198 号

| 人卫智网 | www.ipmph.com | 医学教育、学术、考试、健康，购书智慧智能综合服务平台 |
| 人卫官网 | www.pmph.com | 人卫官方资讯发布平台 |

骨 科 手 术
第 3 版

主　　编：黄振元
出版发行：人民卫生出版社（中继线 010-59780011）
地　　址：北京市朝阳区潘家园南里 19 号
邮　　编：100021
E - mail：pmph @ pmph.com
购书热线：010-59787592　010-59787584　010-65264830
印　　刷：北京盛通数码印刷有限公司
经　　销：新华书店
开　　本：787 × 1092　1/16　印张：19
字　　数：474 千字
版　　次：2005 年 6 月第 1 版　　2014 年 7 月第 3 版
　　　　　2024 年 2 月第 3 版第 5 次印刷（总第 7 次印刷）
标准书号：ISBN 978-7-117-18955-2/R · 18956
定　　价：35.00 元
打击盗版举报电话：010-59787491　E-mail：WQ @ pmph.com
质量问题联系电话：010-59787234　E-mail：zhiliang @ pmph.com

《骨科手术》网络增值服务编委会名单

主　编　黄振元

副主编　孙　权　段建明

编　者　（按姓氏笔画排序）

孙　权（湖北中医药高等专科学校）

汪新华（北京市卫生职业学院）

段建明（江西中医药高等专科学校）

黄振元（湖北中医药高等专科学校）

程后庆（安徽中医药高等专科学校）

曾朝辉（湖南中医药高等专科学校）

熊　华（四川中医药高等专科学校）

全国中医药高职高专国家卫生和计划生育委员会规划教材 第三轮修订说明

全国中医药高职高专卫生部规划教材第1版(6个专业63种教材)2005年6月正式出版发行,是以安徽、湖北、山东、湖南、江西、重庆、黑龙江等7个省市的中医药高等专科学校为主体,全国20余所中医药院校专家教授共同编写。该套教材首版以来及时缓解了中医药高职高专教材缺乏的状况,适应了中医药高职高专教学需求,对中医药高职高专教育的发展起到了重要的促进作用。

为了进一步适应中医药高等职业教育的快速发展,第2版教材于2010年7月正式出版发行,新版教材整合了中医学、中药、针灸推拿、中医骨伤、护理等5个专业,其中将中医护理学专业名称改为护理;新增了医疗美容技术、康复治疗技术2个新专业的教材。全套教材共86种,其中38种教材被教育部确定为普通高等教育"十一五"国家级规划教材。第2版教材由全国30余所中医药院校专家教授共同参与编写,整个教材编写工作彰显了中医药特色,突出了职业教育的特点,为我国中医药高等职业教育的人才培养作出了重要贡献。

在国家大力推进医药卫生体制改革,发展中医药事业和高等中医药职业教育教学改革的新形势下,为了更好地贯彻落实《国家中长期教育改革和发展规划纲要(2010-2020)》和《医药卫生中长期人才发展规划(2011-2020)》,推动中医药高职高专教育的发展,2013年6月,全国高等医药教材建设研究会、人民卫生出版社在教育部、国家卫生和计划生育委员会、国家中医药管理局的领导下,全面组织和规划了全国中医药高职高专第三轮规划教材(国家卫生和计划生育委员会"十二五"规划教材)的编写和修订工作。

为做好本轮教材的出版工作,成立了第三届中医药高职高专教育教材建设指导委员会和各专业教材评审委员会,以指导和组织教材的编写和评审工作,确保教材编写质量;在充分调研的基础上,广泛听取了一线教师对前两版教材的使用意见,汲取前两版教材建设的成功经验,分析教材中存在的问题,力求在新版教材中有所创新,有所突破。新版教材仍设置中医学、中药、针灸推拿、中医骨伤、护理、医疗美容技术、康复治疗技术7个专业,并将中医药领域成熟的新理论、新知识、新技术、新成果根据需要吸收到教材中来,新增5种新教材,共91种教材。

新版教材具有以下特色:

1. **定位准确,特色鲜明**　本套教材遵循各专业培养目标的要求,力求体现"专科特色、技能特点、时代特征",既体现职业性,又体现其高等教育性,注意与本科教材、中专教材的区别,同时体现了明显的中医药特色。

2. **谨守大纲,重点突出**　坚持"教材编写以教学计划为基本依据"的原则,本次教材修订的编写大纲,符合高职高专相关专业的培养目标与要求,以培养目标为导向、职业岗位能力需求为前提、综合职业能力培养为根本,注重基本理论、基本知识和基本技能的培养和全面素质的提高。体现职业教育对人才的要求,突出教学重点、知识点明确,有与之匹配的教学大纲。

3. 整体优化,有机衔接 本套教材编写从人才培养目标着眼,各门教材是为整个专业培养目标所设定的课程服务,淡化了各自学科的独立完整性和系统性意识。基础课教材内容服务于专业课教材,以"必需,够用"为度,强调基本技能的培养;专业课教材紧密围绕专业培养目标的需要进行选材。全套教材有机衔接,使之成为完成专业培养目标服务的有机整体。

4. 淡化理论,强化实用 本套教材的编写结合职业岗位的任职要求,编写内容对接岗位要求,以适应职业教育快速发展。严格把握教材内容的深度、广度和侧重点,突出应用型、技能型教育内容。避免理论与实际脱节,教育与实践脱节,人才培养与社会需求脱节的倾向。

5. 内容形式,服务学生 本套教材的编写体现以学生为中心的编写理念。教材内容的增减、结构的设置、编写风格等都有助于实现和满足学生的发展需求。为了解决调研过程中教材编写形式存在的问题,本套教材设有"学习要点"、"知识链接"、"知识拓展"、"病案分析(案例分析)"、"课堂讨论"、"操作要点"、"复习思考题"等模块,以增强学生学习的目的性和主动性及教材的可读性,强化知识的应用和实践技能的培养,提高学生分析问题、解决问题的能力。

6. 针对岗位,学考结合 本套教材编写要按照职业教育培养目标,将国家职业技能的相关标准和要求融入教材中。充分考虑学生考取相关职业资格证书、岗位证书的需要,与职业岗位证书相关的教材,其内容和实训项目的选取涵盖相关的考试内容,做到学考结合,体现了职业教育的特点。

7. 增值服务,丰富资源 新版教材最大的亮点之一就是建设集纸质教材和网络增值服务的立体化教材服务体系。以本套教材编写指导思想和整体规划为核心,并结合网络增值服务特点进行本套教材网络增值服务内容规划。本套教材的网络增值服务内容以精品化、多媒体化、立体化为特点,实现与教学要求匹配、与岗位需求对接、与执业考试接轨,打造优质、生动、立体的网络学习内容,为向读者和作者提供优质的教育服务、紧跟教育信息化发展趋势并提升教材的核心竞争力。

新版教材的编写,得到全国40余家中医药高职高专院校、本科院校及部分西医院校的专家和教师的积极支持和参与,他们从事高职高专教育工作多年,具有丰富的教学经验,并对编写本学科教材提出很多独到的见解。新版教材的编写,在中医药高职高专教育教材建设指导委员会和各专业教材评审委员会指导下,经过调研会议、论证会议、主编人会议、各专业编写会议、审定稿会议,确保了教材的科学性、先进性和实用性。在此,谨向有关单位和个人表示衷心的感谢!

希望本套教材能够对全国中医药高职高专人才的培养和教育教学改革产生积极的推动作用,同时希望各位专家、学者及读者朋友提出宝贵意见或建议,以便不断完善和提高。

全国高等医药教材建设研究会
第三届全国中医药高职高专教育教材建设指导委员会
人民卫生出版社
2014 年 4 月

全国中医药高职高专第三轮规划教材书目

中医学专业

1	大学语文（第3版）	孙 洁	12	中医妇科学（第3版）		盛 红
2	中医诊断学（第3版）	马维平	13	中医儿科学（第3版）★		聂绍通
3	中医基础理论（第3版）★	吕文亮	14	中医伤科学（第3版）		方家选
		徐宜兵	15	中药学（第3版）		杨德全
4	生理学（第3版）★	郭争鸣	16	方剂学（第3版）★		王义祁
5	病理学（第3版）	赵国胜	17	针灸学（第3版）		汪安宁
		苑光军	18	推拿学（第3版）		郭 翔
6	人体解剖学（第3版）	盖一峰	19	医学心理学（第3版）		侯再金
		高晓勤	20	西医内科学（第3版）★		许幼晖
7	免疫学与病原生物学（第3版）	刘文辉	21	西医外科学（第3版）		贾 奎
		刘维庆	22	西医妇产科学（第3版）		周梅玲
8	诊断学基础（第3版）	李广元	23	西医儿科学（第3版）		金荣华
9	药理学（第3版）	侯 晞	24	传染病学（第2版）		陈艳成
10	中医内科学（第3版）★	陈建章	25	预防医学		吴 娟
11	中医外科学（第3版）★	陈卫平				

中医骨伤专业

26	中医正骨（第3版）	莫善华	30	骨科手术（第3版）	黄振元
27	中医筋伤（第3版）	涂国卿	31	创伤急救（第3版）	魏宪纯
28	中医骨伤科基础（第3版）★	冼 华	32	骨伤科影像诊断技术	申小年
		陈中定	33	骨科手术入路解剖学	王春成
29	中医骨病（第3版）	谢 强			

中 药 专 业

34	中医学基础概要（第3版）	宋传荣	40	中药方剂学（第3版）	吴俊荣
		何正显			马 波
35	中药药理与应用（第3版）	徐晓玉	41	有机化学（第3版）★	王志江
36	中药药剂学（第3版）	胡志方			陈东林
		李建民	42	药用植物栽培技术（第2版）★	宋丽艳
37	中药炮制技术（第3版）	刘 波	43	药用植物学（第3版）★	郑小吉
		李 铭			金 虹
38	中药鉴定技术（第3版）	张钦德	44	药事管理与法规（第2版）	周铁文
39	中药化学技术（第3版）	李 端			潘年松
		陈 斌	45	无机化学（第3版）	冯务群

46 人体解剖生理学(第3版)　　刘春波　　48 中药储存与养护技术　　　沈 力
47 分析化学(第3版)　　　　　潘国石
　　　　　　　　　　　　　　陈哲洪

针灸推拿专业

49 针灸治疗(第3版)　　　刘宝林　　52 推拿治疗(第3版)　　　　梅利民
50 针法灸法(第3版)★　　刘 茜　　53 推拿手法(第3版)　　　　那继文
51 小儿推拿(第3版)　　　佘建华　　54 经络与腧穴(第3版)★　　王德敬

医疗美容技术专业

55 医学美学(第2版)　　　　　　沙 涛　　61 美容实用技术(第2版)　　　　张丽宏
56 美容辨证调护技术(第2版)　　陈美仁　　62 美容皮肤科学(第2版)　　　　陈丽娟
57 美容中药方剂学(第2版)★　　黄丽萍　　63 美容礼仪(第2版)　　　　　　位汶军
58 美容业经营管理学(第2版)　　梁 娟　　64 美容解剖学与组织学(第2版)　杨海旺
59 美容心理学(第2版)★　　　　陈 敏　　65 美容保健技术(第2版)　　　　陈景华
　　　　　　　　　　　　　　　汪启荣　　66 化妆品与调配技术(第2版)　　谷建梅
60 美容手术概论(第2版)　　　　李全兴

康复治疗技术专业

67 康复评定(第2版)　　　　　孙 权　　72 临床康复学(第2版)　　　邓 倩
68 物理治疗技术(第2版)　　　林成杰　　73 临床医学概要(第2版)　　周建军
69 作业治疗技术(第2版)　　　吴淑娥　　　　　　　　　　　　　　符逢春
70 言语治疗技术(第2版)　　　田 莉　　74 康复医学导论(第2版)　　谭 工
71 中医养生康复技术(第2版)　王德瑜
　　　　　　　　　　　　　　邓 沂

护 理 专 业

75 中医护理(第2版)★　　　杨 洪　　83 精神科护理(第2版)　　　　　井霖源
76 内科护理(第2版)　　　　刘 杰　　84 健康评估(第2版)　　　　　　刘惠莲
　　　　　　　　　　　　　吕云玲　　85 眼耳鼻咽喉口腔科护理(第2版)肖跃群
77 外科护理(第2版)　　　　江跃华　　86 基础护理技术(第2版)　　　　张少羽
　　　　　　　　　　　　　刘伟道　　87 护士人文修养(第2版)　　　　胡爱明
78 妇产科护理(第2版)　　　林 萍　　88 护理药理学(第2版)★　　　　姜国贤
79 儿科护理(第2版)　　　　艾学云　　89 护理学导论(第2版)　　　　　陈香娟
80 社区护理(第2版)　　　　张先庚　　　　　　　　　　　　　　　　曾晓英
81 急救护理(第2版)　　　　李延玲　　90 传染病护理(第2版)　　　　　王美芝
82 老年护理(第2版)　　　　唐凤平　　91 康复护理　　　　　　　　　　黄学英

★为"十二五"职业教育国家规划教材。

第三届全国中医药高职高专教育教材建设指导委员会名单

顾 问

刘德培　于文明　王 晨　洪 净　文历阳　沈 彬　周 杰
王永炎　石学敏　张伯礼　邓铁涛　吴恒亚

主任委员

赵国胜　方家选

副主任委员（按姓氏笔画为序）

王义祁　王之虹　吕文亮　李 丽　李 铭　李建民　何文彬
何正显　张立祥　张同君　金鲁明　周建军　胡志方　侯再金
郭争鸣

委 员（按姓氏笔画为序）

王文政　王书林　王秀兰　王洪全　刘福昌　李灿东　李治田
李榆梅　杨思进　宋立华　张宏伟　张俊龙　张美林　张登山
陈文松　金玉忠　金安娜　周英信　周忠民　屈玉明　徐家正
董维春　董辉光　潘年松

秘 书

汪荣斌　王春成　马光宇

第三届全国中医药高职高专院校中医骨伤专业教材评审委员会名单

主任委员

方家选

副主任委员

涂国卿　黄振元

委 员（按姓氏笔画为序）

王春成　李 玄　莫善华　谢 强　魏宪纯

为了更好地贯彻落实《国家中长期教育改革和发展规划纲要》和《医药卫生中长期人才发展规划(2011-2020年)》,推动中医药高职高专教育的发展,培养中医药类高级技能型人才,在总结汲取前两版教材成功经验的基础上,在全国高等医药教材建设研究会、全国中医药高职高专教材建设指导委员会的组织规划下,按照全国中医药高职高专院校各专业的培养目标,确立本课程的教学内容并编写了本教材。

《骨科手术》是中医骨伤专业的核心课程,在骨伤科治疗学中占有重要地位。全国中医药高职高专卫生部规划教材《骨科手术》第2版修订迄今已五年。为了适应医学职业教育理念的创新发展,紧跟医学科学技术的前进步伐,根据全国高等医药教材建设研究会《全国中医药高职高专第三轮规划教材指导思想和编写要求》,《骨科手术》教材以第2版为基础进行了第3版修订。

结合前版教材使用情况的调研论证,本次修订修改了教学大纲,重新安排教材内容。继续上版教材对骨伤科常用基础手术及躯干、四肢部位常用手术的介绍;增补了骨外科患者的体液失衡、输血、休克、麻醉、心肺脑复苏及外科感染等手术基础内容;调整增加了无菌术、围术期等部分内容的篇幅,强调了骨科手术的临床基础。修订后的《骨科手术》共二十三章,插图二百余幅,图文并茂,便于学生理解和掌握。在保持原有教材特色的基础上,突出高职高专教学特色,增加了学习要点、知识链接等模块,并紧跟教育信息化发展趋势,配套建立了网络的立体化教材服务体系,方便学生自学,提高了教材的实用性。本书为全国中医药高职高专三年制中医骨伤专业教材,同时也可作为骨伤科专业技术人员的参考用书。

根据编写工作需要,对参编院校与编写人员做了部分调整。教材由主编负责,各编委分工合作撰写,湖北中医药高等专科学校孙权老师统稿而完成。

本教材前两版编写人员为教材修订奠定了良好基础,在修订过程中得到了各位编者院校的大力支持,谨此一并致谢。

由于我们专业水平、编写经验及编写时间有限,书中的错误和疏漏之处仍属难免,望各院校在使用过程中提出宝贵意见,并请广大读者提出批评、修改意见,以便今后进一步修订完善。

《骨科手术》编委会
2014年5月

目　录

上篇　手术基础

绪论 …………………………………………………………………………… 1

　一、骨科手术学定义 ……………………………………………………… 1

　二、古代骨科手术简述 …………………………………………………… 1

　三、现代骨科手术学的形成 ……………………………………………… 2

第一章　骨科常用手术器具及固定材料 ………………………………… 4

　第一节　骨科常用手术器械 …………………………………………… 4

　　一、手术基本器械 ……………………………………………………… 4

　　二、骨科常用器械 ……………………………………………………… 6

　第二节　止血带与驱血带的应用 ……………………………………… 10

　　一、驱血带的应用 ……………………………………………………… 10

　　二、止血带的应用 ……………………………………………………… 10

　　三、使用驱血带与止血带的禁忌证 …………………………………… 12

　第三节　骨科常用固定材料及使用 …………………………………… 12

　　一、内固定材料 ………………………………………………………… 12

　　二、外固定支架 ………………………………………………………… 15

第二章　无菌术 …………………………………………………………… 19

　第一节　无菌术的方法 ………………………………………………… 19

　　一、灭菌法 ……………………………………………………………… 19

　　二、消毒法 ……………………………………………………………… 20

　第二节　手术区域的准备 ……………………………………………… 21

　　一、备皮消毒 …………………………………………………………… 21

　　二、铺无菌巾 …………………………………………………………… 22

　第三节　手术人员术前准备 …………………………………………… 29

　　一、手术人员洗刷手 …………………………………………………… 29

　　二、穿手术衣和戴手套 ………………………………………………… 30

　第四节　手术中的无菌原则和手术室的无菌管理 …………………… 31

　　一、手术中的无菌原则 ………………………………………………… 32

二、手术室的无菌管理 ……………………………………………………… 32

第三章 骨科手术基本技术 …………………………………………………… 34

第一节 手术基本技术 ……………………………………………………… 34
　　一、术野显露 ………………………………………………………… 34
　　二、解剖分离 ………………………………………………………… 34
　　三、止血 ……………………………………………………………… 35
　　四、结扎 ……………………………………………………………… 35
　　五、缝合与断线 ……………………………………………………… 36
　　六、引流 ……………………………………………………………… 40
第二节 骨牵引术 …………………………………………………………… 41
　　一、颅骨牵引 ………………………………………………………… 42
　　二、尺骨鹰嘴骨牵引 ………………………………………………… 42
　　三、股骨髁上骨牵引 ………………………………………………… 43
　　四、胫骨结节骨牵引 ………………………………………………… 43
　　五、跟骨骨牵引 ……………………………………………………… 44

第四章 骨外科患者的水、电解质失衡 ……………………………………… 45

第一节 常见的水、电解质平衡失调 ……………………………………… 46
　　一、水和钠的代谢紊乱 ……………………………………………… 46
　　二、钾的异常 ………………………………………………………… 47
　　三、低钙血症 ………………………………………………………… 48
第二节 酸碱平衡的失调 …………………………………………………… 48
　　一、代谢性酸中毒 …………………………………………………… 49
　　二、代谢性碱中毒 …………………………………………………… 49
　　三、呼吸性酸中毒 …………………………………………………… 50
　　四、呼吸性碱中毒 …………………………………………………… 50

第五章 输血 …………………………………………………………………… 52

第一节 输血的适应证及输血技术 ………………………………………… 52
　　一、输血的适应证 …………………………………………………… 52
　　二、输血技术 ………………………………………………………… 53
　　三、成分输血 ………………………………………………………… 53
　　四、输血注意事项 …………………………………………………… 55
第二节 输血并发症及防治 ………………………………………………… 55
　　一、发热反应 ………………………………………………………… 55
　　二、过敏反应 ………………………………………………………… 55
　　三、溶血反应 ………………………………………………………… 56
　　四、细菌污染反应 …………………………………………………… 56

　　五、循环超负荷 ·· 57

　　六、疾病传播 ·· 57

　　七、大量输血的并发症 ·· 57

第六章　休克 ··· 58

第一节　概述 ··· 58

　　一、休克的病理生理 ·· 58

　　二、休克的临床表现 ·· 59

　　三、休克的诊断 ··· 60

　　四、休克的监测 ··· 60

　　五、休克的治疗 ··· 61

第二节　低血容量性休克 ··· 62

　　一、失血性休克 ··· 62

　　二、创伤性休克 ··· 62

第三节　感染性休克 ··· 63

第七章　麻醉 ··· 65

第一节　概述 ··· 65

　　一、麻醉前准备与用药 ·· 65

　　二、麻醉期间及麻醉后的监测处理 ······························ 66

第二节　局部麻醉 ·· 67

　　一、常用局麻药 ··· 67

　　二、麻醉方法 ·· 68

第三节　椎管内麻醉 ··· 69

　　一、蛛网膜下腔阻滞麻醉 ·· 70

　　二、硬膜外腔阻滞麻醉 ·· 71

第四节　全身麻醉 ·· 73

　　一、吸入麻醉 ·· 73

　　二、静脉麻醉 ·· 74

第八章　心肺脑复苏术 ·· 76

第一节　初期复苏 ·· 76

　　一、判断心脏骤停 ··· 76

　　二、复苏体位 ·· 77

　　三、复苏方法 ·· 77

第二节　后期复苏 ·· 79

　　一、呼吸管理 ·· 79

　　二、监测 ··· 80

　　三、药物治疗 ·· 80

四、体液治疗 …………………………………………………………… 81

第三节 复苏后治疗 …………………………………………………… 82

一、呼吸循环管理 ……………………………………………………… 82

二、脑复苏 ……………………………………………………………… 82

三、并发症防治 ………………………………………………………… 83

第九章 围术期处理 ……………………………………………… 85

第一节 术前准备 ……………………………………………………… 85

一、术前讨论 …………………………………………………………… 85

二、术前备皮 …………………………………………………………… 86

三、术前备血 …………………………………………………………… 86

四、术前用药 …………………………………………………………… 86

五、骨科术前特殊准备 ………………………………………………… 86

六、术前谈话 …………………………………………………………… 87

第二节 术后处理 ……………………………………………………… 87

一、重症监护 …………………………………………………………… 87

二、全身处理 …………………………………………………………… 87

三、局部处理 …………………………………………………………… 88

第三节 术后并发症 …………………………………………………… 88

一、脂肪栓塞综合征 …………………………………………………… 89

二、深静脉血栓形成 …………………………………………………… 89

三、外科一般并发症 …………………………………………………… 90

第十章 外科感染 ………………………………………………… 92

第一节 概述 …………………………………………………………… 92

一、分类 ………………………………………………………………… 92

二、病因病理 …………………………………………………………… 93

三、临床表现与诊断 …………………………………………………… 94

四、治疗 ………………………………………………………………… 94

第二节 浅部化脓性感染 ……………………………………………… 95

一、疖 …………………………………………………………………… 95

二、痈 …………………………………………………………………… 95

三、皮下急性蜂窝织炎 ………………………………………………… 96

四、浅部急性淋巴管炎和淋巴结炎 …………………………………… 97

五、甲沟炎和脓性指头炎 ……………………………………………… 97

第三节 全身性外科感染 ……………………………………………… 98

一、病因病理 …………………………………………………………… 98

二、临床表现与诊断 …………………………………………………… 99

三、治疗 ………………………………………………………………… 99

第四节　破伤风 ……………………………………………………………… 100

一、病因病理 …………………………………………………………… 100

二、临床表现与诊断 …………………………………………………… 100

三、治疗 ………………………………………………………………… 101

四、预防 ………………………………………………………………… 101

中篇　骨伤科基础手术

第十一章　皮肤移植与骨移植术 ………………………………………… 103

第一节　皮肤游离移植术 ………………………………………………… 103

一、皮片的分类应用 …………………………………………………… 103

二、供皮区的选择 ……………………………………………………… 105

三、皮片移植技术 ……………………………………………………… 105

四、皮片移植失败原因及预防 ………………………………………… 109

第二节　皮瓣移植术 ……………………………………………………… 110

一、皮瓣的血供 ………………………………………………………… 110

二、常用皮瓣 …………………………………………………………… 110

三、皮瓣移植技术 ……………………………………………………… 112

四、皮瓣移植失败原因及预防 ………………………………………… 113

第三节　骨移植术 ………………………………………………………… 113

一、适应证与禁忌证 …………………………………………………… 114

二、植骨方法 …………………………………………………………… 114

三、移植骨的采取法 …………………………………………………… 116

四、骨移植手术要点 …………………………………………………… 117

第十二章　清创术与肌腱缝合术 ………………………………………… 119

第一节　清创术 …………………………………………………………… 119

一、适应证与禁忌证 …………………………………………………… 119

二、术前准备 …………………………………………………………… 120

三、麻醉与体位 ………………………………………………………… 121

四、手术步骤 …………………………………………………………… 121

五、术后处理 …………………………………………………………… 124

六、清创手术要点 ……………………………………………………… 125

第二节　肌腱缝合术 ……………………………………………………… 125

一、适应证与禁忌证 …………………………………………………… 125

二、术前准备 …………………………………………………………… 126

三、麻醉与体位 ………………………………………………………… 126

四、手术步骤 …………………………………………………………… 126

五、术后处理 …………………………………………………………… 131

六、肌腱缝合手术要点 ··· 132

第十三章　显微外科技术 ··· 133

第一节　显微外科基本技术 ··· 133
一、基本设备和器材 ··· 133
二、小血管吻合法 ·· 135
三、神经缝合法 ·· 137
第二节　断肢再植术 ··· 138
一、适应证 ·· 138
二、术前准备 ··· 139
三、麻醉 ·· 139
四、手术步骤 ··· 139
第三节　断指再植术 ··· 140
一、适应证 ·· 140
二、断指的保藏 ·· 141
三、麻醉 ·· 141
四、手术步骤 ··· 141
五、再植术后常见并发症 ··· 142

第十四章　截肢术 ··· 144

第一节　概述 ··· 144
一、适应证 ·· 144
二、截肢手术要点 ·· 144
第二节　上肢截肢术 ··· 145
一、截指术 ·· 146
二、腕关节离断术 ·· 146
三、前臂截肢术 ·· 146
四、肘关节离断术 ·· 148
五、上臂截肢术 ·· 148
第三节　下肢截肢术 ··· 150
一、足和踝部截肢术 ··· 150
二、小腿截肢术 ·· 151
三、膝关节离断术 ·· 153
四、大腿截肢术 ·· 153

第十五章　人工关节置换术 ··· 156

第一节　概述 ··· 156
一、适应证与禁忌证 ··· 156
二、人工关节置换术后常见并发症 ·· 157

第二节 人工全髋关节置换术 …………………………………………………… 158
　一、适应证与禁忌证 …………………………………………………………… 158
　二、麻醉 ………………………………………………………………………… 159
　三、手术入路 …………………………………………………………………… 159
　四、手术步骤 …………………………………………………………………… 160
　五、术后处理 …………………………………………………………………… 161

第三节 人工股骨头置换术 ……………………………………………………… 161
　一、适应证与禁忌证 …………………………………………………………… 161
　二、麻醉 ………………………………………………………………………… 162
　三、手术入路 …………………………………………………………………… 162
　四、手术步骤 …………………………………………………………………… 162
　五、术后处理 …………………………………………………………………… 162

第十六章 关节内窥镜术 …………………………………………………………… 163

第一节 关节镜的基本知识 ……………………………………………………… 163
　一、器械和设备 ………………………………………………………………… 163
　二、关节镜手术的有关问题 …………………………………………………… 165
　三、关节镜基本技术与手术评价 ……………………………………………… 166
　四、关节镜手术并发症 ………………………………………………………… 167

第二节 膝关节镜手术 …………………………………………………………… 168
　一、膝关节的相关解剖 ………………………………………………………… 168
　二、膝关节镜检查的适应证与禁忌证 ………………………………………… 169
　三、膝关节镜手术要点、体位及入路 ………………………………………… 169
　四、膝关节镜下手术 …………………………………………………………… 170

下篇 骨伤科手术临床应用

第十七章 骨与关节感染的手术治疗 ……………………………………………… 173

第一节 化脓性骨髓炎 …………………………………………………………… 173
　一、急性化脓性骨髓炎 ………………………………………………………… 173
　二、慢性骨髓炎 ………………………………………………………………… 176

第二节 化脓性关节炎 …………………………………………………………… 180
　一、关节穿刺吸引术 …………………………………………………………… 180
　二、关节闭式灌洗引流术 ……………………………………………………… 182
　三、关节切开引流术 …………………………………………………………… 184
　四、四肢各关节切开引流术 …………………………………………………… 185

第十八章 上肢骨折的手术治疗 …………………………………………………… 190

第一节 锁骨骨折 ………………………………………………………………… 190

第二节　肱骨外科颈骨折 …………………………………………………………… 191

第三节　肱骨干骨折 ………………………………………………………………… 192

第四节　肱骨髁上骨折 ……………………………………………………………… 193

第五节　肱骨外髁骨折 ……………………………………………………………… 194

第六节　肱骨内上髁骨折 …………………………………………………………… 195

第七节　尺骨鹰嘴骨折 ……………………………………………………………… 196

第八节　尺骨上 1/3 骨折合并桡骨小头脱位 …………………………………… 197

第九节　尺、桡骨干双骨折 ………………………………………………………… 199

第十节　掌骨骨折 …………………………………………………………………… 200

第十一节　指骨骨折 ………………………………………………………………… 201

第十九章　下肢骨折的手术治疗 ……………………………………………… 203

第一节　股骨颈骨折 ………………………………………………………………… 203

一、闭合复位三翼钉固定术 ……………………………………………………… 203

二、加压螺丝钉固定术 …………………………………………………………… 206

三、多根钢针固定术 ……………………………………………………………… 207

第二节　股骨转子间骨折 …………………………………………………………… 208

一、L-梯形钢板固定术 …………………………………………………………… 209

二、L-角钢板固定术 ……………………………………………………………… 210

三、滑动加压螺丝钉-板固定术 ………………………………………………… 211

第三节　股骨干骨折 ………………………………………………………………… 212

一、梅花形、V 形髓内钉固定术 ………………………………………………… 212

二、交锁髓内钉固定术 …………………………………………………………… 213

三、钢板固定术 …………………………………………………………………… 214

第四节　股骨髁部骨折 ……………………………………………………………… 215

一、股骨髁上骨折 L-梯形钢板固定术 ………………………………………… 215

二、股骨髁上骨折髁钢板固定术 ………………………………………………… 216

三、股骨单髁骨折螺丝钉固定术 ………………………………………………… 217

四、股骨后髁骨折螺丝钉固定术 ………………………………………………… 217

第五节　髌骨骨折 …………………………………………………………………… 218

第六节　胫骨上端骨折 ……………………………………………………………… 220

一、Ⅰ型胫骨平台骨折螺丝钉固定术 …………………………………………… 221

二、Ⅱ型胫骨平台骨折螺丝钉固定术 …………………………………………… 221

三、Ⅲ型胫骨平台骨折 L-梯形钢板固定术 …………………………………… 221

四、Ⅳ型胫骨平台骨折 L-梯形钢板固定术 …………………………………… 222

第七节　胫腓骨干骨折 ……………………………………………………………… 222

一、加压钢板固定术 ……………………………………………………………… 223

二、交锁髓内钉固定术 …………………………………………………………… 223

第八节　踝部骨折 …………………………………………………………………… 224

一、内踝骨折螺丝钉固定术 ……………………………………………… 224

二、外踝骨折螺丝钉固定术 ……………………………………………… 225

三、三踝骨折螺丝钉固定术 ……………………………………………… 225

四、经关节的胫骨下端骨折 L-梯形钢板固定术 ……………………… 226

第九节　距骨骨折 …………………………………………………………… 227

第二十章　四肢关节脱位与损伤的手术治疗 …………………………… 229

第一节　陈旧性肩关节前脱位 …………………………………………… 229

第二节　陈旧性肘关节脱位 ……………………………………………… 230

第三节　膝关节游离体摘除术 …………………………………………… 231

第二十一章　脊柱与骨盆损伤的手术治疗 ……………………………… 233

第一节　脊柱骨折、脱位合并截瘫 ……………………………………… 233

一、概述 ……………………………………………………………… 233

二、椎弓根内固定术 ………………………………………………… 234

三、椎板切除减压术 ………………………………………………… 238

第二节　腰椎间盘突出症 ………………………………………………… 240

一、概述 ……………………………………………………………… 240

二、经皮穿刺腰椎间盘切除术 ……………………………………… 241

三、"开窗"式髓核摘除术 …………………………………………… 242

四、全椎板切除髓核摘除术 ………………………………………… 243

第三节　腰椎管狭窄症 …………………………………………………… 243

一、常规腰椎管减压术 ……………………………………………… 244

二、腰椎管扩大减压术 ……………………………………………… 244

三、腰椎管成形术 …………………………………………………… 245

第四节　骨盆骨折 ………………………………………………………… 245

一、骨盆骨折梯形压迫支架复位术 ………………………………… 245

二、髂内动脉结扎术 ………………………………………………… 246

第二十二章　骨筋膜室综合征及常见畸形的手术治疗 ………………… 248

第一节　骨筋膜室综合征 ………………………………………………… 248

一、概述 ……………………………………………………………… 248

二、前臂的骨筋膜室综合征 ………………………………………… 249

三、小腿的骨筋膜室综合征 ………………………………………… 249

第二节　臀肌挛缩症 ……………………………………………………… 250

第三节　先天性肌性斜颈 ………………………………………………… 251

第二十三章　良性骨肿瘤的手术治疗 …………………………………… 253

第一节　病灶刮除与植骨术 ……………………………………………… 254

一、概述 ……………………………………………………………… 254

二、肱骨上端肿瘤刮除术 ……………………………………………… 255

三、股骨下端肿瘤刮除术 ……………………………………………… 256

四、胫骨上端肿瘤刮除术 ……………………………………………… 256

第二节　肿瘤边缘性切除术 …………………………………………… 257

一、概述 ……………………………………………………………… 257

二、骨软骨瘤切除术要点 ……………………………………………… 258

三、股骨下端骨软骨瘤切除术 ………………………………………… 259

四、胫骨上端骨软骨瘤切除术 ………………………………………… 259

五、股骨上端骨软骨瘤切除术 ………………………………………… 259

六、肱骨上端后侧骨软骨瘤切除术 …………………………………… 260

《骨科手术》教学大纲 ……………………………………………………… 263

主要参考书目 ……………………………………………………………… 277

上篇 手术基础

绪 论

一、骨科手术学定义

骨科学(orthopaedics)是医学科学中的一个大学科,它研究人体骨骼、肌肉系统的解剖、生理与病理,运用药物、物理方法、外科手段以恢复和保持这一系统的正常形态结构与生理功能,并且治疗这一系统的疾病。骨科手术学是骨科学的重要组成部分,它是研究骨科学范畴各种疾患手术治疗的一门学科。

二、古代骨科手术简述

在人类社会初期,人类与大自然做斗争的过程中,以及部落之间频繁的战争中,不可避免地产生了大量创伤患者。随着人们对创伤患者实施救治活动过程的认识,古代骨科应运而生,并成为原始医学的重要内容。

公元前1100—前770年,古代中国周朝时期即出现了伤骨科,称为疡医科,并有"折、疡"之分,将创伤、骨折与体表感染分科医治。据中国春秋战国时期《黄帝内经》记载,当时出现了治疗"脱疽"的截趾术,开始使用砭石、镵针对"疵痈"等化脓性疾病患者实施切开排脓术。在汉代时期,神医华佗(公元147—207年)确立了骨折的治疗原则,对骨折采取逆向牵拉复位和夹板固定等治疗;首倡手术无痛原则,应用麻醉药"麻沸散"进行麻醉。晋代葛洪(公元261—347年)开始尝试采用竹夹板外固定治疗骨折。隋代巢元方(公元581—618年)记述了复杂性骨折的处理,倡导在清创缝合时必须清除创口内的异物;创造了骨折内固定法且对碎骨用线进行连接处理;开始运用理疗原理,采用按摩的方法改善创伤局部组织的血液循环以促进患者康复。唐代蔺道人在其所著《仙授理伤续断秘方》中明确提出,骨折部位经固定后不能移动,关节创伤则要早期活动;还阐述了对复杂性骨折治疗的10条常规,以及复位、固定、内外用药、功能锻炼等四大骨折治疗原则。元代著名的创伤骨科专家危亦林在其著作《世医得效方》中详细记载了各种骨折和脱位整复方法,还创造了悬吊复位法整复脊柱骨折。明代杨清叟详细叙述了骨痈的临床表现,提出了切开清除死骨的手术治疗方法;还将有一定弹性的"绢袋"做止血带,用于肢体创伤大出血的临床实践。清代吴谦在其编著的《医宗金鉴》中系统地总结了摸、接、端、提、推、拿、按、摩等的正骨八法,介绍了可以促进骨折愈合的支具及药物,一些原则至今仍在应用之中。清代江考卿创用了"以别骨填接"修复骨缺损的骨移植手术。

中医骨伤科手术疗法为中医骨伤科的发展作出了开拓性的贡献,也曾经创造过骨科学发展史上的辉煌成就。由于历史因素和文化背景的限制,中医学中骨伤科的发展以手法和

1

药物等非手术疗法为主,中医骨伤科手术未能达到应有的水平,影响了中医骨伤科的全面进步与发展。

西方骨科的发展也具有悠久的历史。古希腊医学黄金时代的缔造者希波克拉底,在其所著的《Corpus Hippocrates》一书中用较大篇幅描述了肌肉骨骼系统的伤病,并对骨折与脱臼的牵引治疗及夹板与包扎的应用、先天性髋脱位的治疗等进行了较为详细的论述。古罗马马克奥里略时期的名医盖伦进行过人体解剖的探讨。中世纪末期,曾有治疗脊柱压缩性骨折合并椎弓骨折的椎板切除术及骨折畸形愈合后实施截骨矫形术的记载。16 世纪,征服墨西哥的阿兹特克(Aztec)人施行了骨折内固定术,他们曾经将树脂状的木片置入骨折长骨的骨髓腔内以治疗骨不连。

在西方古代骨科学发展史上虽然有许多手术的记载,但是限于疼痛、感染和内固定材料使用等棘手的问题没有充分解决,骨科手术也就只是一种富有技巧性的手工技术,没有能够上升到科学的范畴,不是真正具有临床意义的骨科手术学。西方医学史上形成骨科学至今只有二百多年的历史。

三、现代骨科手术学的形成

19 世纪划时代的医学进展之一是麻醉术。麻醉术的出现极大地推动了外科学和骨科学的进步。在麻醉术发现之前,医学家们对手术止痛方法进行过不懈的探讨。在中国古代,曾有华佗使用"麻沸散"进行全身麻醉的记载,也有使用热辣椒汤涂抹伤口进行止痛的方法,也曾对针刺麻醉止痛进行过探讨。在欧洲,英格兰外科医师艾斯戴勒曾使用催眠术对 261 例孟加拉战俘实施了无疼痛手术,也有使用鸦片、吸入大量烈性白酒等手术止痛方法的记录。1842 年,美国医生克劳弗德·隆在临床上第一次使用乙醚麻醉,为患者摘除肿瘤,这是全身麻醉开始的真正标志。经过不断的探索,人们发明和创造了越来越多的麻醉剂和麻醉方法,人体手术逐渐变得合乎人道,手术患者的痛苦大为减轻,手术的安全性也得以提高。在第二次世界大战以后,医学范畴终于形成了麻醉学专业。

控制感染也为促进骨科手术学的进展迈出了关键一步。1861 年,匈牙利产科医生塞梅尔魏斯提出,医生不洁的手部和器械会造成热病,从而严重威胁产后妇女的生命,这是可以通过清洁灭菌的方法来加以消除的。同一时期,外科手术史上最具名望的外科学家约瑟夫·李斯特开始将消毒制度引入医院。他采用了近代微生物学的奠基人巴斯德提出的抑制细菌生长的消毒法,使术后感染明显降低。他要求医师在手术之前必须洗手,坚持对病房、手术器械和患者衣物进行严格的消毒。1867 年李斯特用一系列文章在《柳叶刀》上展示了研究成果,他的消毒方法立刻在外科手术界得到推广。

消毒防菌时代之后就是无菌时代。灭菌应用的是巴斯德的另一理论——巴氏消毒法,即加热灭菌。1886 年,德国人冯·纽格曼发明了手术物品的蒸汽灭菌法。1890 年,美国人霍尔·斯特德为了避免手术者与被手术者机体在手术中的直接接触首次使用了橡皮手套。

麻醉技术和抗感染技术的发展,使外科手术从手工技艺升华为医学科学,骨科的手术技术亦在逐渐规范中得以提高。同一时期,医学家们也进行了对骨科内固定材料的探讨。1846 年,德国医生 Dieffenbach 使用象牙做内固定材料治疗骨不连,以及使用金属螺丝钉固定股骨颈骨折。1897 年,被称为"髓内钉之父"的 Nicolaysen 第一次阐述了髓内钉内固定的生物机械原理。同年,法国医生 Lossen 在其编著的外科教科书中描述了将藤条植入骨髓腔治疗长骨骨折的方法。英国人 Lane、比利时人 Lambotte 和美国人 Sherman 等先后用切开整复和内固定治疗过闭合性骨折。1937 年，Smith-Petersen 开始对股骨颈骨折应用三翼钉固定。1952 年，Eggers 主张骨折断面紧密接触并加压以促进骨折愈合，并使用了槽沟滑动钢板。Kuntscher 对股骨中段骨折使用髓内钉进行固定，后又将髓内钉内固定扩大应用到所有的长管状骨骨折手术中，他还使用"V"形钉、三叶形钉以控制骨折断端的旋转和对抗骨折愈合不利的扭力。1958 年，以瑞士 Muller 医生为首的 AO 学派采用加压钢板内固定治疗多种骨折，AO 学派特别强调"解剖复位，坚强内固定，无创手术操作，无痛性功能活动"的治疗与康复原则。

随着医用冶金学、高分子化学、生物力学、功能解剖学等医学边缘学科的产生和发展，骨科手术学进入了置换外科时代。目前，关节置换已广泛应用于髋、膝、肩、肘、踝以及手部小关节。1891 年，Gluck 用象牙制作球和臼并植入髋关节，这开启了关节置换术探讨之旅。1937 年，Smith-Peterson 采用钴-铬-钼合金制作的金属杯，成功地进行了髋关节置换。1938 年，Wiles 设计出全金属的全髋关节并成功应用于临床。随着不锈钢钛基合金、钴基合金、超高分子聚乙烯及陶瓷等制造关节假体新材料的出现，随着制造工艺日渐先进，关节假体的生物相容性和理化特性不断增加，又加之手术技术的改进和提高，关节置换的手术效果越来越好。内固定材料不断更新和骨科手术技术的提高奠定了现代骨科手术学发展的基础。

骨科手术学是一门实践性较强的医学学科，学好骨科手术，是对骨科医生的要求，也是对中医骨伤科医生的要求。我们必须具备一定的基础理论和基本知识，注重基本技能的训练。唯有如此，才能成为一名合格的骨伤科医生。

（黄振元）

第一章 骨科常用手术器具及固定材料

第一节 骨科常用手术器械

任何手术操作,均离不开手术器械,手术器械是手术医生手的延长,骨科手术与其他外科手术一样,是一门专项技术,器械种类繁多。只有掌握了各种手术器械的结构特点和基本性能,才能正确、灵活地使用,达到手术"稳、准、快、细"的基本要求。

一、手术基本器械

(一)手术刀

手术刀用于切开和分离组织。分刀柄和刀片两部分,其末端都标有号码。一般是双号刀柄配大号刀片,单号刀柄配其他各种小刀片,按需要选用(图1-1)。装卸刀片时,用持针钳夹持刀片前1/3背部,使刀片窗口对准刀柄前部刀槽,稍用力向后拉动即可装上,夹持刀片尾端背部,稍用力提取刀片向前推即可卸下。还有新型的刀

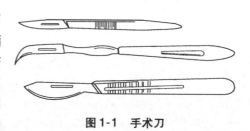

图1-1 手术刀

类用于手术,如高频电刀、激光刀、微波刀等。可根据不同的手术要求,选用不同的手术刀。持刀操作时,应按正确的执刀法持刀,常用方法有如下4种(图1-2)。

1. 弓式 为最常用的一种执刀方法,用拇指及示、中指捏刀,刀柄置于手掌下方,力量放在腕部。用于脊背部、四肢较长的皮肤切口以及胸腹部切口等。

2. 抓持式 用拇指与中指捏刀,示指置压在刀背上,刀柄置于手掌下方。用于切割范围较广、用力较大的切口,如截肢、切割肌腱韧带或坚硬的皮肤等。

3. 执笔式 用拇指与示指捏刀,刀柄置于拇指与示指间的指蹼上方,中指支持。用于小切口及精细操作,如解剖血管、神经等。

4. 反挑式 将刀刃朝上,以执笔法持刀,依靠指端及腕部的力量,从下向上挑开组织。用于浅部组织的脓肿切开,以及深部组织切开,可以避免邻近重要神经血管等组织器官损伤。

无论哪一种持刀方式,执刀位置均要适中,过高控制不稳,过低则妨碍视线。

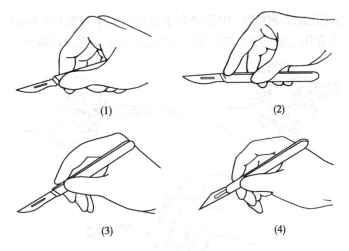

(1)　　　　　　　(2)

(3)　　　　　　　(4)

图1-2　各种执刀法

（二）手术剪

手术剪有弯剪和直剪两种,每种又有尖头、圆头、长柄和短柄等型号(图1-3)。弯剪前端较薄而尖,有一定弯度,刃锐利而精细,用于分离和剪断组织。直剪头钝而直,刃较粗,用于剪断缝线,剪开引流管或敷料。

持剪刀法是以右手拇指和环指分别伸入剪刀柄的两环内,中指自然靠在环指前方的剪柄上,示指置于剪刀中央轴处,以便在使用时维持稳定(图1-4)。

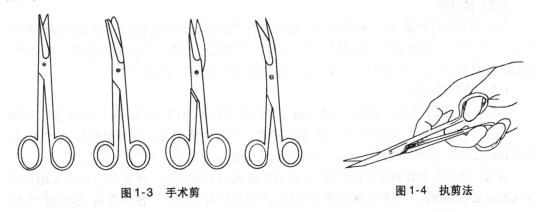

图1-3　手术剪　　　　　　　　　图1-4　执剪法

（三）血管钳

血管钳又称止血钳。分直血管钳和弯血管钳,有长有短,大小不一,种类甚多。直血管钳用于手术野表浅或皮下止血,弯血管钳用于深部组织止血,细小的出血可用蚊式血管钳止血(图1-5)。血管钳除用以钳夹出血点外,还用于分离组织、牵拉缝线、把持和拔出缝针等。

正确执血管钳的姿势是将拇指和环指分别伸入钳柄的两环内,中、示指靠拢置于环指前方的钳柄上。放开止血钳时,将已伸入血管钳两柄环内的拇指与环指相对挤压,同时做旋开的动作,即可松开。若用右手松开止血钳时,拇、中指捏住左下侧柄环,示指将右上侧柄环推旋;若

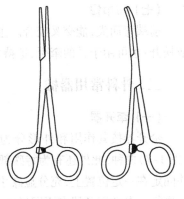

图1-5　血管钳

用左手,以拇、示指捏住左上侧柄环,中指将右下侧环柄向下推旋(图1-6)。松开大血管钳或深部止血钳时,不宜用上法,仍然应将拇指与环指伸入止血钳的环柄内,逐渐松开咬合齿。

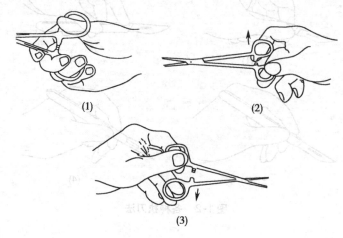

(1)　　　　　　　　　　　　(2)

(3)

图1-6　血管钳操作方法

(1)正确执血管钳的方法　(2)右手松开血管钳的方法　(3)左手松开血管钳的方法

(四)手术镊

手术镊主要用来夹持或提起组织,便于缝合、分离,分有齿和无齿两种。前者用于夹持皮肤、肌腱、筋膜等,后者用于夹持血管、神经等。执手术镊的姿势为拇指对合示、中指。

(五)持针钳

持针钳又叫持针器,用来夹持缝针。使用持针器的正确方法是用持针器夹住缝针尾端的 $1/3 \sim 1/4$ 处。缝合时将持针器握于手掌,为了方便灵活不必将拇指和环指伸入柄环内。拔针时可将拇、环二指分别伸入两柄环内。勿钳夹缝针之尖端以免折断。

(六)缝针与缝线

缝针分为三角针和圆针两种,两者又有直、弯、粗、细、大、小等形状。缝合不同组织,选用不同缝针。三角针前半部有锐利的三棱,能穿透较坚硬的组织,故多用于缝合软骨、关节囊、韧带、肌腱、皮肤等,但对组织损伤较大。圆针细而无棱缘,用于缝合一般软组织、肌肉等。

缝线用于结扎血管和缝合各种组织,分为吸收线和不吸收线。骨伤科手术中常用不吸收线即金属线和丝线。根据抗张力度和粗细,丝线又分为 $1 \sim 10$ 号各种规格,号数越大,线越粗,抗张力度越强。

(七)布巾钳

前端弯而尖,能交叉咬合。主要用来固定铺盖于手术切口周围的消毒巾,以防术中移动或松开;也可用于骨的牵引、把持等。

二、骨科常用器械

(一)牵开器

牵开器按其作用和外形分为多种,骨伤科手术较常用的有胫骨牵开器和自动牵开器(图1-7)两种,此外还有为特殊部位而设计的牵开器。其作用是将切口两侧的软组织分开并固定在一定位置上,充分显露手术视野,同时有压迫软组织以协助止血的作用,使手术顺利进行。自动牵开器有不同形式,多用在脊柱手术中。

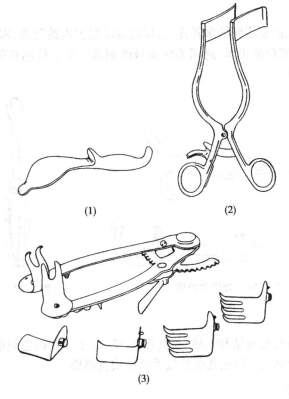

(1)   (2)

(3)

图 1-7 牵开器

椎板拉钩属牵开器的一种,是脊柱手术中便于拉开软组织暴露椎板的一种器械,宽 20 ~ 25mm,两端呈不同方向的曲度,其中一端呈尖状(图 1-8)。

(二)骨膜剥离器

骨膜剥离器又称骨膜起子或骨衣起子。形状多样,把柄长短不一,刃面宽窄各异,其刃的锐利程度也不同,用于剥离附着在骨面上的骨膜、骨痂及软组织(图 1-9)。

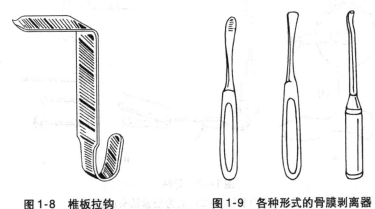

图 1-8 椎板拉钩   图 1-9 各种形式的骨膜剥离器

(三)持骨器

持骨器有骨钳和骨夹两种,骨钳的开口内壁呈锯齿状,能牢固地钳夹骨折两端使之复位,并能保持复位后的位置,便于进行内固定(图 1-10)。

（四）刮匙

刮匙有长短不等、曲度不同的多种样式,用以刮除髓腔内的死骨、肉芽组织及瘢痕组织,帮助打通髓腔。不同部位的手术,选用不同型号的刮匙。如脊柱结核等手术选用曲度大及较长的刮匙(图1-11)。

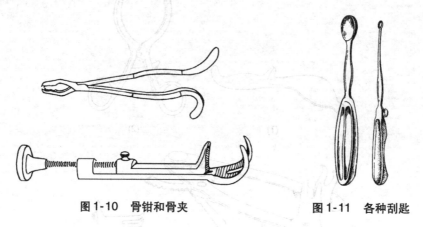

图1-10　骨钳和骨夹　　　　　　　图1-11　各种刮匙

（五）骨钻

骨钻一般有手摇钻、电动钻和气钻三种(图1-12)。手摇钻构造简单,操作容易,价格便宜,使用方便。电动骨钻及气钻钻孔明显较手摇钻快且精确。

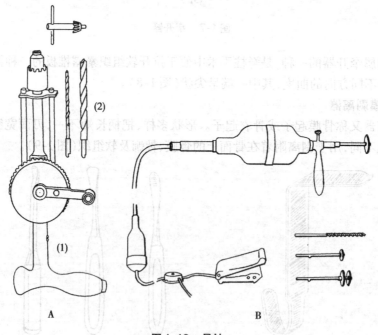

图1-12　骨钻
A 手摇钻(1)和钻头(2),上为松紧钻头的钥匙
B 电动钻及其附件:足踏开关、钻头和锯片

（六）骨锤

骨锤分轻、中、重三型(图1-13)。轻型主要用于指骨、趾骨及小关节的手术;中型主要用于尺、桡骨及脊柱的手术。

（七）骨凿和骨刀

骨凿的头部仅有一个斜坡形的刃面，主要用于修理骨面和取骨。骨刀主要用于截骨或切骨。其宽度有不同规格，窄的仅为0.2cm，宽的可达5cm（图1-14）。

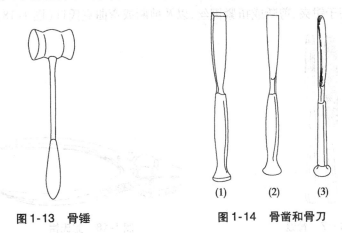

图1-13　骨锤

图1-14　骨凿和骨刀

（八）骨剪和咬骨钳

骨剪和咬骨钳有各种不同的宽度和角度，有单关节和双关节之分（图1-15）。骨剪有直、弯之分，主要用于修剪骨片和骨端。咬骨钳用于咬除软骨及骨端的尖刺状或突出的骨缘。椎板咬骨钳是咬骨钳的一种，专用于咬除椎板骨质，分大、中、小型，状如手枪形（图1-16）。

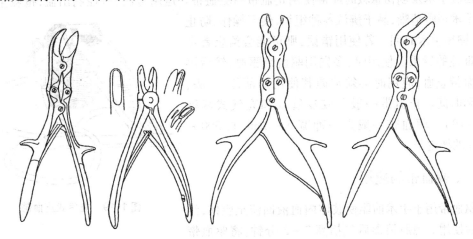

图1-15　骨剪和咬骨钳

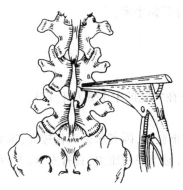

图1-16　椎板咬骨钳

9

（九）骨锉

骨锉用于锉平骨端。其锉面有扁平的和圆形的两种形式(图1-17)。

（十）克氏钳

克氏钳主要用于钳夹、剪断或扭紧钢丝，以及剪断或弯曲克氏针(图1-18)。

图 1-17　骨锉　　　　　　　　　图 1-18　克氏钳

第二节　止血带与驱血带的应用

　　四肢手术及创伤急救时经常使用止血带与驱血带。运用得法，可控制出血，抢救生命，保证手术视野清晰，易于辨认各种组织，便于操作，防止误伤，缩短手术时间。若使用错误，则可能会给患者带来灾难性的后果。使用时，多先用驱血带驱血，然后再用止血带止血，应用时必须掌握其使用的部位、方法、压力和时间。止血带一般分胶皮管式和充气式两种(图1-19)。驱血带一般是一种宽 5 ~ 8cm，长 300 ~ 800cm 的橡皮带。

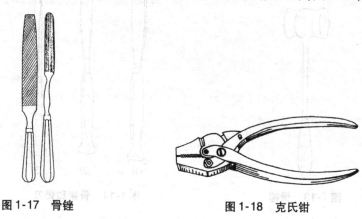

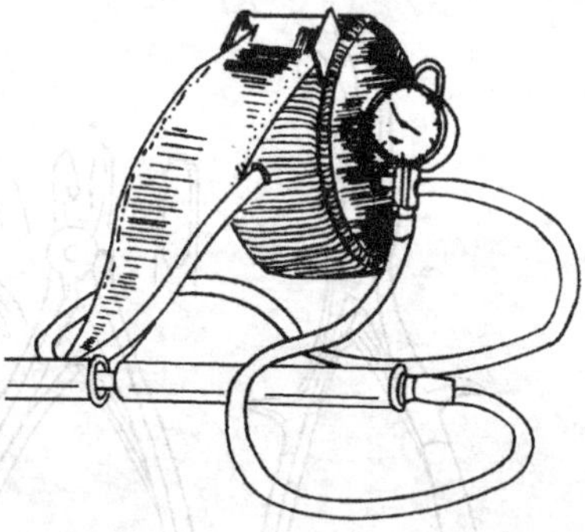

图 1-19　充气式止血带

一、驱血带的应用

　　驱血带用于手术前驱使肢体内血液回流至躯体，经灭菌后使用。患肢消毒后先抬高 2 ~ 3 分钟，将驱血带从肢体最末端开始，拉紧向肢体近心端做螺旋式重叠缠绕，至绑扎止血带处。止血带充气达到规定压力时解除驱血带，即可开始手术。

二、止血带的应用

（一）绑扎止血带的部位

上肢在上臂的上 1/3；下肢在大腿的中 1/3 及上 1/3。

（二）止血带的类型

骨科手术时应使用充气式止血带，因其压迫面积较大，压力均匀，附有压力表，使用时可从压力表上观察到压力的大小，易于控制压力，具有安全、方便的优点。

（三）止血带使用方法

先在绑扎止血带部位的皮肤处平顺地垫上软纱布,驱血后止血带充气。充气压力根据患者年龄、手术部位及肌肉发育情况略有差异,一般而言,应超过人体动脉压的 80 ~ 120mmHg。在下肢成人为 350 ~ 400mmHg,儿童不超过 250mmHg;在上肢成人为 250 ~ 300mmHg,儿童不超过 200mmHg。肌肉发达者按高限充气加压。若充气压力太小,止血带只阻断了静脉血流而未能阻断动脉血流,则手术时出血更多。若压力太大则可能损伤组织,甚至造成神经损伤。

（四）绑扎止血带的时限

止血带单次连续阻断肢体血流时间一般在 1 ~ 1.5 小时。如果手术时间较长,应在 1.5 小时内将止血带松开 5 ~ 10 分钟,让肢体得到血液供应,然后再充气加压止血。第二次扎止血带阻断肢体血流的时间不超过 1 小时,这样可以断续使用 4 小时。

（五）止血带使用注意事项

1. 使用止血带时须作好记录,交班清楚,尤其是手术时间较长,或麻醉师、手术室护士处于交接班时,或转送患者时,一定要立卡,作出明显标记,记录绑扎止血带的时间等事项。交、接班者均需签名。

2. 使用止血带手术时,止血带以远组织处于缺血缺氧状态,应注意避免手术野长时间使用热生理盐水或使用温度太高的照明灯。

3. 使用止血带情况下,手术野组织干燥,需常用冷生理盐水湿润创面组织。

4. 患者如原有小儿麻痹症、臂丛神经损伤、坐骨神经损伤等疾患,其患肢肌肉萎缩,肢体脂肪菲薄,在使用止血带时需相应减小压力,相应缩短使用时间,以免造成神经、血管损伤。

5. 清创术时一般不使用止血带,否则可能进一步加重组织缺血缺氧,而且难以辨认受创组织是否具有活力。骨筋膜室综合征患者肢体已存在严重的组织缺氧,也不能使用止血带。

6. 四肢血管损伤患者,在手术开始探查时为防止大出血或出血过多影响手术操作,可短时使用止血带止血。若较长时间使用,可能阻断重要的侧支循环,影响患肢成活。

7. 使用止血带后引起的缺血缺氧,会对组织造成不利影响。因此切开、分离、切除等易出血步骤可在止血带下进行。其他如肌腱、神经修复、植皮等操作可去除止血带后进行,以减少止血带使用时间。

8. 皮肤消毒时,任何液体均不能流入止血带下,否则可能引起化学灼伤。

 知识链接

止血带应用不当会引起各种并发症,如:肢体缺血/再灌注一段时间后常出现血压进行性降低的全身性反应;止血带压力只阻断静脉血流而未压迫动脉血流,使静脉回流受阻,可加重术中、术后出血;压迫损伤神经导致肌无力、知觉过敏;压迫血管时间过长使肌肉损伤,出现缺血性肌挛缩等。

（六）常见的止血带使用错误

1. **止血带材料错误** 如在创伤急救时,将麻绳、塑料带、布巾、橡皮管等物作为止血带使用。这些材料弹性小,压迫面积承受的压力大,容易造成皮肤、肌肉、血管及神经损伤。

2. **止血带绑扎部位错误** 上臂中段、下段及大腿下段是重要血管、神经通过的部位,在这些部位上止血带,尤其是使用非充气式止血带,极易造成神经、血管损伤。止血带若扎在前臂或小腿部位,因止血带压力被桡尺骨或胫腓骨阻挡,对行走在骨间的动脉压不紧,不但起不到止血作用,反而出血会更多。

3. 止血带压力控制错误　止血带压力过高,压迫时间过长,常引起严重的并发症,如肢体止血带麻痹、前臂缺血肌挛缩、血运障碍肢体远端坏死、骨筋膜室综合征等。若压力过低,静脉血流受阻,而动脉未被阻断,手术时出血会更多。

三、使用驱血带与止血带的禁忌证

(一)驱血带使用禁忌证

严重感染或是恶性肿瘤肢体手术患者,为防止感染或肿瘤细胞的扩散而不适宜使用驱血带驱血或用手强力挤压驱血。如需用止血带时,可先抬高患肢2～3分钟后直接用充气式止血带加压止血。

(二)止血带使用禁忌证

闭塞性脉管炎、糖尿病性坏疽、人造血管移植、动脉硬化、淋巴管炎患者及幼儿和明显消瘦的患者,最好不要使用止血带,以免造成更严重的肢体缺血和血管损伤。

第三节　骨科常用固定材料及使用

骨科内固定所用的材料,要求无磁性,有较高的强度,较好的生物相容性,并有抗腐蚀性能,在人体内不生锈,不起电解作用,目前临床常用的有铬镍不锈钢、钴基合金、钛基合金等材料。

一、内固定材料

(一)接骨板

普通接骨板是由不锈钢直板制成,加工工艺较简单,强度较高。有从2孔到8孔不等的各种类型接骨板,其长度亦不相同。为起到牢固固定骨折端的作用,接骨板的长度选择一般应为骨折部位骨干直径的4～5倍,如股骨干骨折需用6～8孔钢板,而尺、桡骨骨折一般仅以4孔钢板固定即可(图1-20)。普通接骨板内固定术后常需辅以外固定。

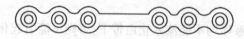

图1-20　普通接骨板

加压接骨板有两种,一种是Müller接骨板,使用时先在骨折端一侧用螺丝钉固定,然后用加压器通过接骨板使断端靠紧,再用螺丝钉固定另一端,后逐孔固定(图1-21)。另一种是自带加压力的动力压缩接骨板(图1-22),系用高强度合金制成,术后不用外固定,患者可以早日起下床活动。

角翼钢板比普通接骨板稍厚,在钢板侧面有与钢板垂直、高度为6mm的突起加固带。钢板的另一侧面,分别有2～4个侧翼,其末端有孔眼,可旋螺丝钉,对骨折端起固定作用。内固定作用可靠,术后不必外固定,患者可早期下床活动(图1-23)。

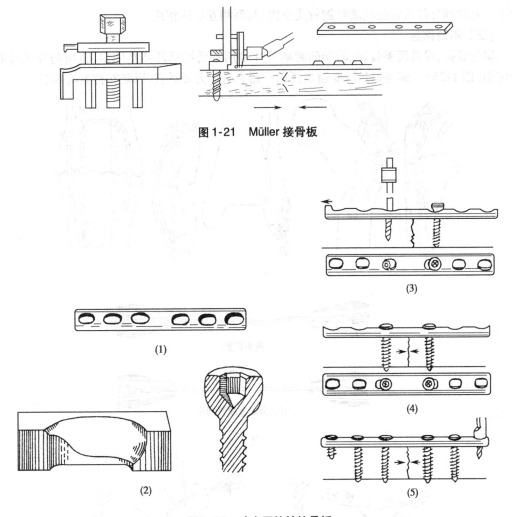

图 1-21　Müller 接骨板

（3）

（1）

（2）

（4）

（5）

图 1-22　动力压缩性接骨板

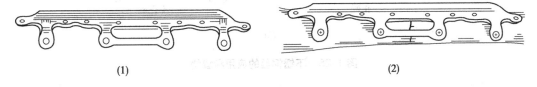

（1）

（2）

图 1-23　角翼钢板及其应用

（二）螺丝钉

螺丝钉是接骨板达到内固定作用不可缺少的部件。螺丝钉分普通螺丝钉和加压螺丝钉两种。螺丝钉在使用时必须与骨干垂直，并穿过对侧皮质骨，钉头露出骨外 2～3mm（或露出骨外 2～3 个螺纹）。拧入螺丝钉之前，先用骨钻钻一孔洞，然后拧入螺丝钉，钻头直径须与螺丝钉直径相符。

加压螺丝钉是指用于某些骨折的特制螺丝钉，如股骨颈骨折（图 1-24），其加压螺丝钉头部有螺纹，螺纹宽而深，无纹部分直径

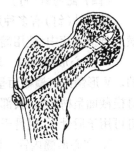

图 1-24　用于股骨颈骨折的加压螺丝钉

较小。有纹部分拧入骨折断端对侧骨皮质内,起到相互加压作用。

(三) 不锈钢丝

髌骨骨折、尺骨鹰嘴骨折、断端间游离骨片可用不锈钢钢丝环扎固定,也可与克氏针联合应用(图1-25)。缠绕钢丝时要避免扭曲。钳夹时用力要适宜,以防在拧紧时断裂。

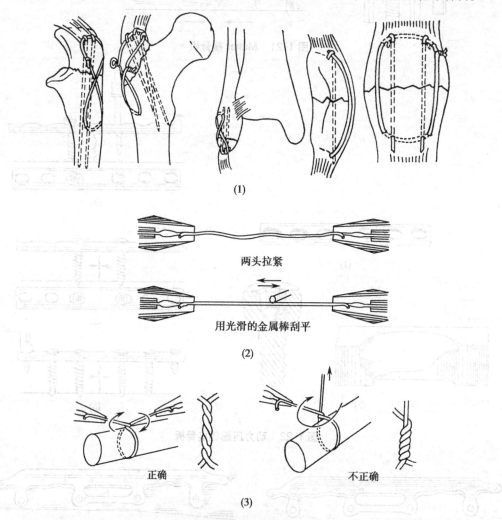

(1)

两头拉紧

用光滑的金属棒刮平

(2)

正确　　　　　　　　　不正确

(3)

图1-25　不锈钢丝的应用和缠绕

(四) 髓内针(钉)

髓内针(钉)有多种规格,长短、粗细各异,可根据骨折部位选择应用。在长管状骨中段横形骨折治疗中,使用髓内钉是一种较好的内固定方法。

1. 空心形髓内钉　现在较为常用的空心形髓内钉有 V 形和梅花形两种,它的中心是空的。V 形髓内钉横截面呈"V"形,钉头部为尖形,钉尾部有孔,以备拔针之用。梅花形髓内钉横截面呈梅花形,头部略细,尾部有侧孔,便于取除(图1-26)。V 形髓内钉和梅花形髓内钉可用于股骨干、胫骨干及肱骨中上段等骨折髓腔内固定。

2. 实心形髓内针　较常用的实心形髓内针有骨圆针、三棱针及安特针(图1-27)。骨圆针包括克氏钢针和斯氏钢针,克氏钢针一般是直径 2.5mm 以内的各种规格圆形针,其头部扁而尖,斯氏钢针一般是直径 1.5mm 以上的圆形针,其头部和克氏针同,但尾部呈三棱状,以方便骨钻夹紧,广泛用于髓腔狭小的管状骨干骨折的髓腔内固定或骨折断端间的交叉内固定等。亦用于四肢骨折作骨骼牵引用。三棱针横截面呈三角形,主要用于尺、桡骨干骨折作髓内固定,具有一定的防骨折断端旋转的作用。安特针是选用超低碳不锈钢材料制造的,具有一定弹性和硬度,一般直径为4mm,针稍弯曲成一定弧形,用于股骨中上段、胫骨干中段骨折髓腔内固定。

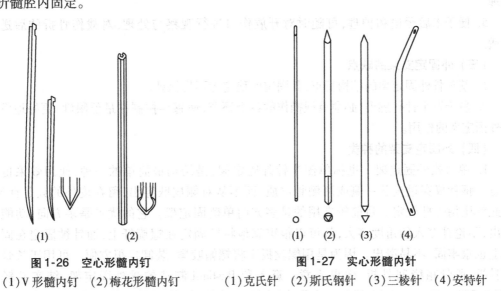

图1-26 空心形髓内钉   图1-27 实心形髓内针
(1)V形髓内钉 (2)梅花形髓内钉   (1)克氏针 (2)斯氏钢针 (3)三棱针 (4)安特针

3. 其他髓内钉 用于股骨颈骨折内固定的三刃钉,此钉若与特制接骨板联合,又称鹅头钉,可用于股骨颈及转子间骨折的内固定(图1-28)。

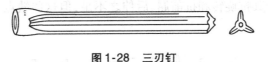

图1-28 三刃钉

二、外固定支架

将骨折两端用针或钉钻入,在皮外将穿入骨折两端的针或钉固定在外固定支架上,从而达到骨折两端良好的对位和固定的目的,即骨外穿针外固定架固定法。此法既不是一种内固定,也不是外固定,而是两种兼而有之的固定方法。

(一)外固定支架的作用

1. 能保证骨折端的对位,既不使骨折端分离,也不致骨折端压缩,并能将骨折牢固固定,骨折端靠外固定支架的夹板作用,维持骨折端对位,使骨折端不易产生移位。

2. 牵开骨折两端以延长肢体,多用于肢体短缩。

3. 可以纠正早期骨折旋转和成角畸形,适用于开放性骨折、骨折不连、多段骨折、不稳定的粉碎性骨折、肢体延长、关节融合等。

4. 利用加压作用,有促进骨折愈合的作用。

(二)外固定支架的优点

1. 不用手术而只用手法进行骨折复位,其复位较牵引复位及石膏固定前的徒手复位为优。其稳定性较石膏、小夹板及牵引为优,由于牢固的固定,有利于骨及软组织的愈合。

2. 它是对骨折的加压与牵引延长方法中简单且效果满意的一种方法。

3. 固定后,不影响骨折端的上下关节活动与锻炼,有益于骨折的愈合,减小了关节强直可能。

4. 对开放性骨折,有伤口暴露时,可以在不影响骨折制动的情况下对开放伤口进行处理。

5. 便于术后运送和护理,可随时对开放伤口进行观察与处理,对战伤骨折的后送较合适。

(三) 外固定支架的缺点

1. 基于骨外固定架的结构特点,其固定的稳定性不易保证。

2. 易于发生针孔感染,必须重视操作的各个环节,使感染控制在最低限度,更好地发挥骨外固定架的作用。

(四) 外固定支架的种类

1. 单边式外固定架　也称单侧半针外固定架,是结构最简单的一种,使用效果也较满意。钢针仅穿过皮肤一侧或两侧骨皮质,而不从对侧皮肤穿出,留在皮外的只是针尾,将此针尾用螺杆固定。目前较常用的是多方向单侧固定架。它的优点是多方向,功能较突出,不论针穿入的角度多大,都可以很牢靠地将针固定在螺旋杆上,而针被固定在固定夹上也很牢固,不易滑出。因为是用螺丝扳手将螺帽咬紧,装卸也很方便。可用于长骨骨干骨折、股骨粗隆间骨折,效果满意。意大利 Bastiani 制造的骨外固定架,结实而轻巧(图 1-29)。它操作方便,进针方向要求不高,结构简单,针可以非平行进入,从力学观点看,非平行针固定较平行针更稳靠,这也是其他架式所不及的。它的用途多,几乎可以用于各种长管状骨骨折的固定(图 1-30)。国外现在多趋向使用 Bastiani 单边式。所有单边式半针固定架的缺点均在于其抗旋转和抗前屈、后伸之不足,但这些缺点可以被 Bastiani 牢固的固定装置克服。

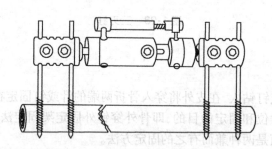

图 1-29　Bastiani 单平面半针固定架

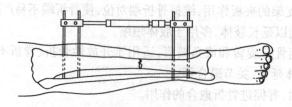

图 1-30　胫骨干骨折固定

2. 双边式骨外固定架　也称为单平面全针固定架,钢针贯穿于骨干,从肢体的另一侧穿出,针的两端分别固定在肢体两侧之连杆上(用两根单边式连杆)。它较单边式更为牢固,但仍有抗旋转及抗前屈、后伸力之不足。

3. 四边式骨外固定架　四边式较单边式与双边式都更为稳定,操作相对复杂,临床上常用。

4. 半环、全环与三角式多平面外固定架　是多向穿针,较稳定的一种,它不会发生旋转与成角畸形,但结构复杂,安装较繁琐,体积也较大,因其连杆与针数较多,固定过于坚牢,产生过大的应力遮挡效应,可能影响骨折愈合。国内有孟和设计的全环式(图1-31),半环式由 Cuendet 于1933年首创,以后 Hizorov 和国内李起鸿创制了一种半环槽式骨固定架,使用更为方便,肢体完全可以平放在床上,便于处理开放伤口及护理。

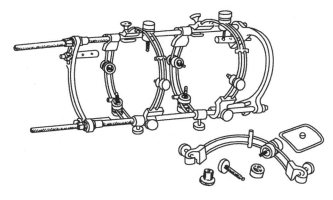

图1-31　孟和骨外固定架

(五) 外固定支架的使用方法

1. 操作方法的基本要求

(1)熟悉神经的解剖位置:解剖位置清晰,可以更好地避免损伤大血管与神经。

(2)严格进行无菌操作:骨外固定方式下,针尾露在皮外,固定时间较长,如有不慎会致严重感染从而造成治疗失败。

(3)准确选取穿针部位:穿针部位既不能靠近骨折端,又不能远离骨折端,后者固定骨折力不足,对开放骨折,进针处应尽量偏离创面。穿骨针时快慢力度要适宜。

(4)注意辅助操作:较粗(4~6mm)的针或钉不易钻入,可先用3.2mm针或螺丝钉辅助钻孔。

2. 操作方法

(1)常规消毒皮肤,铺无菌巾。

(2)进针处用局麻,并做与肢体纵轴平行的0.5cm的切口,深及筋膜下,这样避免针对皮肤造成压迫坏死。

(3)穿针应经过骨的中部,不前偏或后偏,因偏前或偏后都将使针经过骨皮质,给钻孔造成困难,即使针已进入,针偏前或偏后在骨的作用不均匀,可影响加压或牵拉延长。

(4)根据骨折病变情况,选择合适的外固定支架。

(5)掌握各部穿针原则。

3. 固定后的注意事项

(1)每天应检查钢针在固定处有无松动,松动的钢针易于滑出,也没有加压与牵引作用,还容易发生针孔感染。

（2）掌握伤口处理原则：合理使用抗生素。

（3）早日下床做负重或不负重行走：要根据骨折及固定情况决定，并开始关节活动功能锻炼。

❓复习思考题

1. 骨科经常使用的专科器械及内固定物有哪些？
2. 骨科内固定材料应具有哪些基本特性？
3. 外固定支架的作用、优缺点如何？

（黄振元）

第二章 无 菌 术

 学习要点

1. 无菌术的概念。
2. 常用的物理灭菌法和化学消毒法。
3. 手术人员的术前准备及患者手术区域的皮肤准备、消毒。
4. 术中无菌原则及手术室的无菌管理。

微生物普遍存在于人体和周围环境中。在各种侵入性检查和治疗过程中,如不采取一定措施,微生物就可能通多种途径进入伤口或组织,引起感染。无菌术就是针对微生物及感染途径所采取的一系列预防措施。

无菌术的内容包括消毒、灭菌法、操作规则及管理制度。消毒主要是通过化学药物来减少病原微生物的数量,使之达到相对无菌的程度。消毒只能杀灭致病菌的繁殖体,而不能杀死细菌芽孢,所以又称抗菌法。灭菌法是指用物理的或化学的方法彻底消灭与伤口或手术区接触的物品所附着的细菌。此法能杀灭一切活的微生物,包括病原性及非病原性微生物、致病菌的繁殖体和芽孢等。灭菌的物理方法有高温、紫外线和电离辐射等,其中以高温应用最为普遍。常用的灭菌化学药品有甲醛、环氧乙烷及戊二醛等,称化学灭菌剂。多用于手术野、术者手臂皮肤、不耐高温的器械物品以及手术环境的准备。操作规则和管理制度则是为了防止已经灭菌和消毒的物品、已经行无菌准备的手术人员或手术区域再被污染而采取的措施。

无菌术是实施外科手术的基础,是手术成功的重要条件。实施严格的无菌术是对医疗机构的基本要求,是医务人员基本的职业道德和责任。手术的任何环节被疏忽,都可能发生病原微生物污染,引起感染,甚至危及患者生命。因此,参与外科手术的每一个人员都必须树立严格的无菌观念,严格执行无菌操作规范,确保无菌术得以落实。

第一节 无菌术的方法

有灭菌法和消毒法两类。

一、灭菌法

(一)高压蒸汽法

这种灭菌方法应用最为普遍,效果最为可靠。高压蒸汽灭菌器由一个具有两层壁的耐高压的锅炉构成。蒸汽进入消毒室内,集聚而使压力增高,室内的温度也随之升高。当蒸汽压力达到 780 ~ 1030mmHg 时,温度可以达到 121 ~ 126℃。在此状态下维持 30 分钟,即能杀灭包括具有顽强抵抗力的细菌芽孢在内的一切微生物。

物品经高压灭菌后,可以保持包内无菌2周。

使用高压灭菌器的注意事项:①需灭菌的各种包裹不宜过大,包扎不宜过紧,体积上限为:长40cm、宽30cm、高30cm;②灭菌器内的包裹不宜排得过密,以免妨碍蒸汽的透入,影响灭菌效果;③预置专用的包内及包外灭菌指示纸带,在压力和温度都达到灭菌标准条件并维持15分钟后,指示带即出现黑色条纹,表示已经达到灭菌的要求;④易燃易爆物品如碘仿、苯类等,禁用高压蒸汽灭菌法;⑤瓶装液体灭菌时,只能用纱布包扎瓶口,如果要用橡皮塞,应插入针头以排气;⑥已经灭菌好的物品应该注明有效日期,并需要与未灭菌的物品分开放置;⑦高压灭菌器应该由专人负责。

高压蒸汽灭菌法用于能耐高温的物品,如金属器械、玻璃、陶瓷、敷料、橡胶制品等,各种物品灭菌所需的时间有些不同。

(二)煮沸法

有专用的煮沸灭菌器,但是一般的铝锅或者不锈钢锅洗去油脂后,常也用作煮沸灭菌。此法适用于金属器械、玻璃制品及橡胶类物品。在水中煮沸至100℃并维持15~20分钟,一般细菌即可被杀灭,但带芽孢的细菌至少需煮沸1小时才能杀灭。高原地区大气压低,煮沸灭菌的时间需相应延长。海拔高度每增高300m,灭菌时间要延长2分钟。为节省时间和保证灭菌质量,高原地区可以考虑用压力锅做煮沸灭菌,压力锅的蒸汽压力一般为956mmHg,锅内最高温度可达124℃左右,10分钟即可灭菌。

(三)火烧法

仅用于金属器械的灭菌方法。将器械置于搪瓷或金属盆中,倒入95%酒精少许,点火直接燃烧,也可以达到灭菌的目的。但此法常常使锐利器械变钝,又会使器械失去原有的光泽,因此仅适用于急需的特殊情况下灭菌。

二、消毒法

(一)药液浸泡法

锐利器械、内镜和腹腔镜等不适用热力灭菌的器械,可用化学药液浸泡消毒。常用的灭菌剂和消毒剂有下列几种。

1. 2%戊二醛水溶液 浸泡时间为30分钟。常用于刀片、剪刀、缝针及显微器械的消毒。灭菌时间为10小时。药液应每周更换一次。

2. 10%甲醛溶液 浸泡时间为20~30分钟。适用于输尿管导管等树脂类、塑料类以及有机玻璃制品的消毒。

3. 70%酒精 浸泡30分钟。用途与戊二醛溶液相同,较多用于已经消毒过的物品的浸泡,以维持消毒状态。酒精应每周过滤,并核对浓度一次。

4. 0.1%苯扎溴铵溶液 浸泡时间为30分钟。常用于持物钳、镊的浸泡。

5. 0.1%氯己定溶液 浸泡时间为30分钟。抗菌作用较苯扎溴铵强。

注意事项:①浸泡前,器械应予去污、擦净油脂;②拟予以消毒的物品应全部浸入溶液内;③剪刀等有轴的器械,消毒时应把轴节张开;④管、瓶类物品的内面亦应浸泡在消毒液中;⑤使用前,需用灭菌用水将消毒液冲洗干净,避免药液损害机体组织。

(二)甲醛蒸汽熏蒸法

用有蒸格的容器,在蒸格下放一量杯,按容器体积加入高锰酸钾及甲醛溶液(用量以每

0.01m³ 加高锰酸钾 10g 及 40% 甲醛 4ml 计算）。物品置蒸格上部,容器盖紧,熏蒸 1 小时即可达到消毒目的。但灭菌需要 6～12 小时。

一切器械、敷料和用具在使用后,都必须经过一定的处理,才能重新进行消毒,供下次手术使用。其处理方法随物品种类、污染性质和程度而不同。凡金属器械、玻璃、搪瓷等物品,在使用后需用清水洗净,特别需注意沟、槽、轴节等处的去污;各种导管均需注意冲洗内腔。凡属铜绿假单胞菌感染、破伤风或气性坏疽伤口,或乙型肝炎抗原阳性患者所用的布类、敷料、注射器及导管等应尽量使用一次性物品,用后及时焚烧处理,以免交叉感染。

第二节　手术区域的准备

一、备皮消毒

手术前认真做好手术区皮肤准备、皮肤消毒是避免切口感染,保证手术成功的关键环节。

（一）备皮方法

骨科急诊手术在短时间内要完成必要的术前备皮。其他四肢骨、躯干骨、关节矫形手术以及肌肉、肌腱、韧带等择期手术,可以充分地进行术前备皮。

择期手术术前三天开始做清洁消毒。患者手术范围内的毛发要剃净,修剪指(趾)甲,沐浴,每日对备皮区洗擦 1～2 遍,更换衣服和床单。足部手术者,每日用 0.1% 苯扎溴铵溶液浸泡足部约半小时,并且在浸泡时,不断洗擦,以不损伤皮肤为宜,至皮肤干净为准。术前二天,开始做灭菌消毒。用 2.5% 碘酊、75% 酒精按常规消毒,然后用无菌巾包扎。术前一天再做一次灭菌消毒包扎。手术日不打开包扎的无菌巾,直接送手术室。

少数患者的伤肢由于石膏的固定,皮肤上常有痂皮黏附,可在术前一周用无刺激性肥皂水每日轻轻擦洗一遍,暴露于空气中,约一周时间痂皮可自行脱落,然后再开始术前备皮。

如果患者患有手癣或足癣,须治愈后再行手术。

（二）备皮范围

皮肤的准备范围,依手术部位而不同。四肢手术的皮肤准备一般要超过手术部位的上、下各一个关节。具体准备范围如下(图 2-1)。

1. 手部手术　上界超过肘关节,下界包括全手。
2. 前臂部手术　上界达上臂的中部,下界包括全手。
3. 肘部手术　上界平肩峰,下界达腕关节。
4. 肩、臂部手术　上界的前方平甲状软骨,后方平乳突;下界平肋弓最低点,在臂部向下超过肘关节;前、后界均须超过躯干中线。
5. 足、踝部手术　上界超过膝关节,下界包括全足。
6. 小腿部手术　上界过膝关节,下界包括全足。
7. 膝部手术　上界至腹股沟,下界包括踝关节。
8. 大腿部手术　上界超过髋关节,下界达小腿中部。
9. 髋部手术　上界平肋弓,下界达膝关节,前、后均须超过躯干中线。
10. 颈椎手术　上界至头顶,下界平肩胛骨下角,两侧均须至腋中线。
11. 胸椎手术　根据部位的高低不同,上界平乳突,下界平髂嵴,两侧均须至腋中线。

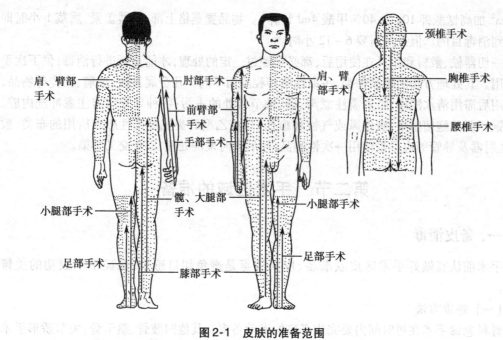

图 2-1 皮肤的准备范围

肩、臂部手术 肘部手术 前臂部手术 手部手术 颈椎手术 胸椎手术 腰椎手术 髋、大腿部手术 小腿部手术 足部手术 膝部手术

12. 腰椎手术 上界平腋窝,下界平骶尾部,两侧均须至腋中线。

(三)术区皮肤消毒

患者术区皮肤消毒在手术室进行。消毒范围与术前皮肤准备范围基本一致。消毒上肢时,须由非手术人员提起患者手指,将患者手部、前臂、上臂及肩部的皮肤消毒后,由助手用无菌纱布垫托起患者已经消毒的前臂(即接过原由非手术人员提着的手),再做手指皮肤的消毒。下肢皮肤消毒时,由非手术人员托起患者足跟部,手术者将患者足部、小腿、大腿及髋部的皮肤消毒后,再由助手用无菌纱布垫托起患者小腿,做足跟部的皮肤消毒。手和足部若为非手术部位则应以无菌巾包扎。

皮肤消毒的具体步骤:①必要时用乙醚擦一遍手术区的皮肤,以脱去皮脂;②用 2.5% ~ 3% 碘酊涂擦手术区一遍,或用 0.5% 的络合碘涂擦手术区三遍;③待碘酊干燥后,用 75% 酒精擦净皮肤上的碘酊(络合碘消毒可免除此过程)。涂擦碘酊及酒精或络合碘时要顺着同一方向进行,避免来回涂擦。或从手术区中心部开始逐渐向外围顺序涂擦。对有感染创面的皮肤消毒,则应自创面周围的清洁皮肤开始逐渐涂擦到伤口,对会阴部、供皮区的皮肤消毒用 0.5% 络合碘,不可用碘酊和酒精。

手术区的皮肤消毒一般由第一助手洗刷手后,在穿手术衣和戴手套之前施行。皮肤消毒完毕后助手的手应再用络合碘消毒一次,然后再穿手术衣。

二、铺无菌巾

手术区皮肤消毒完毕后铺无菌巾。铺无菌巾一般由 2~3 名手术人员完成。

铺无菌巾的方法大致与普通外科手术一样,但骨科手术又有某些特点。铺无菌巾时,既要保证手术野充分暴露,又要与相邻部位未消毒的皮肤严格隔离,以防手术野被污染。尤其是对多发性骨折和严重肢体畸形的患者,要保证在术中患肢和关节被动活动时,铺好的无菌巾不松动,也不会外露未消毒的皮肤。每一块无菌巾,均应由参加手术的洗手护士逐一递给铺巾的手术者,按无菌要求进行铺巾(图2-2)。

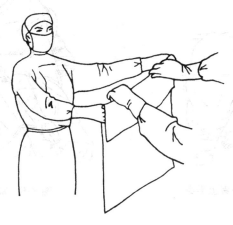

图2-2 洗手护士递给手术者无菌巾

骨科手术的入路繁多,不同部位的手术入路不同,即使是同一部位的手术,其入路也有前后内外之别。因此,不同部位的手术铺无菌巾也不同。

(一) 手和腕部铺巾法

手和腕部的手术一般都在侧台上进行。皮肤消毒后,在侧台上先铺一块对折叠成两层的中无菌巾,另将一小无菌巾折叠成两层,将其一端反折1/3,用反折部分包裹缠住肘部及其以上的止血带,用无菌巾钳固定(图2-3),以免肢体活动时露出未消毒的皮肤。最后用两块中无菌巾遮盖住患者的上半身和臂部以上,用无菌巾钳将其与铺在侧台上的小无菌巾固定(图2-4)。

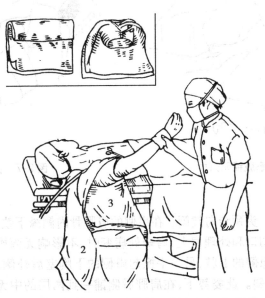

图2-3 用小无菌巾反折部分包住臂部及止血带

(二) 前臂和肘部铺巾法

具体操作与手部腕部铺巾法相同。只是用一块两层小无菌巾包住手腕部或手腕和前臂的一部分,并用无菌绷带包扎,也可将其套上消毒的棉织套(图2-5)。

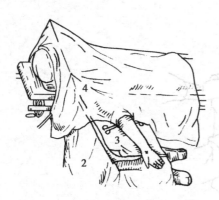

图2-4 用中无菌巾盖在患者上半身

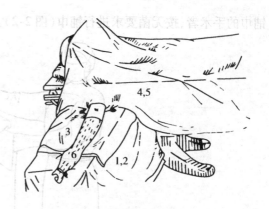

图2-5 前臂和肘部铺巾法

（三）臂部铺巾法

患者仰卧于手术台，由非手术人员牵拉起患肢的手部，将患肢外展抬起离开手术台面。皮肤消毒后，用两块中无菌巾铺在侧台上，无菌巾铺到患侧肩后，其近侧边缘要超过腋后线，另用两块中无菌巾先后铺在患者的胸部和肩峰以上，无菌巾的一侧边缘要下垂至手术台的边缘并用无菌巾钳固定（图2-6）。然后手术者和助手用双层小无菌巾接过由非手术人员牵着的患肢，将其手部、前臂部包缠起来，用无菌绷带包扎。再用一无菌剖腹单，使手和前臂穿出剖腹单洞口，在腋窝部按住洞口，打开剖腹单，一侧盖住侧台，一侧盖住手术台头架、患者胸腹部及下肢，收紧洞口并用巾钳固定（图2-7）。

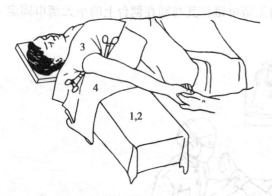

图2-6 拉起患肢铺无菌巾

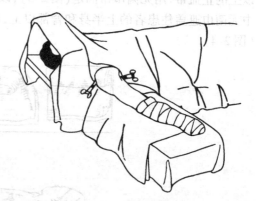

图2-7 铺无菌剖腹单

（四）肩部铺巾法

患者仰卧于手术台，头颈转向健侧。在患侧的肩胛骨内侧缘下垫一沙袋，使肩胛部与胸前壁等高，以便在延长切口和处理肩上、肩峰处病变时，不影响无菌操作。非手术人员站在患者健侧，一手提拉起患侧的上肢，另一手掀起患侧的下胸壁后外侧，使肩部及躯干部离开手术台面并稍向健侧倾斜。此姿势下，在肩胛后侧铺一到两层的中无菌巾。无菌巾的远侧边缘平脊柱，上侧边缘平发际耳垂，下侧边缘平肋弓，近侧边缘下垂手术台（图2-8）。而后使患者恢复仰卧位。将患侧上肢继续外展上举，在肩后部和背外侧纵行铺一小无菌巾，自腋窝后经腋窝顶至胸前铺一小无菌巾，自腋前侧至锁骨中1/3处铺一小无菌巾，自锁骨以上横铺一小无菌巾至肩峰后下部。在上述四条无菌巾的四个相互遮盖处用巾钳固定。手术者和助手同时提起一条无菌巾的四个角，接过非手术人员放下的上肢（图2-9），用无菌巾包缠好该上肢并用无菌绷带包扎固定。再用一无菌剖腹单,将患肢穿出洞口,使洞口环绕固定在肩胛部,分别展开无菌剖腹单的上部和下部,使其遮盖住患者全身。收紧洞口,巾钳固定(图2-10)。

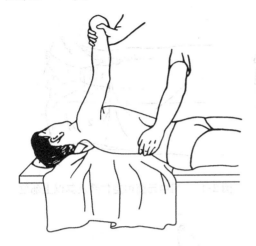 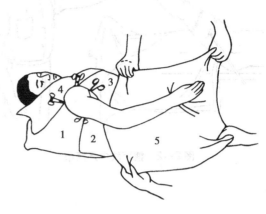

图2-8　提起肩部及胸壁后外侧铺一中无菌巾　　图2-9　四条无菌巾用巾钳固定,无菌巾包手部及前臂

(五) 足、踝及小腿中下段铺巾法

患者仰卧,用一长方形枕头垫起患肢,使其稍高于健侧。消毒完毕,用两层小无菌巾包住患侧小腿中段以上的部分,并向上包住膝上部的止血带,于无菌巾外面再缠以无菌绷带,也可用巾钳固定(图2-11);然后用两块重叠在一起的中无菌巾铺在手术台的下半部,并遮盖住对侧肢体(图2-12),放下患肢;最后以一块中无菌巾铺盖在手术部位以上,并遮盖住患者的上半身(图2-13)。

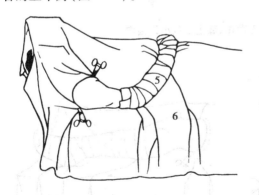 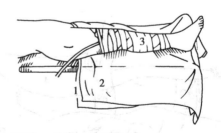

图2-10　剖腹单遮盖患者全身　　　　　　　图2-11　用小无菌巾包住小腿及膝上部

(六) 膝部铺巾法

患者仰卧位,由非手术人员自足跟部抬起患肢离开手术台面。皮肤消毒后,自臀部起铺一双层大无菌巾于手术台的下半部;然后用两边对折成长条状的小无菌巾两条,分别环绕膝关节的上部和下部2~3周,用巾钳固定(图2-14);再由第一、二助手同时提起一条两头对折的中无菌巾的四个角,接过由非手术人员放下的患肢,放在手术台面,严密包缠住小腿中下段和足部,并用无菌绷带包扎(图2-15);最后用一无菌剖腹单,使患肢足部和膝部穿出洞口,在膝上部按住洞口,并用巾钳固定。而后分别打开剖腹单上、下部,用上部遮盖腹、胸、头

部,并跨过头部支架,下部遮盖对侧下肢和手术台尾部(图2-16)。

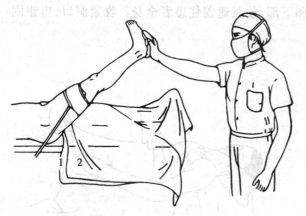
图2-12 铺两块中无菌巾

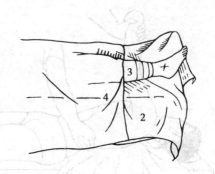
图2-13 用中无菌巾盖住膝及其以上部位

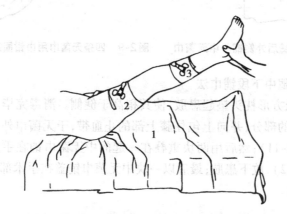
图2-14 手术台下半部铺一大无菌巾,膝上下包小无菌巾

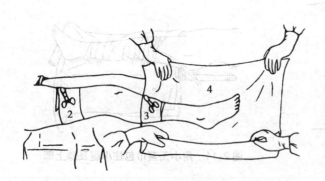
图2-15 严密包缠小腿和足

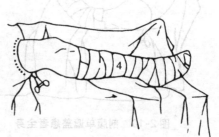
图2-16 剖腹单遮盖全身

（七）大腿部铺巾法

患者仰卧,用长形沙袋垫高患肢,使其稍高于健侧。由非手术人员自踝部抬起伸直外展的患肢,离开手术台面。皮肤消毒后,沿臀横纹铺一小无菌巾,自大腿根内侧经会阴和腹股沟部至髂前上棘内上侧铺一小无菌巾,于髂前上棘处横铺一小无菌巾,于臀横纹外侧纵铺一小无菌巾。在上述四条无菌巾的四个角相遮盖处,分别用巾钳固定(图2-17)。然后自大腿

根部向下铺一双层中无菌巾,遮盖住对侧下肢和手术台尾部。再由第一、二助手同时提起一条两头对折的中无菌巾的四个角,接过由非手术人员放下的患肢,放在手术台上,而后严密包缠膝部、小腿和足部,或者在助手的帮助下将足插入枕套,枕套边缘由巾钳固定在一起,并用无菌绷带包扎(图 2-18)。最后用一无菌剖腹单,使患肢足部、膝部穿出洞口,在大腿根部按住洞口,用巾钳固定。而后分别展开剖腹单上、下部,用上部遮盖住腹胸部和头部,并跨过头部支架,下部遮住对侧下肢和手术台尾部(图 2-19)。

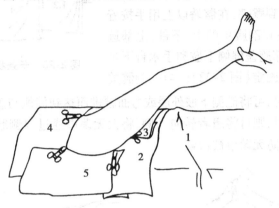

图 2-17 髋部铺无菌手术巾

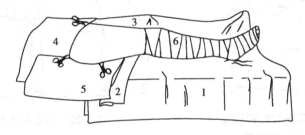

图 2-18 严密包缠膝部、小腿和足部

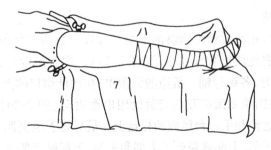

图 2-19 剖腹单遮盖全身

(八) 髋部铺巾法

患者仰卧于手术台,用沙袋垫在患髋下面,使其抬高约 30°角,便于手术操作。非手术人员站在患者健侧,用手托住患肢踝部,尽量抬高患肢,同时用力牵拉,使患侧臀部离开手术台面。皮肤消毒后,用两块重叠在一起的小无菌巾铺在臀后侧,无菌巾的内侧缘平脊柱,上侧缘达肋弓,下侧缘至大腿中部,外侧缘下垂手术台。用一小无菌巾折叠成四层,使其呈长条状兜住会阴部,无菌巾的两端在患侧髂嵴上方相遇,用巾钳固定(图 2-20)。另用两块中无菌巾铺在手术台下半部并盖住健侧肢。无菌巾上侧缘达臀下皱襞处，下侧缘须超过手术台尾部（图2-21）。然后第一、二助手同时提起一条两头对折的中单，接过由非手术人员放下的下肢放在手术台上，自大腿中、上1/3交界处向下用无菌巾包住整个下肢，并用无菌绷带严密包缠，最后用无菌剖腹单，使足部、膝部穿出洞口，将洞口拉到臀部，在髂峰以上用手按着剖腹单的洞口上部，展开剖腹单的上、下部，上部遮盖腹、胸部和头架，下部遮盖健侧下肢和手术台下半部。收紧洞口，用巾钳固定（图2-22）。当一侧髋关

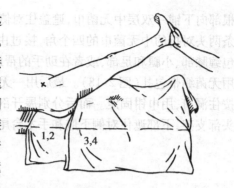

图2-20 长条状无菌巾兜在会阴部

节处于内收强直状态时，可将健侧下肢外展或弯曲腰椎而达到健侧与患侧的分离，当双髋关节处于内收强直状态时，则可将患者转向一侧，将大无菌巾通过双侧肢体之间滑入，此过程需要非常小心敏捷，以防无菌巾被污染。

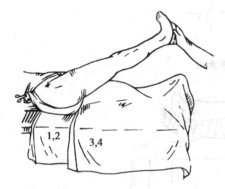

图2-21 两块中无菌巾铺在臀后，
另两块铺在手术台下半部

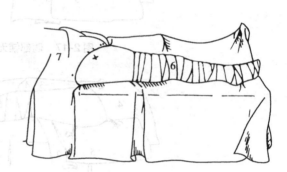

图2-22 剖腹单遮盖患者全身

（九）脊柱部铺巾法

患者俯卧于手术台，在胸前和两侧髂前上棘平面以下及两足踝前侧均用适当厚度的长方形软枕或沙袋垫起，避免压迫胸部和腹部（图2-23）。皮肤消毒后，在预计要做手术的脊突纵线两侧约5~6cm处，各纵行铺一折边的无菌巾；在预计切口的上、下两端分别各横铺一折边的无菌巾。在上述四块无菌巾互相交盖处用巾钳固定（图2-24）。再用三块中无菌巾分别铺在切口的近侧、远侧和手术台尾侧的托盘上。最后将无菌剖腹单洞口放在切口部位，而后展开剖腹单的上、下部，上部遮盖躯干上部和头架，下部遮盖躯干下部、两下肢和足部并下垂于手术台边缘（图2-25）。

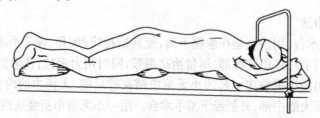

图2-23 用枕垫垫好胸，两侧髂前上棘及足踝前侧

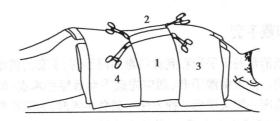

图 2-24　无菌巾钳固定四块互相遮盖着的无菌巾

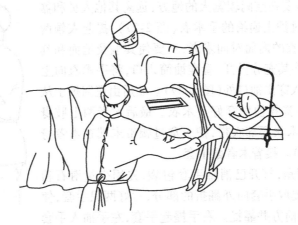

图 2-25　剖腹单放在切口部位并上下展开

第三节　手术人员术前准备

所有参加手术的医师、护士、手术室工作人员都必须严格无菌操作,重视每一个细节和步骤。进入手术室前要修剪好指甲,并除去甲缘下的积垢,换穿手术室的清洁衣、裤和专用鞋,戴上专用帽和口罩,手术帽应把头发全部遮住(图 2-26)。

一、手术人员洗刷手

手术人员的手要达到无菌状态是非常重要的。人体的指甲、皮纹、毛囊、汗腺和皮脂腺中藏有很多细菌,洗刷手是防止手术感染的重要环节之一,必须予以重视。

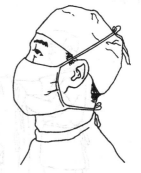

图 2-26　入手术间前戴好口罩和帽子

洗刷手具体步骤:①用普通肥皂和自来水清洗手部及前臂的污垢和皮脂;②用灭菌毛刷蘸取消毒肥皂液,依序由指端开始刷洗手部、前臂、肘部至上臂的下 1/3。刷洗时要适当用力,甲沟、指蹼、指纹和掌纹等部位的刷洗尤须彻底,然后用清水将肥皂泡沫冲净。冲洗时将手稍朝上,使水经手部流向肘部,刷洗三遍,共 10 分钟。刷洗完毕后,用折叠成二层的小无菌巾的正反两面拭干手、前臂和肘部;③手、前臂和肘部浸泡在 75% 的酒精桶中,并随时用浸泡在酒精桶中的纱布轻擦双手及前臂,浸泡 5 分钟。浸泡完毕,双手及前臂在胸前临空举起待干。现在大多数医院在刷洗手后用灭菌王擦手消毒。

二、穿手术衣和戴手套

手术时可使用高压消毒的干手套和煮沸消毒的湿手套,手套的消毒方法不同,戴手套和穿手术衣的顺序亦不同。如果戴湿手套,则应先戴手套后穿手术衣;如果戴干手套,则应先穿手术衣后戴手套。临床一般采用后一种方法。紧急手术时,为赢得抢救时间,医师可将手臂消毒后先戴手套,再穿手术衣上台手术,待患者病情稳定后再按常规洗手、穿手术衣、戴手套,继续完成手术。

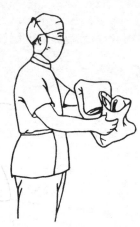

穿无菌手术衣时要在空间较宽大的地方,远离其他人员和器具、物品等。双手接过护士递给的手术衣(图2-27),提起衣领两端抖开全衣,使手术衣的内面对向术者,不要使其触及地面和其他物体(图2-28)。将其充分抖开,看准袖筒入口,将手术衣向上轻抛,就势将两手插入穿出袖口外(图2-29)。然后由巡回护士从术者身后手术衣里面提拉协助穿好手术衣。最后术者两上肢身前交叉,双手提起手术衣腰部衣带,护士拿过腰带末端在术者身后将其系紧(图2-30)。接着术者戴手套。

戴干手套的步骤是,打开已消毒手套包袋,先用少量滑石粉涂擦两手后,用右手提取手套向外翻折的部分,对好两只手套,使两只手套的拇指对向前方并靠拢。右手提起手套,左手插入手套内,并使各手指尽量深地插入相应指筒末端。戴好左手手套,注意不要触碰手套外面,随后用自己戴好手套的左手伸入到右手手

图2-27 双手接过手术衣

套向外翻折部的内面提起右侧手套,然后再将右手插入右侧手套内(图2-31)。注意戴手套时不要使已戴手套的左手触碰右手和腕部的皮肤。分别用已戴好手套的左手和右手翻回对侧手套的反折部套在袖口上。最后由护士协助用生理盐水将两手套上的滑石粉冲洗干净。

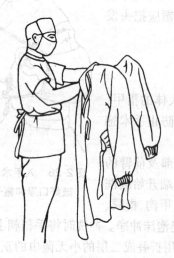

图2-28 提起衣领抖开全衣

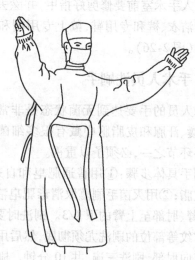

图2-29 两手穿出袖口外

手术人员的背部、腰部以下、身两侧及肩颈以上都属有菌区域,为了防止手术衣背侧触及无菌区域或消毒器械,必要时在手术衣外加穿一件无菌背心(图2-32)。

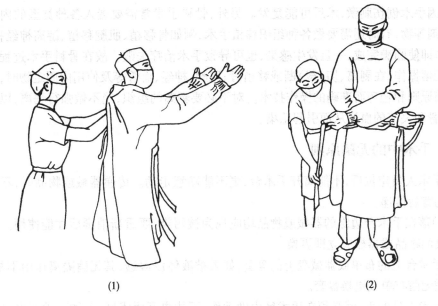

(1)   (2)

图 2-30　护士从术者身后将腰带系紧

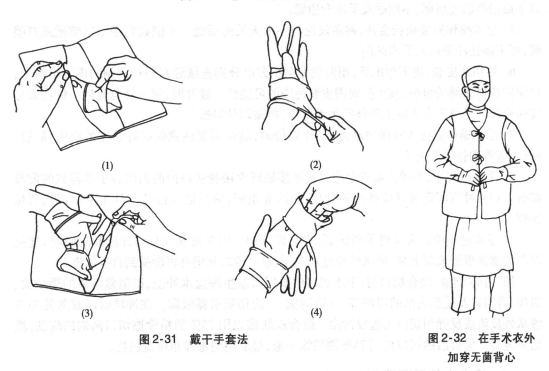

(1)

(2)

(3)

(4)

图 2-31　戴干手套法

图 2-32　在手术衣外
加穿无菌背心

第四节　手术中的无菌原则和手术室的无菌管理

　　凡进入手术室的人员必须自觉遵守无菌操作原则。严格的无菌操作技术对手术患者非常重要，而对骨科手术患者则更为重要。因为骨组织的血液供应较肌肉和其他软组织差，所以其抗感染的能力比较弱，并且对感染的反应也较迟缓。一些骨感染的病例，炎症术前虽已静止,但因手术创伤刺激,术后可能复发。另外,骨科手术常需要置入各种类型的内固定材料、黏固剂等物,有时还需要做各种组织移植手术,例如骨移植、肌腱移植、游离神经移植等。手术操作即使圆满完成,一旦发生感染,也可导致手术治疗失败。故在骨科手术过程中要时时注意无菌操作,在剥离、切(截)断或移植骨、肌腱、神经、血管等及使用内固定物时,要步步坚持无菌原则和轻巧而准确的操作技术。对不必要剥离的组织,绝不做强行剥离,以免损害软组织、骨和关节的血运从而引起感染。

一、手术中的无菌原则

1. 手术人员定位后,不能离开手术台,更不能随意走动。传递器械或物品时,不可经手术人员的背后传递。

2. 掉落在手术台边缘的器械或物品均应视为被污染,要重新消毒后才能使用。手术中已被污染的物品或器械应立即更换。

3. 手术台上的布单或器械盘上的盘套,如果被液体浸湿透,其无菌隔离作用不复存在,应另加铺无菌布单或更换盘套。

4. 手术人员的手、臂必须在手术区内做动作,不能离开手术区,不能下垂超出自己腰部以下或抬高超过肩部,不能触及手术台边缘。

5. 手术操作时要聚精会神,避免议论与手术无关的话题。不能朝向手术区咳嗽或打喷嚏,更不能让汗珠滴入手术区内。

6. 在切开皮肤、皮下组织后,用两块无菌小方巾分别连续缝在切口两侧的皮下组织上,以保护切口深部的组织,减少受周围皮肤污染的可能性。缝针时,第一针与最后一针应贯穿皮肤全层。也可先在皮肤上贴外科手术薄膜,再做切开等操作。

7. 手术操作要按步骤循序渐进,动作要轻柔,随时都要注意保护好暴露的肌肉、肌腱、神经、血管和骨骼等组织。

8. 手术过程中,手术人员的手应尽量不接触或少接触切口内的组织和手术器械的前段部分。对各种内固定器材或移植的骨片、肌腱等组织,应垫以无菌盐水纱布拿取或用器械夹持。

9. 手术过程中如果发现手套破裂,应立即更换。因为皮肤在分泌汗液和皮脂时,能把深部的细菌带到表面上来,手虽然经过刷洗,但过一段时间仍有可能受到自身污染。

10. 手术结束,缝合切口前,手术切口内要用大量生理盐水冲洗,以清除游离的凝血块、肌肉、骨屑以及受伤失活的组织等,一边清洗,一边用吸引器吸除。在冲洗时注意勿使冲洗液从外反流或反弹回切口内造成污染。缝合皮肤前先用75%酒精涂擦切口两侧的皮肤,然后再缝合。缝合后的切口再用75%酒精涂一遍,最后用消毒纱布覆盖包扎。

二、手术室的无菌管理

手术室需要有良好的管理制度以保证手术室的洁净环境。

凡进入手术室的人员,必须换上手术室的清洁鞋帽、衣裤和口罩。参观手术的人员不宜超过2人。患有急性传染性疾病,尤其是上呼吸道感染者,不得进入手术室。

当一个手术室需要连续做数个手术时,应先做无菌手术,后做污染或感染的手术。

每次手术完毕后和每天工作结束时,应彻底擦洗地面,清除污液、敷料和杂物等。每周应彻底大扫除一次。手术室内应定期行空气消毒。通常用乳酸消毒法。在一般清洁工作完成之后,打开窗户通风1小时。闭紧门窗,100m³ 空间可用80%乳酸12ml,倒入锅内(或再加等量的水),置于三角架上,架下点一酒精灯,待蒸发后将火熄灭,30分钟后再打开门窗通风。铜绿假单胞菌感染手术后,则用乳酸进行空气消毒,1~2小时后进行扫除,并用0.1%苯扎溴铵溶液揩洗室内物品,然后开窗通风1小时。破伤风、气性坏疽手术后,可用40%甲醛溶液消毒手术室。每立方米空间用甲醛溶液2ml和高锰酸钾1g混合,即能产生蒸汽,12小时后打开窗户通风。HBeAg阳性的患者手术后,地面和手术台等可喷洒0.1%次氯酸钠水溶液,30分钟后清扫和清拭。也有采用紫外线消毒手术室空气的方法。通常以每平方米地面面积使用紫外线电功率1~2W计算,照射2小时,照射距离不超过2m。

复习思考题

1. 什么是无菌术?
2. 试述手术人员的洗刷手及穿手术衣、戴手套的操作。
3. 手术中如何遵循无菌原则?

(程后庆 黄振元)

第三章 骨科手术基本技术

学习要点

1. 显露、分离、止血、结扎、缝合、断线、引流等的临床应用知识。
2. 各部位骨牵引穿针定位与操作方法。

第一节 手术基本技术

手术是骨科治疗的重要方法之一,正确的手术治疗多能获得满意的效果,恢复患者正常的生理功能。但是,手术本身对正常组织会造成损伤,产生痛苦,有时甚至遗留某些后遗症,影响正常功能活动。因此,要求手术医师除严格掌握手术适应证、拟定合理的手术方案外,还要熟悉局部解剖,熟练掌握操作技术,这样才能充分显露病变部位,达到手术的预期效果。手术基本技术操作有手术野显露、解剖分离组织、止血、结扎、缝合与断线以及引流等。

一、术野显露

显露手术野与患者体位、手术台照明、助手的配合以及麻醉时肌肉是否松弛等密切相关。显露手术野的首要步骤是选择合适的切口。脊背部以及四肢手术的切口,其大小和部位的选择要结合局部解剖,从损伤小、便于手术操作、术后伤口愈合快、功能恢复早且完全等方面综合考虑,同时要尽量避开主要血管、神经。

切开切口时手术刀要与皮肤垂直,用左手拇指和示指固定皮肤,右手执刀,力求一次切开皮肤全层,整个切口的边缘要整齐,深度均匀,防止斜切,影响愈合。有时显露病变部位还需借助其他手术器械如各种牵开器等。

二、解剖分离

显露深部组织和病变部位,解剖分离是关键。应按正常解剖组织层次进行,这样操作起来既简便,又对组织损伤小,出血也少,也不会误伤正常组织或器官。但在遇到手术部位的组织粘连或瘢痕时,操作起来就比较困难。分离的方法可分为锐性分离和钝性分离。

(一)锐性分离

锐性分离主要用于分离关节附近的肌腱、韧带的附着处,瘢痕组织,肿瘤周围及有粘连的组织等。操作要用手术刀或手术剪,在直视下,看清楚后再进行切剪。如遇到血管应及时钳夹,结扎后剪断。

(二)钝性分离

钝性分离用于无主要血管、神经组织的部位,如皮下组织、正常肌肉、筋膜及良性肿瘤包膜外的疏松结缔组织等的分离。常用刀柄、止血钳、剥离器、手指及纱布等逐步进行分离。可在非直视下凭手指的感觉操作。分离时注意不要造成主要组织结构的损伤和大面积的撕裂伤。

三、止血

止血是手术中一项重要的操作。组织切开、分离和病灶的切除均会导致出血,出血就必须彻底止血。完善的止血能保证手术野显露清楚,便于操作,不会误伤组织器官,而且还能减少失血量,保证患者安全,预防感染,促进切口愈合。

手术过程中止血的方法很多,最为常用、最有效的止血方法是结扎止血法。该法用血管钳钳夹出血部位的血管,然后予以结扎或缝扎。常用的有"8"字缝合或贯穿缝合的方法。出血时先看清出血的血管,然后进行钳夹。难以显露出血的血管时,可用纱布暂时压迫后再用血管钳钳夹,尽可能一次夹住,不宜钳夹血管以外过多组织,更不能盲目乱夹。较稳妥的方法是在切断血管之前预先结扎血管,然后再切断。除此之外,电凝、纱布垫压迫等方法,均有很好的止血效果;明胶海绵止血、骨髓腔及截骨处用骨蜡封闭止血等方法亦经常使用。

四、结扎

有效地结扎止血,必须掌握正确的打结技术,使结扣牢固,不易松动、脱落。若打结不正确,可使结扎线滑脱,造成术后继发性出血,给患者带来不应有的痛苦,甚至危及生命。

（一）结扣的种类

结扣的种类很多,骨科手术常用的有方结、外科结、三重结。

1. 方结　为手术中最常用的一种,是由方向相反的两扣组成,打成后愈拉愈紧,不易松开或脱落。用于一般血管的结扎和各种缝合后的结扎。

打方结时,虽然两手做了交叉,但两手用力不均匀,只拉紧一根线,就会形成滑结,容易滑脱。如果构成两结扣的方向相同,则形成顺结。滑结和顺结均不牢固,易滑脱,不应在手术中出现。

2. 外科结　在打第一结扣时重复绕两次,再打第二结即成。其摩擦面增大,不易松脱,牢固可靠,用于结扎大血管。

3. 三重结　为打成方结后再加上一道结扣而成。该结更牢靠,结扎后即使滑脱一道,也无妨碍。用于较大血管或大块组织、肌纤维的结扎。使用肠线、尼龙线和可吸收线打结时,因易松动、滑脱,常采用此结扎方法;显微镜下缝合血管时均用三重结(图3-1)。

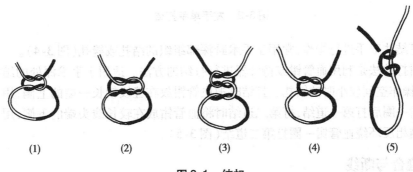

图 3-1　结扣

（1）方结　（2）外科结　（3）三重结　（4）顺结　（5）滑结

（二）打结的方法

打结方法有几种，如单手打结法、双手打结法和血管钳打结法。临床上可以根据需要选用。

单手打结法主要靠一手操作，另一手持线卷或线的一端，操作起来迅速方便而可靠。单手打结法又有左、右手之分（图3-2、图3-3）。

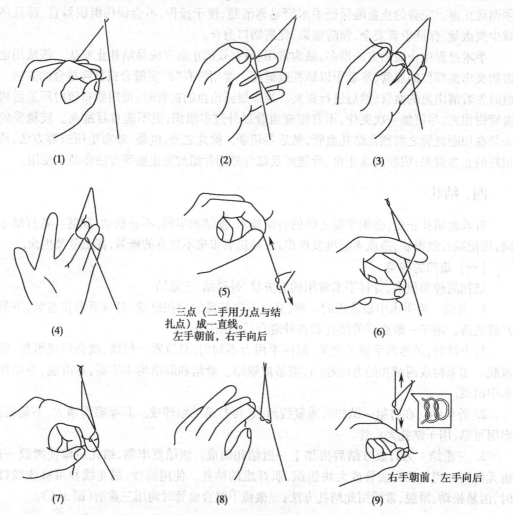

(1)　　　　　　　　　　(2)　　　　　　　　　　(3)

(4)

(5)
三点（二手用力点与结扎点）成一直线。
左手朝前，右手向后

(6)

(7)　　　　　　　　　　(8)　　　　　　　　　　(9)
右手朝前，左手向后

图3-2　左手单手打结

双手打结法双手进行操作，常用于手术野深部组织的结扎或缝扎（图3-4）。

血管钳打结法是利用血管钳或持针器进行打结的方法。适用于手术深处的结扎或线头较短、手术操作空间较小时的结扎。打结时把血管钳放在缝线较长一端的上侧，用长线头端环绕血管钳一圈后打第一道结，打第二道结时将血管钳放在较长线头端的下侧，用长线头端与第一道结相反环绕血管钳一圈打第二道结（图3-5）。

五、缝合与断线

（一）缝合

缝合是将已切开、切断或创伤撕裂的组织重建起来。完善的缝合是保证良好愈合及功

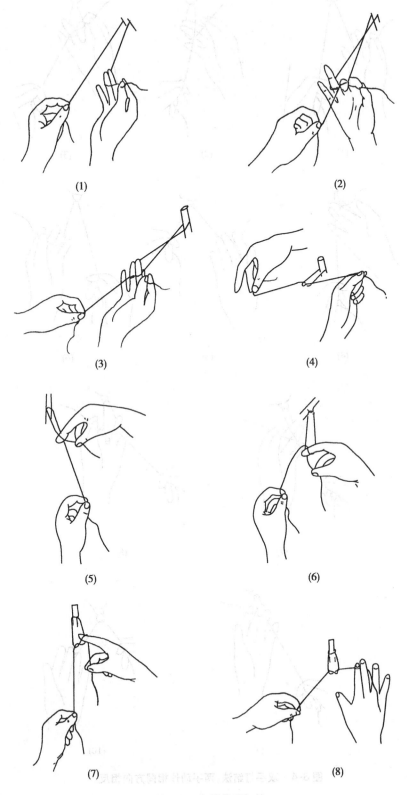

(1)

(2)

(3)

(4)

(5)

(6)

(7)

(8)

图3-3 右手单手打结

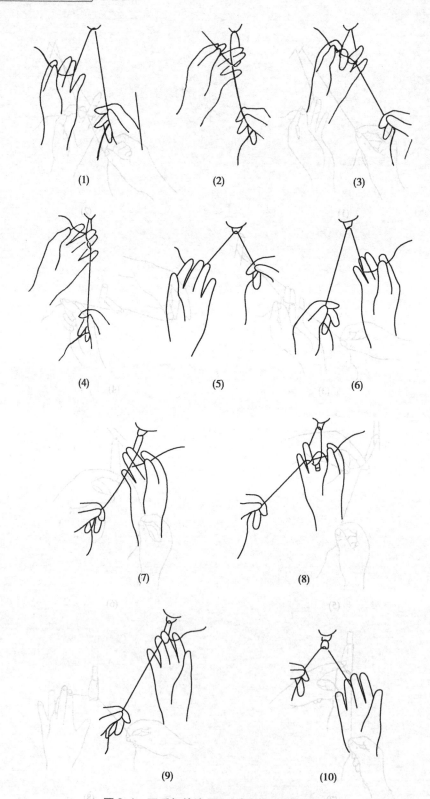

(1)　　　　　　　(2)　　　　　　　(3)

(4)　　　　　　　(5)　　　　　　　(6)

(7)　　　　　　　(8)

(9)　　　　　　　(10)

图 3-4　双手打结法，两手动作相同方向相反

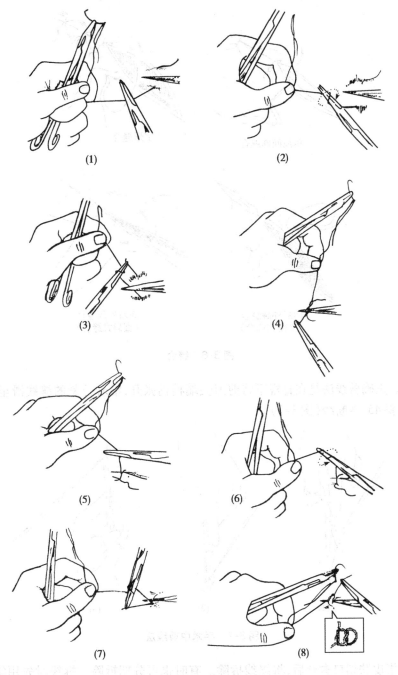

(1)　　　　　　　　　　　　(2)

(3)　　　　　　　　　　　　(4)

(5)　　　　　　　　　　　　(6)

(7)　　　　　　　　　　　　(8)

图 3-5　血管钳打结

能恢复的基本操作技术之一。缝合的方法虽多,但基本的缝合方法不外单纯对合缝合、内翻缝合和外翻缝合三类,每类又分间断缝合和连续缝合二种。

骨伤科手术常用单纯间断缝合、"8"字形缝合和间断外翻缝合(图 3-6),用于缝合切开的关节囊、韧带、肌腱、筋膜、皮肤等。不管是进行哪种缝合,术者都需要完成穿线、持针、进针、出针和打结等基本步骤。

(二) 断线

断线分剪线和拆线。剪线是指在手术中,将缝合后或结扎后的缝线剪断,剪断后的线头

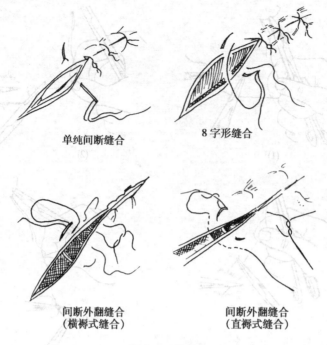

单纯间断缝合　　　　　　8字形缝合

间断外翻缝合　　　　　间断外翻缝合
（横褥式缝合）　　　　　（直褥式缝合）

图 3-6　缝合

留 1～2mm。正确剪线法是在直视下将剪刀尖端稍稍张开，沿着拉紧的缝线滑至线结处，然后稍向上倾斜 45°剪断线（图 3-7）。

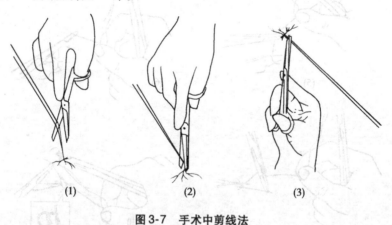

(1)　　　　　　　　　(2)　　　　　　　　　(3)

图 3-7　手术中剪线法

拆线是指皮肤切口愈合后，将缝线拆除。有时也可分期拆除。拆线时先用络合碘或碘酊、酒精消毒切口处，然后将线结用镊子提起，线剪置于线结之下靠近皮肤处剪断缝线，随即呈 45°左右将缝线抽出（图 3-8）。外露的一段线不经皮下组织，以免皮下组织的针孔遭受污染。缝线抽出后，再用酒精涂擦切口皮肤，用无菌纱布敷盖。若切口感染应提前拆线，敞开伤口换药。

六、引流

引流是用引流物的一端插置于伤口内，另一端留在伤口外，以导引伤口内渗血或分泌物流出的一种方法。正确的引流能防止感染的发生和扩散，保证缝合伤口的良好愈合，减少并

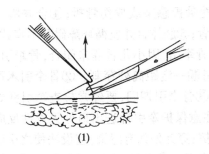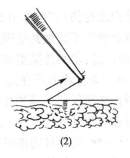

(1)　　　　　　　　　　　(2)

图 3-8　拆线

发症。而不必要的或不正确的引流则可能增加感染的机会。

（一）引流物

引流物的种类较多,形状多是条状或管状,因此多称引流条或引流管。常用的引流物有如下几种。

1. 胶片引流条　是一薄的橡皮片,可用废胶手套裁剪而成,制作时注意引流条边缘要整齐。

2. 胶管引流条　一种如卷烟粗细的胶管,其插置在创口内的一段剪若干个侧孔便于引流,亦可把胶管纵向剪开两半使用,临床上多称为半管。

3. 烟卷状引流条　用薄橡胶膜松松卷着纱布条,形似卷烟条。亦有以半边胶管为中心做成的烟卷引流条。

4. 油纱引流条　一般用药物黄纱条或凡士林油纱条,多用于感染伤口的引流。

5. 负压引流管　一般是直径 0.3~0.5cm 的硅胶管,插置于创口内的一段剪若干侧孔,另一端在体外连接负压吸引器。

胶片引流条一般放在浅层,以皮下、筋膜层为主,适用于引流量小或分泌物较少的创口。其余引流条多放在深层组织间,用于分泌物较多的创面。负压引流属闭式引流,其体外有容器盛载分泌物,伤口能保持干净,故使用逐渐增多。为防引流物不慎被移动、脱落,可把引流物与出口处的皮肤缝合做适当固定。

（二）使用引流物的适应证

1. 开放性损伤　伤口污染严重,异物遗留难以彻底清创时。

2. 各种骨科手术　切口内渗血不能彻底止住或有继续渗血的可能,如陈旧性骨折畸形愈合的患者手术后。一般持续引流 24~48 小时。

3. 脓肿或积液切开排脓排液术后　急性骨感染手术后,为使继续形成的脓液或分泌物不断排出体外,放置引流后能使脓腔或液腔逐渐缩小,直至愈合。

4. 胸部创伤所致的血气胸术后　为了达到减压的目的,需用负压吸引装置以促使肺膨胀。

第二节　骨牵引术

骨牵引术是骨伤科临床常用的治疗技术。

骨牵引术主要适用于以下病证:①成人长骨不稳定性骨折(如斜形、螺旋形及粉碎性骨折),因肌肉强大容易移位的骨折(股骨、胫骨、骨盆、颈椎);②骨折部的皮肤损伤、擦伤、烧伤,部分软组织缺损或有伤口时;③开放性骨折感染或战伤骨折;④合并胸、腹或骨盆部损伤,需要密切观察而肢体不宜做其他固定者;⑤肢体合并血循环障碍暂不宜其他固定者。

使用骨牵引应注意:①小儿谨慎使用骨牵引,因小儿骨骺未闭合,骨牵引可影响骨骺生长。特殊情况下,6岁以上小儿可在离开骨骺一定距离处穿刺。②骨牵引术可在手术室、急诊室或病室内施行,必须保证无菌操作。③骨牵引期间,要经常检查牵引针处有无不适,如皮肤绷得过紧,可适当切开少许减张;要注意保护牵引针进出口处无炎性反应或不滑动,若进出口处有少许分泌物,可每日用碘酊涂擦;穿针处如有感染,应设法使之引流通畅,保持皮肤干燥;感染严重时应拔出钢针改换位置牵引。④牵引时间一般不得超过8周,如需继续牵引,则应更换牵引针的部位,或改皮肤牵引。⑤拆除骨牵引时,可于牵引针在皮肤的出入口处及针尖端的一侧,用碘酊和酒精涂擦2~3次后,用克氏钳夹住牵引针的尾端,向外拔出。拔除后用碘酊、酒精消毒皮肤创口,用无菌纱布覆盖,一般数日后创口即可愈合。⑥牵引过程中应鼓励患者功能锻炼,防止伤肢及未牵引肢体肌肉萎缩、关节僵硬。

一、颅骨牵引

患者仰卧,头下垫一沙袋,头部略超出手术台边缘。剃光头发,将头放正。自鼻梁正中至枕外转子正中连一线,用甲紫在头皮上画出。再由两侧乳突尖做一垂直通过颅顶的连线(横线),同样用甲紫在头皮上标记。颅骨牵引钳的牵引轴(牵引弓的交叉部支点)即位于此两线之交点上,以横线为定点确定牵引钳两钳尖在皮肤上的位置,两钳尖必须与中点距离相等。定点后分别作出标记。

皮肤消毒、铺巾,在定点标记处局部浸润麻醉后,用小尖刀在此两点各做一小横切口,直达颅骨。用带有安全环的颅骨钻头在颅骨表面斜向内侧约45°角钻穿颅骨外板。在儿童颅顶部钻头约可深入3mm,在成人可深入4mm。将颅骨牵引钳的两个钩尖分别插入两个钻孔内,旋紧牵引钳,使两钩尖固定于颅骨板障内。缝合两切口,即可施行牵引。应用颅骨牵引钳施行牵引时,患者在病床上转动及翻身,不致影响牵引。

颅骨牵引可能出现以下并发症。

1. 钳钩滑脱 多因钻头未穿透颅骨外板,或牵引绳、牵引钳与头颅未在一直线上,或牵引钳两钩尖与颅骨正中线中点距离不等所造成。

2. 切口感染 常因钳钩反复滑脱而造成。

3. 硬膜外血肿 由于钻孔穿透颅骨内板造成。因此,必须使用有安全环的钻头。若发生硬膜外血肿,必须及时处理。

二、尺骨鹰嘴骨牵引

肘关节90°屈曲位固定,在尺骨鹰嘴顶点下2.5cm,尺骨脊两侧旁开1cm处作为牵引针的穿针点。皮肤消毒,铺无菌巾,局部浸润麻醉。选用克氏针做牵引针。助手将该处皮肤向下按紧,术者用手摇钻钳夹牵引针针尾,从尺侧定点处将针尖刺入皮肤、软组织达骨面,维持水平方向摇动手摇钻,使针经骨质贯穿,从桡侧穿出即可(图3-9)。

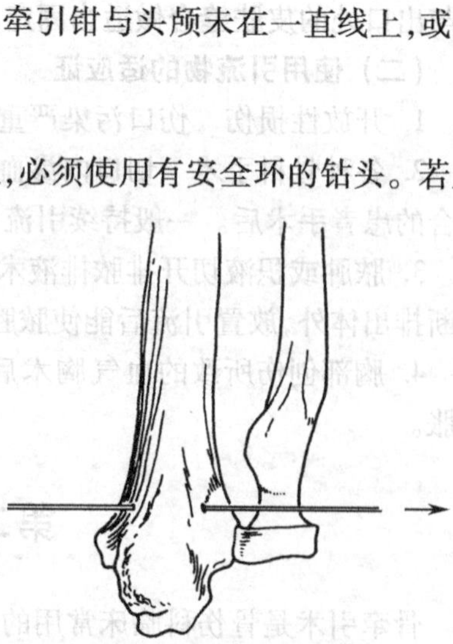

图3-9 尺骨鹰嘴骨牵引,穿针的方向由尺侧向桡侧

三、股骨髁上骨牵引

先将患肢置于勃朗氏架上,使膝关节屈曲40°。膝关节周围皮肤消毒、铺无菌巾。由助手将膝关节近侧的软组织用力向近侧方及下方按捺,使该处软组织绷紧。自髌骨上缘引一横线,再由股骨内髁隆起最高点和腓骨小头前缘,各向上述横线引一垂直线,此两线之交点即为牵引针的进出点。在该处做局部浸润麻醉,麻醉剂直达骨膜,对侧同样麻醉。选骨圆针做牵引针,用针尖端在股骨髁内侧确定的进入点戳穿皮肤、软组织,直达骨面。牵引针保持水平位置,用骨锤敲击针尾部,使其通过骨端松质骨,穿出对侧骨皮质,再穿过对侧软组织和皮肤,待针露于两侧皮外的两段相等时即可。在针上套上牵引弓进行骨牵引(图3-10)。

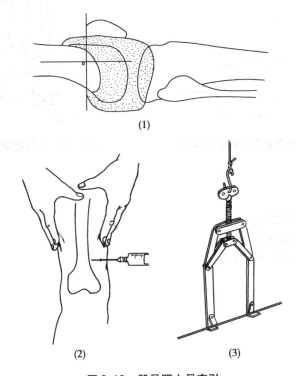

(1)

(2)　　(3)

图3-10　股骨髁上骨牵引
(1)骨髁上骨牵引针横穿股骨的位置
(2)局部麻醉　(3)牵引弓夹住克氏针

牵引针穿透皮肤处可任其暴露,不需涂抹任何药物,亦不用覆盖敷料。牵引针的尖头可用胶布缠没,以免戳破被单、衣服等。因易引起感染,牵引针刺入皮肤前,勿用手术刀在该处皮肤及软组织做小切口。在钻入牵引针时,应由内侧向外侧钻入,针不可过于靠前,以免进入髌上滑囊或膝关节囊,造成膝关节感染。

四、胫骨结节骨牵引

胫骨结节骨牵引在下肢骨牵引中最常用。穿针点位置:胫骨结节最高点垂直向后2cm,再向下2cm处(图3-11)。患肢置于勃朗氏架上,皮肤消毒,铺无菌巾。助手将该处皮肤及软组织向近侧方及下方按紧。选骨圆针做牵引针,局部浸润麻醉后,将牵引针尖自小腿外侧定点处戳入皮肤及软组织直达骨面。保持牵引针于水平位,垂直锤击骨圆针尾部,贯穿骨骼,从对侧软组织和皮肤穿出。

五、跟骨骨牵引

在小腿后方垫一沙袋,使足跟抬高,离开手术台面或床面,在踝关节及足跟四周消毒皮肤,铺无菌巾。在足跟内侧测定穿针点,此点应位于内踝下端到足跟后下缘连线的中点处(图3-12)。助手执患者前足部,维持踝关节于中立位。选骨圆针做牵引针,局部浸润麻醉后,将牵引针从定点处刺入达骨面,保持水平位,垂直锤击针尾部,贯穿跟骨,从对侧软组织和皮肤穿出。

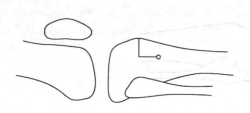

图 3-11 胫骨结节骨牵引针的穿针部位

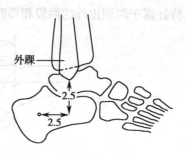

图 3-12 跟骨骨牵引针的穿针部位

复习思考题

1. 简述常用打结的操作方法。
2. 试述应用引流物的适应证。
3. 简述各部位骨牵引穿针定位方法。

（程后庆）

第四章 骨外科患者的水、电解质失衡

正常体液量、渗透压及电解质含量是机体正常代谢和各器官功能正常进行的基本保证。在生理情况下，人体通过各种调节使体液量、渗透压、电解质浓度和酸碱度均保持在一个恒定的范围内，称之为水、电解质平衡和酸碱平衡。创伤、手术及许多外科疾病均可能导致体内水、电解质和酸碱的平衡失调，这些问题成为骨外科患者治疗中一个重要的内容。

成年男性正常体液量约占体重的 60%，成年女性约占体重的 55%，儿童约占体重的65%。水和电解质是体液的主要成分。体液可分为细胞内液和细胞外液，两部分体液量与性别、年龄及胖瘦有关。细胞外液又可分为血浆和组织间液两部分，血浆量约占体重的 5%，而组织间液约占体重的 15%。组织间液分为功能性细胞外液和无功能性细胞外液；结缔组织液和所谓透细胞液，如脑脊液、关节液和消化液等，都属于无功能性细胞外液。但有些无功能性细胞外液的变化导致机体水、电解质和酸碱平衡失调却是显著的，如肠梗阻、腹膜炎等病理情况下，可造成体液量及成分的明显变化。

细胞外液中最主要的阳离子是钠，主要的阴离子是氯、碳酸氢根和蛋白质；细胞内液中的主要阳离子是钾和镁，主要阴离子是磷酸氢根和蛋白质。电解质平衡，则体液中阳离子和阴离子电荷相等。

 知识链接

正常人的水分需求

正常人每日排出水分为 2000~2500ml，其中皮肤蒸发每日约 600ml，呼吸时失水约 300ml，大便含水约 100ml，肾脏有较强的调节排水的能力，为将每日代谢所产生的 30~40g 固体废物完全溶解排出，每天尿量不应少于 500ml，为了避免肾脏长期处于超负荷的状态，每日尿量应维持在 1000~1500 ml。故正常人生理卫生情况下每日需水量为 2000~2500ml，其中来自饮水的 1000~1500ml，半固态和固态食物含水约 700ml，内生水每日 300ml。另外，人体生理情况下每日需要氯化钠 4~5g、氯化钾 3~4g。

就体液来说，溶质在水中所产生的吸水能力称为渗透压。渗透压的稳定对维持细胞内、外液平衡具有非常重要的意义。体液正常渗透压通过下丘脑-垂体-抗利尿激素系统来恢复和维持，血容量则是通过肾素-醛固酮系统来恢复和维持。这两个系统共同作用于肾，调节水和钠等电解质的吸收与排泄，使机体体液平衡，内环境保持稳定。

酸碱度适宜的体液环境是维持机体正常的生理活动和代谢功能的前提，通常人的体液保持着一定的酸碱度。正常血液 pH 值为 7.35 ~ 7.45。酸碱平衡主要通过体液的缓冲系统、肺的呼吸和肾的调节来维持。

第一节 常见的水、电解质平衡失调

体液平衡失调可以表现为容量失调、浓度失调和成分失调。容量失调是指等渗性体液的减少或增加,只引起细胞外液量的变化,而细胞内液容量无明显改变。浓度失调是指细胞外液中的水分有增加或减少,以致渗透微粒的浓度发生改变,也就是渗透压发生改变。由于构成细胞外液渗透微粒的90%是钠离子,因此低钠血症或高钠血症均可发生浓度失调。细胞外液中其他离子的浓度改变虽能产生各自的病理生理影响,但因渗透微粒的数量小,不会对细胞外液渗透压造成明显的影响,仅造成成分失调,如低钾血症或高钾血症。

一、水和钠的代谢紊乱

在细胞外液中,水和钠的关系密切,发生代谢紊乱时缺水和失钠常同时存在。不同原因引起的水和钠的代谢紊乱,程度上可能不同,不同比例的缺失可引起不同的病理生理变化以及临床表现。水、钠代谢紊乱可分为下列几种类型。

(一)高渗性缺水

高渗性缺水又称原发性缺水。体液丢失以水为主,血清钠高于正常范围。

1. 病因病理 主要病因有:①水分摄入不够:如晚期食管癌吞咽困难或危重患者补充不足;②水分丧失过多:如高热大量出汗、大面积烧伤暴露疗法、糖尿病未控制大量尿液排出等。病理变化是水和钠同时缺失,失水多于失钠,细胞外液的渗透压升高。严重的缺水,可使细胞内液移向细胞外间隙,导致细胞内、外液均减少,最后可导致脑功能障碍。

2. 临床表现 缺水程度不同,症状亦不同。可将高渗性缺水分为三度:轻度缺水者除口渴外,无其他症状,缺水量为体重的2% ~4%;中度缺水者极度口渴,乏力、尿少和尿比重增高,唇舌干燥,皮肤弹性差,眼窝下陷,常有烦躁不安,缺水量为体重的4% ~6%;重度缺水除上述症状外,出现躁狂、谵妄、幻觉,甚至昏迷,缺水量超过体重的6%。

3. 实验室检查 检查见:①尿比重增高;②红细胞计数、血红蛋白量、血细胞比容轻度升高;③血清钠浓度在150mmol/L以上。

4. 治疗 首先是解除病因。能口服者尽量口服补液,不能口服者可静脉滴注5%葡萄糖溶液或低渗的0.45%氯化钠溶液。另外需补充每天正常生理需要量2000ml。高渗性缺水者实际上也有缺钠,只是由于缺水太多致血钠升高,如果只补给水分而不补充钠,可能出现低钠血症,需加以注意。

(二)低渗性缺水

低渗性缺水又称慢性缺水或继发性缺水。体液丢失以钠为主,血清钠低于正常范围。

1. 病因病理 主要病因有:①胃肠道消化液持续大量丢失,如反复呕吐、长期胃肠减压引流或慢性肠梗阻等;②大创面的慢性渗液;③较长时间应用排钠利尿剂如氯噻酮、依他尼酸等;④等渗性缺水治疗时补充水分过多。病理变化是水和钠同时缺失,但失钠多于失水,血清钠低于正常范围,细胞外液呈低渗状态。

2. 临床表现 根据缺钠程度,一般分为三度:轻度缺钠者血清钠浓度在135mmol/L以下,患者感疲乏、头晕、手足无力;中度缺钠者血清钠浓度在130mmol/L以下,患者除上述症状外,尚有恶心、呕吐、视力模糊、起立时易晕倒、血压不稳或下降;重度缺钠者血清钠浓度在120mmol/L 以下,患者神志不清、休克、腱反射减弱和昏迷等。

3. 实验室检查　检查见:①血清钠浓度低于135mmol/L;②红细胞计数、血红蛋白量、血细胞比容及血尿素氮值均有增高;③尿比重常在1.010 以下,尿钠和氯常明显减少。

4. 治疗　积极消除致病原因,静脉补给含盐溶液或高渗盐水,纠正细胞外液的低渗状态和补充血容量。输液原则:输液速度先快后慢,总输入量分次完成。

（三）等渗性缺水

等渗性缺水又称急性缺水或混合性缺水。水和钠成比例地丧失,血清钠多在正常范围。

1. 病因病理　常见的病因有:①消化液的急性丧失,如大量呕吐、腹泻等;②体液丧失在感染区或软组织内,如腹腔内或腹膜后感染、肠梗阻、烧伤等。这些丧失的体液的成分与细胞外液基本相同。病理变化是水和钠成比例地丧失,血清钠多在正常范围内,细胞外液的渗透压基本不变,细胞内液的量一般也不发生变化。但如果这种体液丧失持久,细胞内液也将逐渐外移,随同细胞外液一起丧失,以致引起细胞缺水。

2. 临床表现　患者口渴,可表现为恶心、食欲减退、乏力、少尿等,舌干燥,皮肤干燥、松弛等,严重者出现脉搏细速、肢端湿冷、血压不稳定或下降等血容量不足的表现,甚则可出现休克和代谢性酸中毒。如果患者以丧失胃液为主,则可出现代谢性碱中毒。

3. 实验室检查　实验室检查可发现:①红细胞计数、血红蛋白量和血细胞比容均明显增高;②血清钠、氯等一般无明显变化;③尿比重增高;④动脉血气分析可判断有无酸中毒或碱中毒。

4. 治疗　积极治疗原发病,消除病因,保护肾功能,适当补充水和钠。补液首选平衡盐液或等渗盐水,也可补给5%的葡萄糖生理盐水,使血容量尽快得到补充。一般在血容量补充到尿量达到40ml/h 后,可适当补钾。

二、钾的异常

体内钾总含量的98%存在于细胞内,是细胞内最主要的电解质。正常血清钾的浓度为3.5~5.5mmol/L。临床上钾的代谢异常有低钾血症和高钾血症。

（一）低钾血症

血清钾浓度低于3.5mmol/L 为低钾血症,临床上多见。

1. 病因病理　低钾血症常见原因有:①钾摄入不足:如禁食或昏迷患者,静脉补液中未补充足够的钾盐;②钾丢失过多:如呕吐、持续胃肠减压、肠瘘等,应用呋塞米、依他尼酸等利尿剂,肾小管性酸中毒,以及长期应用皮质激素等均可使钾从肾脏排出过多;③钾分布异常:大量输注葡萄糖和胰岛素,或代谢性、呼吸性碱中毒时,可使钾向细胞内转移。钾与能量代谢关系密切,缺少时将引起神经肌肉应激性降低和心功能障碍。

2. 临床表现　主要有:①神经肌肉系统表现为四肢软弱无力、松弛性瘫痪、腱反射减退或消失;②呼吸系统可出现呼吸困难或窒息;③胃肠道系统出现肠麻痹的表现如厌食、恶心、呕吐和腹胀、肠蠕动减弱等;④心血管系统出现心脏受累表现,如传导阻滞和节律异常;⑤代谢性碱中毒。

3. 实验室检查　血清钾浓度小于3.5mmol/L 有诊断意义。心电图检查有辅助性诊断价值。

4. 治疗　除积极治疗原发病外,应注意补充钾盐。临床上判断缺钾的程度比较困难。

一般采取分次补钾、边补钾边观察的方法。尽量采用口服补钾;不能口服者静脉补钾。静脉补钾要遵守以下原则:①每天补钾总量 40 ~ 80mmol(氯化钾 3 ~ 6g);②补钾浓度小于 0.3%,即每升液体中含钾量不宜超过 40mmol(氯化钾 3g);③补钾速度应控制在 20mmol/h 以下;④补钾应静脉点滴,不能静脉推注;⑤见尿补钾,对休克患者要先恢复血容量,待尿量在 40ml/h 以上再静脉补钾。

(二)高钾血症

血清钾超过 5.5mmol/L 称高钾血症。

1. 病因病理　高钾血症常见原因有:①钾输入过多:输入大量的库存血液、使用含钾药物、静脉补钾过多过快等;②排泄障碍:急、慢性肾衰竭的少尿、无尿期等,应用保钾利尿剂如螺内酯、氨苯蝶啶等,盐皮质激素不足;③细胞内钾外移:如溶血、组织损伤(如挤压综合征)、酸中毒、缺氧、脓毒血症等,细胞内 K^+ 大量释出。

2. 临床表现　一般临床无特异性表现,有时有轻度的神志改变、感觉异常和四肢软弱等。严重高钾血症者有微环境障碍的表现:如皮肤苍白、发冷、青紫、低血压等;常有心动过缓、心律失常,严重高钾血症可出现心脏骤停。

3. 实验室检查　血钾浓度超过 5.5mmol/L 后即可确诊。心电图检查有辅助性诊断价值。

4. 治疗　高钾血症一经诊断,应尽快处理原发病和改善肾功能。停用一切含钾的药物或溶液,同时降低血清钾浓度,具体措施包括下列几项:①输注碳酸氢钠溶液,或输注葡萄糖溶液和胰岛素,使钾暂时转入细胞内;②应用钠离子交换树脂,通过渗透性腹泻排钾;③通过腹膜透析或血液透析排钾;④以钙剂拮抗钾,对抗心律失常。

三、低钙血症

血清钙正常浓度为 2.25 ~ 2.75mmol/L。血清钙小于 2mmol/L,引起神经肌肉兴奋性增高,称低钙血症。

1. 病因病理　可发生于急性胰腺炎、肾衰竭、消化道瘘、甲状旁腺受损害的患者等。低钙导致神经肌肉兴奋性增强。

2. 临床表现　容易激动、口周和指(趾)尖麻木及针刺感、手足抽搐、腱反射亢进、耳前叩击试验阳性及束臂试验阳性。

3. 实验室检查　血清钙低于 2mmol/L 有诊断价值。

4. 治疗　积极治疗原发病,并补充钙剂。临床常将 10% 葡萄糖酸钙 10 ~ 20ml 或 5% 氯化钙 10ml 做静脉注射,必要时可 8 ~ 12 小时后重复注射。需要长期治疗者可服乳酸钙,同时补充维生素 D,以逐步减少静脉钙剂的用量。

第二节　酸碱平衡的失调

体液的适宜酸碱度是机体组织、细胞进行正常生命活动的重要保证。在物质代谢过程中,机体不断摄入及产生酸性和碱性物质,并依赖于体内的缓冲系统、肺的呼吸和肾的调节作用,使体液的酸碱度维持在正常范围之内。正常范围 pH 值为 7.35 ~ 7.45。如果酸碱物质超负荷,或是机体的调节功能发生障碍,则平衡状态被破坏,形成不同形式的酸碱平衡失调。

原发性酸碱平衡失调可分为四种类型:代谢性酸中毒、代谢性碱中毒、呼吸性酸中毒和呼吸性碱中毒。如同时存在两种或两种以上的原发性酸碱平衡失调,则称为混合性酸碱平衡失调。

任何一种酸碱失调发生后,机体都会通过代偿机制以减轻酸碱平衡紊乱,尽量使体液pH 值恢复正常范围。机体的这种代偿,可根据其纠正程度分为部分代偿、代偿和过度代偿。

一、代谢性酸中毒

代谢性酸中毒是外科最常见的酸碱平衡失调,是由于体内酸性物质积聚或产生过多,或碳酸氢根丢失过多所引起的酸碱平衡失调状态。

1. 病因　主要原因有:①碱性物质丢失过多:见于胆瘘、胰瘘、肠瘘等,此时均有碳酸氢根的丧失。②酸性物质过多:失血性及感染性休克致急性循环衰竭、组织缺血缺氧后,可产生大量的丙酮酸及乳酸,发生乳酸性酸中毒,外科最常见;长期不能进食或糖尿病患者,体内脂肪分解过多,可产生大量酮体,发生酮症酸中毒;此外,大量应用酸性药物如氯化铵、精氨酸等,致血中氯增多,碳酸氢根减少,引起酸中毒。③肾功能不全:由于肾小管功能障碍,内生性氢离子不能排出体外,或碳酸氢根吸收减少,均可导致酸中毒。

代谢性酸中毒的代偿:上述任何原因所导致的酸中毒均可直接或间接地使碳酸氢根减少,血浆中碳酸相对过多,机体出现呼吸代偿反应。氢离子浓度的增高刺激呼吸中枢,呼吸加快加深,二氧化碳呼出增多,二氧化碳分压降低,保持血 pH 值在正常范围内,这就是代偿性代谢性酸中毒。

2. 临床表现　轻症常被原发病的症状所掩盖,可无明显症状。重症患者可有疲乏、眩晕、嗜睡、感觉迟钝或烦躁,最突出的表现是呼吸深而快,呼吸肌收缩明显,呼吸频率可高达40~50 次/分,可出现呼气中带酮味。患者面颊潮红、心率加速、血压偏低,可出现腱反射减弱或消失、神志不清甚至昏迷。患者常有缺水的表现。代谢性酸中毒时心肌收缩力降低,周围血管对儿茶酚胺的敏感性降低,患者易出现心律失常、急性肾衰竭和休克。一旦发生难以纠正。

3. 诊断　若患者有严重腹泻或休克等相应病史及临床表现,尤其是出现呼吸深而快,即应考虑代谢性酸中毒的存在。做血气分析可明确诊断,并可了解酸中毒的严重程度及代偿情况。如无条件做血气分析,可测定二氧化碳结合力和 pH 值,二氧化碳结合力正常值为25mmol/L。在除外呼吸因素之后,二氧化碳结合力的下降也可确定酸中毒的诊断和大致判断酸中毒的程度。

4. 治疗　积极治疗原发病是纠正代谢性酸中毒的关键。若肺和肾的调节功能尚可,除去病因、补充液体、纠正缺水,则较轻的代谢性酸中毒(血浆碳酸氢根为 16~18mmol/L)常可自行纠正,无须使用碱性药物治疗。对于血浆碳酸氢根低于 10mmol/L 的重症酸中毒患者,应立即输液及使用碱性药物。常用的碱性药物是碳酸氢钠溶液。

二、代谢性碱中毒

代谢性碱中毒是体内氢离子丢失、碳酸氢根增加引起的酸碱平衡失调状态。

1. 病因　主要病因有:①酸性体液丧失过多:是外科患者中发生代谢性碱中毒的最常见原因。如严重呕吐、长期胃肠减压等。②碱性物质摄入过多:长期服用碱性药物,中和了胃内的盐酸,导致碳酸氢根增多。大量输注库存血,抗凝剂入血后转化成碳酸氢根,也会引起代谢性碱中毒。③利尿剂的作用:使用呋塞米和依他尼酸等利尿剂使尿排出的氯比钠多,肾重吸收入血的钠和碳酸氢根增多,可引起低氯性碱中毒。④缺钾:血清钾低时,钾从细胞内移入细胞外,而钠和氢离子进入细胞内,引起细胞内酸中毒和细胞外碱中毒。

2. 临床表现 缺乏特异性,常被原发症的症状、体征所掩盖,轻者无明显症状,较重者表现有呼吸变浅、变慢和中枢神经系统症状,如谵妄、精神错乱或嗜睡,严重时发生昏迷。可有低钾血症和缺水的临床表现。

3. 诊断 一般根据病史可作出初步诊断。血气分析显示 pH 值和 HCO_3^- 增高,也可能有 H^+ 血或 Cl^- 减少,据此可以明确诊断。

4. 治疗 首先应积极治疗原发病。对低氯性碱中毒者可输注等渗盐水或葡萄糖盐水纠正。代谢性碱中毒几乎都伴有低钾血症,故须同时补充氯化钾,补钾必须在患者尿量超过 40ml/h 时方可进行。

三、呼吸性酸中毒

呼吸性酸中毒是由于肺泡通气或换气功能减弱,不能有效排出体内生成的二氧化碳,使体内二氧化碳蓄积造成血液二氧化碳分压增高所引起的酸碱平衡失调状态。

1. 病因 常见病因有:①呼吸道梗阻因素:如窒息、上呼吸道分泌物或异物阻塞等;②医源性因素:如全身麻醉过深、镇静剂过量、呼吸机使用不当等;③慢性阻塞性肺疾病:如肺组织广泛纤维化、重度肺气肿等;④胸、腹部大手术后:如痰液引流不畅、肺不张、肺炎等;⑤二氧化碳吸入过多。

2. 临床表现 呼吸性酸中毒的症状是非特异性的,常为缺氧、高二氧化碳分压和酸中毒三者合并结果。患者有胸闷、呼吸困难、躁动不安等,因换气不足导致缺氧,可有头痛、发绀。严重者可有血压下降、谵妄、昏迷等。脑缺氧可致脑水肿、脑疝,甚至呼吸骤停。

3. 诊断 患者有呼吸功能受影响的病史,出现上述临床症状,应怀疑呼吸性酸中毒。动脉血血气分析显示二氧化碳分压升高、pH 值降低。

4. 治疗 积极治疗引起呼吸性酸中毒的病因,改善肺泡通气功能,排出蓄积的二氧化碳。必要时可行气管插管或气管切开,使用呼吸机以有效地改善机体的通气及换气功能。注意调整呼吸机频率及潮气量,保证足够的有效通气量。同时,积极治疗原发病。引起慢性呼吸性酸中毒的疾病大多难以治愈,有针对性地采取控制感染、扩张小支气管等措施,可改善换气功能而减轻酸中毒的程度。

四、呼吸性碱中毒

呼吸性碱中毒是由于肺泡通气过度,体内二氧化碳排出过多,引起血二氧化碳分压降低的酸碱平衡失调状态。

1. 病因 疼痛、癔症、发热、忧虑、创伤、感染、甲状腺危象、低氧血症、轻度肺水肿、中枢神经系统疾病、肺栓塞、肝衰竭和呼吸机辅助通气过度等都可引起呼吸性碱中毒。

2. 临床表现 患者出现头晕,胸闷,呼吸快而深,后转浅而短促,间有叹息样呼吸。手足和面唇麻木,或伴有针刺样感觉异常,有时出现肌肉震颤甚至手足抽搐。也可出现眩晕、胸闷、胁痛,甚至出现意识障碍和昏厥。

3. 诊断 患者有呼吸功能受影响的病史,出现上述症状,应怀疑呼吸性碱中毒。动脉血血气分析显示二氧化碳分压降低、pH 值升高。

4. 治疗　积极治疗引起呼吸性碱中毒的病因,减少二氧化碳的呼出。可用纸袋罩住患者口鼻以增加呼吸道无效腔,刺激呼吸中枢,导入正常呼吸。对过度通气患者,可吸入含5%二氧化碳的氧气,以提高血二氧化碳分压。若患者pH值大于7.65,可行气管插管和控制呼吸,使pH值迅速下降。有手足搐搦者可静脉适量补给钙剂。

复习思考题

1. 临床上如何补钾,应注意哪些问题?
2. 简述休克患者的补液原则。

(曾朝辉)

第五章 输 血

学习要点

1. 输血的适应证和注意事项。
2. 介绍血液成分制品及血浆代用品。
3. 输血的并发症及其防治。

输血作为一种替代性治疗,可以补充血容量、改善循环、增加携氧能力,提高血浆蛋白,增进机体免疫力和凝血功能。正确掌握输血的适应证,合理选用各种血液制品,有效防止输血可能出现的并发症,对保证手术治疗的成功、患者的安全有着重要意义。

第一节 输血的适应证及输血技术

一、输血的适应证

1. **大量失血** 用于治疗因手术、严重创伤或其他各种原因所致的低血容量休克。补充的血量、血制品种类应根据失血的多少、速度和患者的临床表现确定。凡一次失血量低于总血容量10%(500ml)者,可通过机体自身组织间液向血循环的转移而得到代偿;当失血量达总血容量的10%~20%(500~1000ml)时,应根据有无血容量不足的临床症状及其严重程度,同时参照血红蛋白和血细胞比容的变化选择治疗方案;若失血量达总血容量20%(1000ml)时,除有较明显的血容量不足、血压不稳定外,还可出现血细胞比容下降。此时除输入晶体液或胶体液补充血容量外,还应适当输入浓缩红细胞以提高携氧能力。原则上,失血量在30%以下时不输全血;超过30%时可输全血与浓缩红细胞各半,再配合晶体和胶体液及血浆以补充血容量。由于晶体液维持血容量作用短暂,需求量大,故应多增加胶体液或血浆蛋白量比例,以维持胶体渗透压。当失血量超过50%且大量输入库存血时,还应及时发现是否合并有某些特殊成分如清蛋白、血小板及凝血因子的缺乏,并给予补充。

2. **贫血或低蛋白血症** 常因慢性失血、烧伤、红细胞破坏增加或清蛋白合成不足所致。手术前应结合检验结果输注浓缩红细胞纠正贫血;补充血浆或清蛋白治疗低蛋白血症。

3. **重症感染** 全身性严重感染或脓毒症、恶性肿瘤化疗后致严重骨髓抑制继发难治性感染者,当其中性粒细胞低下和抗生素治疗效果不佳时,可考虑输入浓缩粒细胞以助控制感染。但因输粒细胞有引起巨细胞病毒感染等副作用,故使用受到限制。

4. **凝血异常** 输入新鲜冰冻血浆以预防和治疗因凝血异常所致的出血。根据引起凝血异常的原因补充相关的血液成分可获得良效,如血小板减少症或血小板功能障碍者输血小板等。

二、输血技术

（一）输血途径

1. 静脉输血　多采用重力点滴输入。急性大出血时,可开放多条静脉通道或静脉切开输血。为防止输入的血液在进入心脏前从创口流失,头颈部或上肢创伤者应选择下肢静脉输血;下肢、盆腔或腹部创伤者,宜选用颈部或上肢静脉输血。

2. 动脉输血　可直接恢复心肌和中枢神经系统供血,兴奋血管分叉部受体,升压效果明显。

（二）输血速度

输血速度应依病情而定。成人一般控制在 5～10ml/min,老年或心功能较差者速度约1ml/min,小儿10滴/分左右。由于室温下血液有可能发生细菌繁殖,一次输血不应超过4小时。急性大出血时,可使用加压输血器或经血袋直接加压输血。

三、成分输血

输全血有时可能既达不到治疗目的,又能引起某些副作用。例如患血小板减少或粒细胞减少症,输全血很难达到提高血小板及白细胞数量的目的,如大量输血,又会因血容量的增加而加重心脏的负荷。所以目前临床上大部分采用成分输血。其优点在于:①提高疗效,患者需要什么成分,就补充什么;②减少不良反应,血液成分复杂,有多种抗原,再加上血浆中的各种特异抗体,输血更容易引起各种不良反应;③合理使用,将全血分离制成不同的血细胞(红细胞、白细胞、血小板)及血浆蛋白(清蛋白、免疫球蛋白、凝血因子等)成分,供不同的目的应用;④经济,既可节省宝贵的血液,又可减少经济负担。

（一）红细胞输注

临床需要输血的患者约80%以上是需要补充红细胞。输红细胞适用于:①因对血容量影响较少而不会引起心功能不全或肺水肿,任何原因的慢性贫血均可输注浓缩的红细胞,恢复带氧活力;②急性失血如无全血时,可输入代浆血;③洗涤红细胞最常用于因输血而发生严重过敏的患者;④输血后有反复发热的非溶血性输血反应时,可输少白细胞的红细胞。

1. 少浆血　从全血中移出部分血浆,使血细胞比容约为50%。

2. 浓缩红细胞　是一种重要的红细胞制品,已被临床广泛应用,其血细胞比容为70%～90%,血细胞比容在80%以上者输注时应加生理盐水调节。

3. 代浆血或晶体盐红细胞悬液　既可补充红细胞与血容量,又可因除血浆而减少不良反应。

4. 洗涤红细胞　用生理盐水洗红细胞3～6次,使其血浆蛋白含量极少,可降低输血不良反应,同时由于除去绝大数的抗A、抗B抗体,因此在必要时,把洗涤O型红细胞输给其他血型患者则比较安全。

5. 少白细胞的红细胞　可减少由白细胞引起的不良反应。

6. 其他　尚有冰冻红细胞、年轻红细胞等。

（二）粒细胞输注

临床上输注白细胞主要指粒细胞。临床上输注白细胞主要用于:①治疗经抗生素治疗24～48小时无效的严重细菌感染;②预防粒细胞缺乏症;③治疗新生儿败血病,降低其死亡率。

输粒细胞时必须用与患者 ABO 和 RH 同型的血液,若能 HLA 血型相配则更为有益。

 知识链接

ABO 血型系统

根据凝集原 A、B 的分布把血液分为 A、B、AB、O 四型。红细胞上只有凝集原 A 的为 A 型血,其血清中有抗 B 凝集素;红细胞上只有凝集原 B 的为 B 型血,其血清中有抗 A 的凝集素;红细胞上 A、B 两种凝集原都有的为 AB 型血,其血清中无抗 A、抗 B 凝集素;红细胞上 A、B 两种凝集原皆无者为 O 型,其血清中抗 A、抗 B 凝集素皆有。具有凝集原 A 的红细胞可被抗 A 凝集素凝集;抗 B 凝集素可使含凝集原 B 的红细胞发生凝集。输血时若血型不合会使输入的红细胞发生凝集,引起血管阻塞和血管内大量溶血,造成严重后果。

(三)血小板输注

血小板制品有:①富含血小板血浆;②浓缩血小板,将富血小板血浆再离心浓缩,分出部分血浆后而得;③少白细胞血小板。

输血小板用于:①血小板减少,数量低于 $20 \times 10^9/L$,并合并出血的患者;②血小板功能异常如血小板无力症、血小板病、巨大血小板综合征,药物或肝肾功能引起的血小板功能异常等患者。

(四)血浆及血浆蛋白制品的输注

输注血浆及其制品是现代成分输血的重要内容之一。

1. 血浆   现在应用最广的是新鲜冷冻血浆。血浆输注适用于:①患有导致一种或多种凝血因子缺乏的疾病,如弥散性血管内凝血等;②肝衰竭而伴有出血倾向时;③应用华法林等抗凝药物过量等。

2. 血浆清蛋白   主要用于补充血管内或血管外清蛋白缺乏。扩充血容量是使用清蛋白的重要指征,对血容量损失 50%~80% 者,除输给红细胞外,应同时输给清蛋白使血浆蛋白维持在 50g/L 以上。

3. 免疫球蛋白   属于被动免疫疗法。可用于:①预防某些传染病和细菌感染,如麻疹、传染性肝炎等,可使用正常人免疫球蛋白;②代替异种血清制品,如破伤风免疫球蛋白;③免疫缺陷疾患、新生儿败血症等,可用正常免疫球蛋白或静脉注射免疫球蛋白。

4. 凝血因子制品

(1)新鲜冰冻血浆:其含有全部凝血因子,可用于凝血因子缺乏患者。

(2)Ⅷ因子浓缩剂:可用于甲型血友病等。

(3)凝血酶原复合物浓缩制剂:是一种混全血浆制成的浇冻干制剂,含有维生素 K 依赖性的 Ⅱ、Ⅶ、Ⅸ、Ⅹ 因子。可用于乙型血友病出血的治疗等。

5. 血浆代用品   是一类高分子物质构成的胶体溶液,输入血管后取其胶体渗透压可产生暂时代替和扩张血浆容量的作用。

(1)低分子右旋糖酐:临床常用其 10% 低分子右旋糖酐,主要有改善微循环、增加组织脏器血液灌注、预防血管内微血栓形成以及改善心肌微循环等功效。

(2)羟乙基淀粉:具有提高血浆胶体渗透压、补充血容量、增加心排血量和改善心肌微循环的功效。临床上主要用于防治低血容量休克,改善微循环和预防血栓形成,也用作为人工心肺机的预充液。

(3)聚明胶肽注射液:为血浆代用品。适用于各种内、外伤引起的血液或血浆丢失,严重呕吐、腹泻所致的水、电解质平衡失调,治疗性稀释血液,改善微循环,作为各种药物的输注溶液等。

四、输血注意事项

输血前必须仔细核对患者和供血者姓名、血型和交叉配合单,并检查血袋是否渗漏,血液颜色有无异常及保存时间。除生理盐水外,不向血液内加入任何其他药物和溶液,以免产生溶血或凝血。输血前后用生理盐水液冲洗输血管道。连续输用不同供血者血液,中途供血者变更时,先输入少量生理盐水冲洗输血器,再继续输血。若快速大量输血、新生儿输血或输入含有很强的冷凝集素时,应在血袋外加热水袋预温(小于32℃)后输入。输血时应严密观察患者,询问有无不适症状,警惕发生输血反应或输血错误,检查体温、脉搏、血压及尿液颜色等,发现问题及时处理。输血完毕仍需要观察病情,及早发现延迟型输血反应。输血后血袋应保留2小时,以便必要时化验检查。

第二节　输血并发症及防治

输血可发生多种不良反应和并发症,严重者甚至危及生命。要严格掌握输血指征,遵守输血操作规程,积极预防输血并发症。

一、发热反应

发热反应是最常见的早期输血并发症,多发生于输血开始后15分钟~2小时内。

（一）发生原因

输血后发热的原因有多种,主要是致热原或细菌污染、溶血及免疫反应等所致。

（二）临床表现与诊断

主要表现为畏寒、寒战和高热,体温可上升至39～40℃,同时伴有出汗、恶心、呕吐及皮肤潮红。症状持续30分钟至2小时后可以逐渐缓解。少数反应严重者可出现抽搐、呼吸困难、血压下降,甚至昏迷。

患者体温升高1℃以上,并排除其他发热原因即可诊断。

（三）治疗

对于症状较轻的发热反应可先减慢输血速度,病情严重者则应立即停止输血。发热时可服用阿司匹林。寒战时应注意保暖,可肌内注射异丙嗪25mg或哌替啶50mg,必要时可使用少量糖皮质激素。

（四）预防

应强调输血器具的消毒,控制致热原。对于多次输血或经产妇患者应输注不含白细胞和血小板的成分血,如洗涤红细胞。

二、过敏反应

多发生在输血数分钟后,也可在输血中或输血后发生。

（一）发生原因

主要是受血者再次接触过敏原后引起的IgE型或IgA型过敏反应。

（二）临床表现与诊断

表现为皮肤局限性或全身性瘙痒或荨麻疹。严重者可出现咳嗽、喘鸣、呼吸困难以及腹痛、腹泻,甚至过敏性休克或昏迷、死亡。

（三）治疗

当患者仅表现为局限性皮肤瘙痒或荨麻疹时,可口服抗组胺药物如苯海拉明,并严密观察病情发展。反应严重者应立即停止输血,皮下注射肾上腺素和（或）静脉滴注糖皮质激素;合并呼吸困难者应做气管插管或切开。

（四）预防

主要措施有:①对有过敏史患者,在输血前半小时同时口服抗过敏药和静脉输注糖皮质激素;②对 IgA 水平低下或检出 IgA 抗体的患者,应输不含 IgA 的血液、血浆或血液制品,如必须输红细胞时,应输洗涤红细胞;③有过敏史者不宜献血;④献血者在采血前 4 小时内应禁食。

三、溶血反应

是输血最严重的并发症。发生迅速,死亡率高。

（一）发生原因

绝大多数是因误输了 ABO 血型不合的血液引起免疫性溶血;少数为输入前血液贮存、运输不当,预热过度,血液中加入药物等后导致红细胞受损引起非免疫性溶血。

（二）临床表现与诊断

发生溶血反应患者的临床表现与所输的不合血型种类、输血速度与数量以及所发生溶血的程度有关。急性溶血反应为患者输入数毫升血型不合的血后,立即出现沿输血静脉区的红肿疼痛,寒战、高热、呼吸困难、头痛、胸闷、心率加快乃至血压下降、休克,随之出现血红蛋白尿和溶血性黄疸。严重者可继发少尿、无尿及急性肾衰竭。术中的患者由于无法主诉症状,最早征象是不明原因的血压下降和手术野渗血。延迟性溶血反应多发生在输血后 7 ~ 14 天,表现为不明原因的发热、贫血、黄疸和血红蛋白尿。

（三）治疗

当怀疑有溶血反应时应立即停止输血,查明溶血原因。对患者的治疗包括以下措施。

1. **抗休克** 应用晶体、胶体液及血浆扩容,纠正低血容量性休克;输入新鲜同型血液或输浓缩血小板,或凝血因子和糖皮质激素,控制溶血性贫血。

2. **保护肾功能** 可给予 5% 碳酸氢钠 250ml 静脉滴注;当尿量基本正常时,应使用甘露醇等利尿;肾衰竭时,行血液透析治疗。

3. **血浆交换** 彻底清除患者体内的异形红细胞及有害的抗原抗体复合物。

（四）预防

主要有:加强输血、配血过程中的核查工作;严格按照输血的规程操作,不输有缺陷的红细胞,严格把握血液预热的温度;尽量行同型输血。

四、细菌污染反应

大多数发生在输血期间,发生率不高,但后果严重。

（一）发生原因

由于采血、贮存环节中无菌技术有漏洞而致污染,如采血消毒后仍残留皮肤碎片,献血者处于菌血状态,体外保存不当等。

(二)临床表现与诊断

患者的反应程度依细菌污染的种类、毒力大小和输入的数量而异。若污染的细菌毒力小、数量少时,可仅有发热反应。反之,则输入后可立即出现内毒素性休克,表现有烦躁、寒战、高热、呼吸困难、恶心、呕吐、腹痛和休克,还可出现血红蛋白尿、急性肾衰竭、肺水肿、弥散性血管内凝血等严重并发症。

(三)治疗

立即终止输血并将血袋内的血液离心,取血浆底层及细胞层分别行涂片染色细菌检查及细菌培养检查;采用有效的抗感染和抗休克治疗,具体措施与感染性休克的治疗相同。

(四)预防

严格无菌制度,按无菌要求采血、贮血和输血。

五、循环超负荷

常见于心功能低下、老年、幼儿及低蛋白血症患者。

(一)发生原因

发生原因是由于输血速度过快、过量而引起急性心衰和肺水肿。

(二)临床表现与诊断

表现为输血中或输血后突发心率加快、呼吸急促、发热或咯吐血性泡沫痰。有颈静脉怒张、静脉压升高,肺内可闻及大量湿啰音。胸片可见肺水肿表现。

(三)治疗

立即停止输血,吸氧,使用强心剂、利尿剂以除去过多的体液。

(四)预防

对有心功能低下者要严格控制输血速度及输血量,严重贫血者以输浓缩红细胞为宜。

六、疾病传播

病毒和细菌性疾病可经输血途径传播。以输血后肝炎和疟疾多见。预防措施:①严格掌握输血适应证;②严格进行供血者体检;③在血制品生产过程中采用有效手段灭活病毒;④自体输血等。

七、大量输血的并发症

大量输血是指一次输血大于2500ml或24小时内输血量达到5000ml。常见的有电解质与酸碱平衡紊乱、低体温、凝血功能障碍等。手术的大量失血应多通过自体血回输来克服,尽量避免大量输血。

❓复习思考题

1. 输血的注意事项是什么?
2. 如何诊断并处理输血的并发症?

(曾朝辉 孙 权)

第六章 休 克

学习要点

1. 休克的概念、病理生理、典型临床表现、救治原则和要点。
2. 休克的监测、预防。
3. 抢救休克的几个环节及具体治疗方法。

第一节 概 述

休克是机体有效循环血容量减少、组织灌注不足,细胞代谢紊乱和功能受损的病理过程,它是一个由多种病因引起的综合征。

休克病情复杂,变化快,处理休克关键是应早期及时发现休克,凡遇到严重损伤、大量出血、重度感染以及过敏患者和有心脏病史者,应想到并发休克的可能;临床观察中,对于有出汗、兴奋、心率加快、脉压差小或尿少等症状者,应疑有休克。

一般将休克分为低血容量性、感染性、心源性、神经性和过敏性休克五类。创伤和失血引起的休克均属于低血容量性休克。

知识链接

休 克 分 类

心源性休克是由于急性心肌梗死、严重心律失常、心包填塞、肺动脉栓塞等引起,使左心室收缩功能减退,或舒张期充盈不足,致心输出量锐减。

神经源性休克是由于剧烈的刺激(如疼痛、外伤等),引起强烈的神经反射性血管扩张,周围阻力锐减,有效循环量相对不足所致。

过敏性休克:某些物质和药物、异体蛋白等,可使人体发生过敏反应致全身血管骤然扩张,引起休克。

一、休克的病理生理

(一)微循环的变化

在有效循环量不足引起休克的过程中,占总循环量20%的微循环也相应地发生不同阶段的变化。休克时的微循环变化一般分为三期。

1. 微循环收缩期 即休克早期,由于有效循环血容量显著减少,引起循环容量降低、动脉血压下降。此时机体通过一系列代偿机制调节和矫正所发生的病理改变。

2. 微循环扩张期 即休克期,微循环因动静脉短路和直接通道大量开放,使原有的组织灌注不足更为加重,细胞因严重缺氧处于无氧代谢状态,并出现能量不足、乳酸类产物蓄积和舒血管介质释放。此时微循环的特点是广泛扩张。

3. 微循环衰竭期 即休克晚期,病情继续发展,进入不可逆性休克,瘀滞在微循环内的黏稠血液在酸性环境中处于高凝状态,红细胞和血小板容易发生聚集并在血管内形成微血栓,甚至引起弥散性血管内凝血。此时,由于组织缺少血液灌注,细胞处于严重缺氧和缺乏能量的状态,引起细胞自溶并损害周围细胞,最终引起大片组织、整个器官乃至多个器官功能受损。

(二)代谢改变

1. 代谢性酸中毒 当氧释放不能满足细胞对氧的需要时,将发生无氧糖酵解。随着细胞氧供减少,乳酸生成增多,丙酮酸浓度降低,乳酸/丙酮酸(L/P)比率增高。

2. 能量代谢障碍 创伤和感染使机体处于应激状态,机体儿茶酚胺和肾上腺糖皮质激素明显升高,蛋白合成抑制、分解促进,糖异生促进、降解抑制。血糖水平升高。蛋白质作为底物被消耗,不能完成复杂的生理过程,进而导致多器官功能障碍。

(三)内脏器官的继发性损害

1. 肺 休克时缺氧可使肺毛细血管内皮细胞和肺泡上皮受损,表面活性物质减少,复苏过程中,如大量使用库存血,则所含较多的微聚物可造成肺微循环栓塞,使部分肺泡萎陷和不张、水肿,部分肺血管嵌闭或灌注不足,引起肺分流和无效腔通气增加,严重时导致急性呼吸窘迫综合征,病死率增加。

2. 肾 休克时,因血压下降、儿茶酚胺分泌增加,使肾小球血管痉挛和有效循环容量减少,肾内血流重分布并转向髓质,滤过尿量减少,皮质区肾小管缺血坏死,可发生急性肾衰竭。

3. 脑 因脑灌注压和血流量下降将导致脑缺氧。缺血、二氧化碳潴留和酸中毒会引起脑细胞肿胀、血管通透性增高而导致脑水肿和颅内压增高。患者可出现意识障碍,严重者可发生脑病、昏迷。

4. 心 冠状动脉血流减少,导致缺血和酸中毒,损伤心肌,当心肌微循环内血栓形成时,可引起心肌的局灶性坏死。

5. 胃肠道 休克时肠系膜上动脉血流量可减少70%,肠黏膜因灌注不足而遭受缺氧性损伤。

6. 肝 休克可引起肝缺血、缺氧性损伤,破坏肝的合成与代谢功能。受损肝的解毒和代谢能力均下降,可引起内毒素血症,并加重已有的代谢紊乱和酸中毒。

二、休克的临床表现

休克的临床表现可分为两个阶段,即休克代偿期(休克早期)和休克抑制期(休克期)。

1. 休克代偿期 机体对有效循环血容量减少有一定的代偿能力,通过提高中枢神经系统兴奋性,使交感-肾上腺轴兴奋而实现。表现为精神紧张、兴奋或烦躁不安,皮肤苍白,四肢厥冷,心率加快,脉压下降,呼吸加快,尿量减少等。若能在此时去除病因积极复苏,休克常较容易得到纠正。

2. 休克失代偿期 表现为神情淡漠、反应迟钝,甚至可有意识模糊或昏迷,出冷汗,四肢厥冷,心率增快,脉搏细弱,血压进行性下降,脉压更为缩小,尿少甚至无尿。若皮肤、黏膜出现瘀斑或消化道出血,提示有弥散性血管内凝血。出现进行性呼吸困难、烦躁、发绀,一般吸氧不能改善症状时,应考虑已发生呼吸窘迫综合征。

休克临床表现多样复杂,应进行动态观察和分析。

三、休克的诊断

诊断依据:①有发生休克的病因;②意识异常;③脉搏细速,超过 100 次/分,或不能触及;④四肢皮肤湿冷,胸骨部位皮肤指压试验阳性(压后再充盈时间大于 2 秒),有皮肤花纹,黏膜苍白或发绀;⑤尿量小于 30ml/h 或无尿;⑥收缩压低于 80mmHg;⑦脉压小于 20mmHg;⑧原有高血压者收缩压较原有水平下降 30% 以上。

四、休克的监测

通过监测不但可了解患者病情变化和治疗反应,并为调整治疗方案提供客观依据。

(一) 一般监测

1. 精神状态　精神状态是脑组织血液灌流和全身循环状况的反映。患者神志清楚,对外界的刺激能正常反应,提示循环血量基本能够维持脑血流灌注;患者表情淡漠、不安、谵妄或嗜睡、昏迷,提示脑血循环不足。

2. 皮肤温度、色泽　是体表灌流情况的标志。四肢温暖,皮肤干燥,表明末梢循环尚好。

3. 血压　休克时血压下降,收缩压小于 90mmHg、脉压小于 20mmHg。但高血压患者血压下降 20% 以上或较原血压降低 30mmHg,就应认为血压已降低。血压的高低有时并不与休克程度相并行,因此测量血压的同时应密切观察患者的全身情况,如脉率、神志、四肢皮肤颜色和温度、尿量等,进行全面的分析和判断。

4. 脉率　脉率的变化多出现在血压变化之前。常用脉率/收缩压(mmHg)计算休克指数,帮助判定休克的有无及轻重。指数为 0.5 多表示无休克,超过 1.0 ~ 1.5 提示有休克,大于 2.0 为严重休克。

5. 尿量　尿量是反映肾血液灌注情况的重要指标。尿量小于 25ml/h、尿比重增加,表明肾血管收缩,肾供血不足。血压正常但尿量仍少且比重偏低者,提示有急性肾衰竭可能。当尿量维持在 30ml/h 以上时,说明低血容量已得到纠正。

(二) 特殊监测

包括以下多种血液动力学监测项目。

1. 中心静脉压　中心静脉压代表了右心房或者胸腔段腔静脉内压力的变化,可反映全身血容量与右心功能之间的关系。正常值为 5 ~ 10cmH$_2$O。低于正常值时,表示血容量不足;高于 15cmH$_2$O 时,则提示右心功能不全、静脉血管床过度收缩或肺循环阻力增高;超过 20cmH$_2$O 时,则表示存在充血性心力衰竭。临床实践中,通常进行连续测定,动态观察其变化趋势以准确反映右心前负荷的情况。

2. 肺毛细血管楔压　可反映左心房和左心室的功能状态。正常值为 6 ~ 15mmHg。低于正常值反映血容量不足,增高可反映左心房压力增高。当发现肺毛细血管楔压增高而中心静脉压尚无异常时,也应限制输液量以免发生或加重肺水肿。

3. 动脉血气分析　动脉血氧分压正常值为 80 ~ 100mmHg ,动脉血二氧化碳分压正常值为 36 ~ 44mmHg 。休克初期由于过度通气,动脉血二氧化碳分压常有降低,休克进展时可因肺换气不足,出现体内二氧化碳聚积致动脉血二氧化碳分压明显升高;若患者无明显的通气障碍,出现低氧血症(动脉血氧分压小于 60mmHg)或高碳酸血症(动脉血二氧化碳分压大于 55mmHg),提示肺功能不全或急性呼吸窘迫综合征。监测动脉血 pH 值、碱剩余或碱缺失可了解休克时组织酸碱平衡的情况。

4. 动脉血乳酸盐测定　动脉血乳酸盐正常值为 1～1.5mmol/L。血乳酸水平可直接反映厌氧代谢,其血浓度增高反映氧债的增加,能提示低灌注及休克的严重程度。

5. 弥散性血管内凝血的监测　对疑有弥散性血管内凝血的患者,应测定其血小板的数量和质量、凝血因子的消耗程度及反映纤溶活性的多项指标。当下列五项检查中出现三项以上异常,结合休克及微血管栓塞症状和出血倾向,便可诊断:①血小板计数低于 $80 \times 10^9/L$;②凝血酶原时间延长 3 秒以上;③血浆纤维蛋白原低于 1.5g/L 或呈进行性降低;④血浆鱼精蛋白副凝试验阳性;⑤血涂片中破碎红细胞超过 2%。

五、休克的治疗

治疗休克重点是恢复灌注和对组织提供足够的氧。

(一) 一般治疗

采取头和躯干抬高 20°～30°、下肢抬高 15°～20°体位,以增加回心血量;及早建立静脉通路,并用药维持血压。早期予以鼻管或面罩吸氧,注意保温。

(二) 补充血容量

补充血容量是纠正休克组织低灌注和缺氧的关键。应在连续监测动脉血压、尿量和中心静脉压的基础上,结合患者皮肤温度、末梢循环、脉搏幅度及毛细血管充盈时间等微循环情况,判断补充血容量的效果。首先采用晶体液和人工胶体液复苏,必要时进行成分输血。

(三) 积极处理原发病

骨科疾病引起的休克,多存在需手术处理的原发病变,应在尽快恢复有效循环血量时或恢复后,及时处理原发病变。

(四) 纠正酸碱平衡失调

酸性内环境对心肌、血管平滑肌和肾功能均有抑制作用。纠正酸中毒的根本措施是改善组织灌注。使用碱性药物须首先保证呼吸功能完整,否则会导致二氧化碳潴留和继发呼吸性酸中毒。

(五) 血管活性药物的应用

在充分容量复苏的前提下需应用血管活性药物,以维持脏器灌注压。理想的血管活性药物应能迅速提高血压,改善心脏和脑血流灌注,又能改善肾和肠道等内脏器官血流灌注。

休克时血管活性药物的选择应结合当时的主要病情,如休克早期主要病情与毛细血管前微血管痉挛有关,后期则与微静脉和小静脉痉挛有关。因此,应采用血管扩张剂配合扩容治疗。在扩容尚未完成时,如果有必要,也可适量使用血管收缩剂,但剂量不宜太大、时间不能太长,应抓紧时间扩容。

常用的血管活性药物有:

1. 血管收缩药　多巴胺、多巴酚丁胺和去甲肾上腺素等。

2. 血管扩张药　分 α 受体阻滞药和抗胆碱能药两类。前者包括酚妥拉明、酚苄明等;后者包括阿托品、山莨菪碱和东莨菪碱。

3. 强心药　强心药是一类加强心肌收缩力的药物,主要有强心苷类和非苷类。

(六) 改善微循环

出现弥散性血管内凝血征象时,可用肝素抗凝,有时还使用抗纤溶药如氨甲苯酸、氨基己酸,抗血小板黏附和聚集的阿司匹林、双嘧达莫和小分子右旋糖酐。

（七）肾上腺糖皮质激素的应用

能消除休克毒素,可用于感染性休克和其他较严重的休克。主张应用大剂量,静脉滴注,一次滴完。为了防止多用皮质类固醇后可能产生的副作用,一般只用 1~2 次。

第二节　低血容量性休克

低血容量性休克常因大量出血或体液丢失,或液体积存于第三间隙,导致有效循环量降低引起。由大血管破裂或脏器出血引起的称失血性休克;各种损伤或大手术后同时具有失血及血浆丢失而发生的称创伤性休克。

及时补充血容量、治疗其病因和制止其继续失血、失液是治疗此型休克的关键。

一、失血性休克

失血性休克在外科休克中很常见。多见于大血管破裂、腹部损伤引起的肝、脾破裂,胃、十二指肠出血等。通常在迅速失血超过全身总血量的 20% 时,即出现休克。严重的体液丢失,可造成大量的细胞外液和血浆的丧失,以致有效循环血量减少,也能引起休克。

治疗主要包括补充血容量和积极处理原发病、制止出血两个方面。注意两方面同时抓紧进行,以免病情继续发展引起器官损害。

（一）补充血容量

可根据血压和脉率的变化来估计失血量。虽然失血性休克时,丧失的主要是血液,但补充血容量时,并不需要全部补充血液,而应抓紧时机及时增加静脉回流。首先,可经静脉快速滴注平衡盐溶液和人工胶体液,其中,快速输入胶体液更容易恢复血管内容量和维持血流动力学的稳定,同时能维持胶体渗透压,持续时间也较长。一般认为,维持血红蛋白浓度在 100g/L,血细胞比容在 30% 为好。若血红蛋白浓度大于 100 g/L 可不必输血;低于 70 g/L 可输浓缩红细胞;在 70~100g/L 时,可根据患者的代偿能力、一般情况和其他器官功能来决定是否输红细胞;急性失血量超过总量的 30% 可输全血。输入液体的量应根据病因、尿量和血流动力学进行评估,临床上常以血压结合中心静脉压的测定指导补液。

随着血容量补充和静脉回流的恢复,组织内蓄积的乳酸进入循环,应给予碳酸氢钠纠正酸中毒。还可用高渗盐水输注,以扩张小血管、改善微循环、增加心肌收缩力。但高血钠也有引起血压下降,继发低钾、静脉炎及血小板聚集的危险,应予注意。

（二）止血

积极采用压迫、填塞、包扎等措施进行自止血。对于肝脾破裂、急性活动性上消化道出血等,在补充血容量后如仍在出血,就难以保持血容量稳定,休克也不易纠正,应在快速补充血容量的同时积极进行手术准备,及早施行手术止血。

二、创伤性休克

创伤性休克见于严重的外伤,如大血管破裂、复杂性骨折、挤压伤或大手术等,引起血液或血浆丧失,损伤处炎性肿胀和体液渗出,可导致低血容量。另一方面,创伤可刺激神经系统,引起疼痛和神经-内分泌系统反应,影响心血管功能;有的创伤如胸部伤可直接影响心肺,截瘫可使回心血量暂时减少,颅脑伤有时可使血压下降等等。所以创伤性休克的病情常比较复杂。

由于创伤性休克也属于低血容量性休克,与失血性休克基本相同,故其急救也需要扩张血容量。但由于损伤可有血块、血浆和炎性渗液积存在体腔和深部组织,必须详细检查以准确估计丢失量。创伤后疼痛刺激严重者需适当给予镇痛镇静剂;妥善临时固定受伤部位;对危及生命的创伤如开放性或张力性气胸等,应做必要的紧急处理如处理创口、复苏治疗等。手术和较复杂的其他处理,一般应在血压稳定后或初步回升后进行。创伤或大手术继发休克后,还应使用抗生素,避免继发感染。

第三节　感染性休克

感染性休克是由于细菌毒素刺激交感神经和促进炎症介质释放,引起血管痉挛并损伤血管内皮细胞,导致微循环障碍、代谢紊乱及器官功能不全等而引起的休克。

感染性休克的血流动力学有高排低阻型和低排高阻型两种。前者外周血管扩张、阻力降低,心排出量正常或增高,有血流分布异常和动静脉短路开放增加,细胞代谢障碍和能量生成不足,患者皮肤比较温暖干燥,又称暖休克。后者外周血管收缩,微循环瘀滞,大量毛细血管渗出致血容量和心排出量减少,患者皮肤湿冷,又称冷休克。

冷休克较多见,可由革兰阴性菌感染引起。暖休克较少见,仅是一部分革兰阳性菌感染引起的早期休克,但休克加重时也可成为冷休克。

感染性休克的病理生理变化比较复杂,治疗也比较困难。首先是病因治疗。原则是在休克纠正以前,着重治疗休克,同时治疗感染;在休克纠正后,则着重治疗感染。

(一)补充血容量

治疗首先以输注平衡盐溶液为主,配合适当的胶体液、血浆或全血,恢复足够的循环血量。一般应做中心静脉压监测,维持其正常值,同时要求血红蛋白100g/L,血细胞比容30%～35%,以保证正常的心脏充盈压、动脉血氧含量和较理想的血黏度。因常伴有心肌和肾受损,应根据中心静脉压调节输液量和输液速度,防止过多输液导致不良后果。

(二)控制感染

主要措施是应用抗菌药物和处理原发感染灶。对病原菌尚未确定者,可根据临床判断最可能的致病菌种应用抗生素,或选用广谱抗生素。已知致病菌种时,则选用敏感而较窄谱的抗生素。原发感染病灶是发生休克的主要原因,应尽早处理,才能纠正休克和巩固疗效。

(三)纠正酸碱平衡

感染性休克常伴有严重酸中毒,且发生较早,需及时纠正。一般在补充血容量的同时,经另一静脉通路滴注5%碳酸氢钠200ml,并根据动脉血气分析结果,再做补充。

(四)心血管药物的应用

经过补充血容量、纠正酸中毒而休克未见好转时,应采用血管扩张药物治疗,例如山莨菪碱、多巴胺等或者合用间羟胺、去甲肾上腺素,或去甲肾上腺素和酚妥拉明的联合应用。改善心功能可给予强心苷、多巴酚丁胺。

(五)肾上腺糖皮质激素治疗

糖皮质激素能抑制多种炎症介质的释放和稳定溶酶体膜,缓解全身炎症反应综合征。但应用限于早期、用量宜大,可达正常用量的10～20倍,维持不宜超过48小时。否则有发生急性胃黏膜损害和免疫抑制等严重并发症的危险。

（六）其他治疗

包括营养支持,对并发的弥散性血管内凝血、重要器官功能障碍的处理等。

❓复习思考题

1. 试述休克的分期及各期临床表现。
2. 试述感染性休克与低血容量性休克的异同点。
3. 何谓"冷休克""暖休克"?

（曾朝辉　孙　权）

1. 局部麻醉的临床应用及具体操作。
2. 硬脊膜外腔麻醉、蛛网膜下腔麻醉、骶管阻滞麻醉的适应证、并发症及应用。
3. 全身麻醉的用药与麻醉方法。

第一节　概　　述

疼痛的产生是一个复杂的过程,其感受依赖于感受器、传入神经和中枢神经。麻醉就是利用麻醉药物作用于痛觉感受的某一环节,使痛觉暂时消失。

目前,麻醉理论日臻完善,麻醉技术不断提高。在手术止痛应用中,依患者情况和手术需求,采用不同药物作用于不同部位,麻醉方法可分为全身麻醉、局部麻醉、椎管内麻醉、基础麻醉和复合麻醉。

 知识链接

麻醉的基本任务

包括:临床麻醉、重症监测与治疗、急救复苏、急慢性疼痛治疗等。其他如控制性降低血压、低体温调节以及控制患者某些生理功能的一些特殊措施,也是麻醉学的重要内容。临床麻醉的基本任务是消除手术所致疼痛。

一、麻醉前准备与用药

(一)麻醉前准备

充分的麻醉前准备,为的是增强患者对手术与麻醉的耐受力,保障患者安全,避免或减少手术时的并发症。

1. 了解病情　麻醉前必须访视患者,了解情况,评估全身情况,判断患者对麻醉的耐受力,选择适当的麻醉方式,根据手术和病情制订围术期最佳处理方案。美国麻醉医师协会(ASA)将围术期患者情况分为五级,对病情判断具有重要参考价值(表7-1)。

表7-1　ASA 病情分析和围术期死亡率

分级	标准	死亡率(%)
I	体格健康,发育营养良好,各器官功能正常	0.06～0.08
II	除外科疾病外,有轻度并存疾病,功能代偿健全	0.027～0.40

分级	标准	死亡率(%)
Ⅲ	有严重并存疾病,体力活动受限,但能应对日常工作	1.82~4.30
Ⅳ	并存疾病严重,丧失正常工作能力,对生命造成威胁	7.8~23.0
Ⅴ	无论手术与否,生命难以维持24小时的濒死患者	9.4~50.7

2. 患者准备

(1)改善营养状况、纠正生理功能紊乱:拟施手术患者,麻醉前应尽力改善患者营养状况,纠正生理功能的紊乱和治疗合并症,提高患者对手术和麻醉的耐受力。包括:纠正失水、电解质紊乱、酸中毒;低蛋白症补充清蛋白;高血压患者术前应用药物使血压控制在一定范围内;糖尿病患者应用降糖药或胰岛素治疗;冠心病患者应用抗心律失常药、抗心绞痛药物;严重贫血者,少量多次输血,改善贫血状况等。即使是急诊手术前,也应抓紧时间做好必要准备。

(2)胃肠道准备:为了防止呕吐物误吸而导致吸入性肺炎,一般择期手术前8小时开始禁食,4小时禁饮。

(3)麻醉用具及药品准备:麻醉前必须对麻醉和监测设备、麻醉用具及药品进行准备和检查。

(二) 麻醉前用药

麻醉前用药的目的在于镇定患者情绪,增强麻醉药效果,减轻麻醉药副作用和不良反应,使麻醉过程平稳。根据病情与麻醉方法选择用药种类、用量、给药途径和时间。一般的,全麻以镇静药和抗胆碱药为主,有剧痛者加用麻醉性镇痛药;腰麻、硬膜外麻醉以镇静药为主,对精神紧张、难以配合的患者,给予镇静及催眠药。常用药物有:

1. 镇静安定药　具有镇静、催眠、抗焦虑及抗惊厥作用,如地西泮、异丙嗪、咪达唑仑等。

2. 催眠药　具有镇静、催眠和抗惊厥作用,预防局麻药的毒性反应,如苯巴比妥。

3. 镇痛药　具有镇痛、镇静作用,增强麻醉效果,如吗啡、哌替啶等。

4. 抗胆碱药　具有抑制腺体分泌,解除平滑肌痉挛,解除迷走神经兴奋对心脏的抑制等作用,如阿托品、东莨菪碱等。

5. 其他用药　针对患者的具体病情给予相应的药物。如哮喘患者用氨茶碱、糖尿病患者给予一定量的胰岛素、过敏体质患者使用苯海拉明或异丙嗪等。

二、麻醉期间及麻醉后的监测处理

患者生理功能因麻醉受到各种因素影响,可能发生复杂的变化,严重者可危及生命,因此必须进行监测。

(一) 麻醉期间的监测处理

1. 呼吸监测　目的在于确保患者呼吸功能正常。主要观察患者呼吸运动的类型、呼吸的幅度和频率、呼吸道是否通畅等。同时观察口唇黏膜、皮肤及术野出血的颜色,以判断是否有因呼吸道梗阻而发生的缺氧或二氧化碳蓄积表现。缺氧时可见皮肤和黏膜发绀,二氧化碳蓄积早期表现为呼吸深而快,血压升高,脉搏增快,面部潮红等。

2. 循环监测　麻醉期间每5~10分钟测定和记录一次血压、脉搏、呼吸等参数,并同时记录手术主要步骤、出血量、输血量、输液量及用药情况。麻醉中出现血压下降、脉压小、心率加快、尿量减少等症状,为血容量不足的表现。应及时采取有效措施恢复循环血量,并根据病情与手术要求调节麻醉深度,必要时可采用血管活性药物维持循环功能稳定。

3. 全身情况观察　重点观察患者神志、眼球和瞳孔变化、刺激反应、体温等。患者有异常情况,麻醉师须及时通报手术医师,并共同配合采取措施,稳定病情。

（二）麻醉后的监测处理

1. 保持呼吸道通畅　全麻后患者未完全清醒时,反射性呕吐物、呼吸道梗阻（舌后坠、分泌物增多）、颈部手术后血肿压迫等均是导致气道不畅的原因。处理方法:托起下颌,放置口咽或鼻咽道气管,及时将分泌物吸尽,去除梗阻或压迫因素,并以面罩加压给氧,紧急情况下可在床旁行气管切开。

2. 维持循环的稳定　麻醉与手术后一定时间内,血压的波动、体位的变化、血容量不足、酸碱失衡、术后疼痛等均可诱发循环功能不全。术后应根据血压、脉搏、尿量、中心静脉压来补充血容量;及时、适当止痛。对心律失常的患者,术后应做心电图监测和必要的药物治疗,纠正电解质与酸碱失衡。

3. 恶心、呕吐的处理　全麻后恶心、呕吐发生率高,尤其是吸入麻醉。应使用药物减轻恶心、呕吐症状。

第二节　局 部 麻 醉

局部麻醉简称局麻,是用麻醉药物暂时阻断某些部位神经的冲动传导,使受其支配的相应区域产生麻醉作用。该麻醉简便、易行、费用低廉,对重要器官功能干扰轻微,并发症较少,较安全,适用于较浅表局限的中、小型手术。

一、常用局麻药

（一）局麻药的分类

局麻药按其化学结构中间链的不同,分为两大类,即酯类和酰胺类,常用酯类麻醉药有普鲁卡因和丁卡因,酰胺类药物有利多卡因和布比卡因。根据局麻药理化特点,又可将局麻药归纳为三类:①麻醉效能阻滞作用时间短的,如普鲁卡因;②麻醉效能与作用时间为中等的,如利多卡因;③麻醉性能强、作用时间长的,发丁卡因和布比卡因。

（二）局麻药的药理

局麻药的血药峰值浓度与单位时间内注射吸收的药物剂量成正比。药物吸收速度取决于注射部位、药物剂量等。吸收快慢依次为静脉注射、黏膜表皮浸润、皮下或皮内注射;用药剂量越大、浓度越高,吸收越快。若在局麻药物中加入少许肾上腺素,使血管收缩可延缓药液吸收,延长作用时间,并减少毒性作用。

（三）局麻药的不良反应

1. 毒性反应　单位时间内局麻药超过机体所能耐受能力,出现一系列中毒症状者,称之为毒性反应。

（1）毒性反应的原因:①一次用量过大;②误注入血管内;③注射部位血管丰富,吸收增快;④患者体弱、耐受力低。临床上有患者用小剂量局麻药后即刻就出现毒性反应,称为高敏反应。

（2）毒性反应的临床表现:①兴奋型:谵妄、多语、心率增快、血压升高、肌肉震颤、抽搐等;②抑制型:嗜睡、呼吸困难、血压下降,甚至呼吸、心跳停止。

(3)预防措施:①麻醉者应熟悉局麻药的药理及解剖知识;②准确掌握用药的剂量、浓度;③适当加入肾上腺素,延缓吸收,但高血压、甲状腺功能亢进的患者不能加肾上腺素;④为防止注入血管内,每次注药前须回抽,无回血方可注药;⑤术前用地西泮或苯巴比妥类药物,以减少毒性反应。

(4)救治关键:一经发现毒性反应,立即终止麻醉,对症处理,包括给氧和维持呼吸,镇静,心肺复苏等。

2. 过敏反应 即变态反应。少量用药后,即出现荨麻疹、低血压、呼吸困难和血管神经性水肿,严重时危及生命。一旦出现过敏反应,应立即停止用药,保持呼吸道通畅并给氧治疗,严重者可予肾上腺素,并使用肾上腺糖皮质激素和抗组胺药物。

二、麻醉方法

(一)表面麻醉

利用局麻药透过黏膜而阻滞浅表神经末梢的方法,称为表面麻醉。适用浅表手术、检查和治疗性操作。常用药为1%丁卡因。方法分别是:点滴、涂敷、喷射、注入等。

(二)局部浸润麻醉

将局麻药注射至拟行手术部位,使其组织中的神经末梢被阻滞,产生麻醉作用,称为局部浸润麻醉。

操作时先在麻醉区域将针的斜面朝下,斜形刺入皮内注药,使之形成橘皮样皮丘。然后从皮丘的边缘继续进针,向皮下组织注药,依次浸润。常用药物有普鲁卡因、利多卡因等。

注意事项:①为避免用药量超过一次限量,宜降低药液浓度后使用;②回吸无血方可注药,以免局麻药误入血管引起毒性反应;③注入的局麻药要有一定容积以形成张力,使局麻药与神经末梢广泛接触;④为减少渗血,适当延长麻醉时间,减少吸收,可加入少量肾上腺素;⑤无痛觉的组织,不必注药。

(三)区域阻滞麻醉

围绕手术区,在其四周及底部注射局麻药,以阻滞进入手术区的神经干和神经末梢,称为区域阻滞麻醉。主要适合于肿块、小囊肿的切除及组织活检等门诊小手术。

区域阻滞麻醉的操作要点与局部浸润法相同。其优点在于:①避免直接穿刺病理组织;②避免因麻醉药液使小肿块不易扪及或局部解剖难以辨认而增加手术难度。

(四)神经阻滞麻醉

在神经干、丛、节的周围注射麻醉药,阻滞其冲动传导,使受其支配的区域产生麻醉作用,称为神经阻滞麻醉。神经阻滞只需注射一处,即可获得较大麻醉区域,效果好且安全。

1. 指(趾)神经阻滞麻醉 先在指(趾)根一侧正中处,垂直进针直抵指(趾)骨,回吸无血才注药,阻断指(趾)神经,然后稍退针分别向指(趾)掌面和背面注药;按同法阻滞另一侧指(趾)神经,并使药液环绕指(趾)根。该部皮肤及皮下组织致密,阻滞时,用药量不宜过大,不可在局麻药中加入肾上腺素。

2. 臂丛神经阻滞麻醉 臂丛神经由 $C_{5\sim8}$ 和 T_1 脊神经的前支组成。臂丛神经自颈椎间孔穿出后直至腋窝远端,都被椎前筋膜及其延续的筋膜所包绕,处于此连续相通的鞘膜间隙中。臂丛神经阻滞,可经肌间沟、锁骨上路或腋路操作,阻滞部位越高,上肢麻醉范围越大(图7-1)。

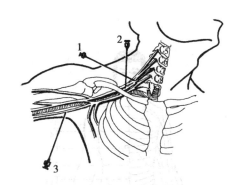

图7-1 臂丛神经阻滞麻醉

(1)肌间沟法:患者仰卧,头偏对侧,手臂贴身旁,使肩下垂,充分显露操作部位。操作者立于患侧,示指尖络合碘消毒后,沿锁骨向后摸寻,于前斜角肌的间隙、锁骨上2cm处,以6~7号针垂直穿刺,穿破椎前筋膜时有突破感,继而向后、下、内方向探触,患者诉电、麻异样感,此时回抽无血或脑脊液,即可注射局麻药,一般用含1:20万单位肾上腺素的1.5%利多卡因25ml。

(2)锁骨上路法:患者仰卧、肩下垫枕,充分显露操作部位。操作者站在患者头端,确定锁骨中点,在锁骨上窝摸到锁骨下动脉搏动,臂丛神经一般在此外侧,将盛有加肾上腺素的麻醉药,取20ml的注射器,连接7号针头,于锁骨中点上1cm、搏动点外侧0.5cm进针,并向后、内、下方向推进1~2cm,触及第1肋骨,反复针刺骨面,当患者诉有电、麻异样感时,固定针头,回抽无血、无气即可注药。

(3)腋路法:患者仰卧、剃除腋毛,患肢外展90°,于腋动脉搏动最明显处做皮丘,用两指固定皮肤及动脉,以6号针垂直缓慢刺入腋鞘,当阻力突然消失,停止进针,松指后针头随动脉搏动而摆动,提示针尖已进入腋鞘内,回抽无血,注药。

臂丛神经阻滞麻醉适用于上肢手术,肌间沟法也可用于肩部手术,腋路法仅用于前臂和手部手术。

臂丛神经阻滞麻醉可能出现局麻药毒性反应。肌间沟法和锁骨上路法还可发生膈神经麻痹、喉返神经麻痹等。肌间沟法如穿刺不当,药液误入硬膜外腔可致高位硬膜外阻滞,药液误注入蛛网膜下腔可引起全脊髓麻醉。锁骨上路法如穿刺不当可并发气胸。

第三节 椎管内麻醉

将局麻药注入到椎管内不同腔隙,阻滞脊神经根或脊神经的传导,使所支配的区域产生麻醉作用,称为椎管内麻醉。根据局麻药注入部位的不同,将椎管内麻醉分为蛛网膜下腔阻滞、硬膜外腔阻滞与骶管阻滞麻醉。

脊柱由骨性结构、韧带、脊髓与脊神经、被膜与相应腔膜隙组成。椎体和椎弓构成椎管。连接相邻两棘突间的纤维组织,自外而里依次为棘上韧带、棘间韧带、黄韧带。脊髓位于椎管中。脊髓的被膜自内向外,分别为紧贴于脊髓表面的软脊膜、透明而薄的蛛网膜和坚硬结缔组织形成的硬脊膜。软膜与蛛网膜之间称蛛网膜下腔,与颅内相通,内有脑脊液。硬膜在外层,与蛛网膜之间有一个潜在的硬膜下腔。硬膜与椎管内壁构成硬膜外腔,脊神经在此通过。此间隙内有静脉丛、淋巴管及脂肪组织充填。人体脊神经在体表呈节段性分布(图7-2)。

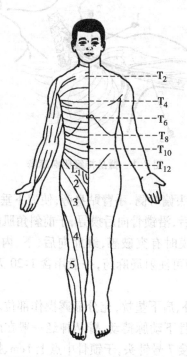

图7-2 脊神经在体表的节段分布

一、蛛网膜下腔阻滞麻醉

将局麻药注入蛛网膜下腔,被药物波及的脊神经根及脊髓表面部分受到阻滞后,使脊神经所支配的相应区域产生麻醉作用,称为蛛网膜下腔阻滞麻醉,简称脊麻或腰麻。

(一)适应证与禁忌证

1. 适应证　适用于2～3小时内脐以下部位的手术。

2. 禁忌证　神经系统疾病,如颅内高压、椎管内疾病;心血管疾病,如严重高血压、冠心病及心力衰竭;休克、严重贫血及其他危重病患者;脊柱畸形或穿刺部位有感染者;腹内压增高,如大量腹水、巨大肿瘤者;婴幼儿及精神病等不合作患者。

(二)麻醉方法

1. 常用麻醉药物

(1)普鲁卡因:用普鲁卡因150mg溶于5%葡萄糖溶液或脑脊液2.7ml,再加0.1%肾上腺素0.3ml。

(2)丁卡因:丁卡因10mg结晶用脑脊液1ml溶解,再加10%葡萄糖溶液和3%麻黄碱液各1ml,配成1:1:1溶液。

2. 体位　一般取侧卧位,患者双手抱膝、大腿贴腹、下颌贴胸,脊柱屈曲呈弓形,使棘间隙尽量增宽,有利于穿刺针进入。

3. 定位与消毒　一般选择$L_{3\sim4}$间隙为穿刺间隙。定位:两侧髂嵴连线与脊柱交点处正相当于$L_{3\sim4}$棘突之间。皮肤消毒后覆盖孔巾。

4. 操作方法　常用直入穿刺法和侧入穿刺法。

(1)直入穿刺法:确定进针点后,先用0.5%～1%普鲁卡因在间隙正中做皮丘,并向皮下组织和棘间韧带逐层浸润。再用左手拇、示指固定穿刺针刺入棘突间隙中点,保持与患者背部水平垂直位,针尖稍向头侧缓慢进针,当针头抵达黄韧带时阻力增加,突破黄韧带时阻力消失,有落空感。穿破硬脊膜与蛛网膜进入蛛网膜下腔,可出现第二个落空感。拔出针芯,有脑脊液自针内滴出提示穿刺成功。将装有局麻药的注射器接到穿刺针上,注药后将穿刺针连同注射器一起拔出。

(2)侧入穿刺法:适用于脊上韧带钙化、肥胖患者或直入法穿刺有困难者。由棘突间隙中点侧 1.5cm 进针,针干与皮肤呈 75°,对准棘间隙刺入。避开棘上韧带与棘间韧带,经黄韧带和硬脊膜而达蛛网膜下腔。

5. 麻醉平面调控　麻醉平面过低可能导致麻醉失败,过高则对生理的影响较大,甚至危及患者生命安全,必须在短时间内调节和控制麻醉平面。影响麻醉平面的因素很多,如局麻药的比重、剂量、容积,患者身高、脊柱生理弯曲和腹腔压力等,其中药物的剂量是主要因素,剂量越大,平面越高。另外还和以下因素有关。

(1)患者体位:重比重药物进入脑脊液后先流向低处。如患者右下肢手术,除穿刺与注药时患侧朝下外,注药后仍继续维持头高足低侧卧位 10 分钟。

(2)穿刺间隙:仰卧位,L_3 最高,L_5 及 S_4 最低。经 L_{3-4} 注药后转向仰卧位,药液流向骶部,使会阴部出现麻醉效应。

(3)注药速度:注药速度快,药液扩散广,麻醉范围广;相反药液较集中,麻醉相对局限。

(三) 并发症

1. 术中并发症

(1)血压下降:最常见,与麻醉平面密切相关。麻醉平面越高,阻滞范围越广,血管扩张范围越大,血压下降也就越明显。血压明显降低时可先快速静脉输液,如无效,静脉注射麻黄碱。

(2)呼吸抑制:常见于高平面腰麻患者。因胸段脊神经被阻滞,肋间肌麻痹造成。表现为胸闷气短,吸气无力,说话费力,胸式呼吸减弱,皮肤与黏膜发绀。呼吸功能不全时,应予吸氧,同时借助面罩辅助呼吸。若呼吸停止,应立即气管内插管和人工呼吸。

(3)恶心、呕吐:多因麻醉平面过高抑制呼吸与循环,导致脑缺氧而兴奋呕吐中枢所致;交感神经被阻滞,副交感兴奋,胃肠蠕动增强等也是重要原因。可予血管收缩药提高血压并充分给氧,或暂停手术牵拉等。

2. 术后并发症

(1)头痛:多发生于麻醉后 1~3 天,一般 7~14 天消失,个别患者病程可长达半年以上。头痛原因至今不完全清楚,大多认为与脑脊液丢失致颅内压降低有关。头痛处理:①去枕平卧,轻度头痛 2~3 天自行消失;②应用小剂量止痛片或地西泮;③头痛严重者,可考虑硬膜外腔注射生理盐水或右旋糖酐 15~30ml,疗效较好。

(2)尿潴留:因支配膀胱的骶神经被阻滞后恢复较晚,或下腹部、肛门、会阴等手术切口疼痛,或患者不习惯卧床排尿等所致。大多数可自行恢复。必要时可行针刺、热敷、导尿处理。

(3)化脓性脑脊膜炎:可因直接或间接原因引起,如皮肤感染、脓毒症等,严重者可危及生命。重在预防。

二、硬膜外腔阻滞麻醉

将局麻药注入硬膜外腔,阻滞脊神经根,使其支配的区域出现麻醉效应,称硬膜外腔阻滞麻醉,简称硬膜外麻醉。有连续法和单次法两种。连续硬膜外麻醉是通过硬膜外穿刺针将一导管置入硬膜外腔,借此导管注药,根据病情、手术要求连续分次给药,可随时掌握用药量且不受手术时长限制,是目前临床上使用较多的麻醉方法。

(一)适应证和禁忌证

1. 适应证　常用于膈以下的腹部、腰部和下肢手术,手术时间较长。

2. 禁忌证　与腰麻相似。凡患者有穿刺点皮肤感染、凝血机制障碍、脊柱结核或严重畸形、中枢神经系统疾患、休克等均为禁忌。对妊娠、贫血、高龄、高血压、心脏病、低血容量等患者应非常谨慎。

(二)麻醉方法

1. 麻醉前准备　术前 1 小时用苯巴比妥钠 100mg 合用阿托品 0.5mg 肌内注射,可防止心动过缓。

2. 硬膜外腔穿刺术　硬膜外腔穿刺可用直入法或侧入法。穿刺体位、进针部位和穿刺针所经过的层次与腰麻基本相同。硬膜外穿刺时,针尖穿过黄韧带即达硬膜外腔,不可刺破硬脊膜,故须特别强调针尖穿过黄韧带时的感觉。硬膜外腔穿刺成功的标志是穿破黄韧带有落空感。确定针尖在硬膜外腔后,通过穿刺针插入导管,超过针尖 3～4cm,然后边拔针边置入导管,最后将针体拔出,固定导管。

3. 注射药物　用 1%～2% 利多卡因和 0.5%～0.75% 布比卡因。置管成功后,使患者仰卧位,先注入试验剂量 3～5ml,观察 5～10 分钟,排除误注入蛛网膜下腔后,每隔 5 分钟注入 5ml,直到麻醉作用完全,即可开始手术。当初量作用将消失时,再注入第二次量,其剂量为初量的 1/2～2/3。

4. 麻醉平面的调节　主要取决于下列因素。

(1)局麻药容积:注入的量越多,扩散越广、麻醉范围越宽。

(2)穿刺间隙:麻醉上下平面的高低决定于穿刺间隙的高低。若间隙选择不当,常常导致麻醉失败,尤其平面过高而影响呼吸与循环。

(3)导管方向:导管向头端置放,药液易向胸、颈段扩散。

(4)注药方式:药量相同,如一次集中注入则麻醉范围较广,分次注入则范围缩小。

(5)患者情况:年老、妊娠、脱水、恶病质的患者,注药后麻醉范围较一般人广,故应减少药量。

(三)并发症

1. 全脊椎麻醉　原因为穿刺针或硬膜外导管误入蛛网膜下腔。临床表现为全部脊神经支配区域均无痛觉、低血压、意识丧失及呼吸停止。可在注药后数分钟内出现,若处理不及时可导致心脏骤停。处理原则:①维持患者循环和呼吸功能;②患者意识丧失者,应立即行气管插管,机械通气,加速输液,使用升压药;③心脏骤停者,按心肺脑复苏术进行处理。

2. 血压下降　多发生在胸段硬膜外麻醉,一般在注药后 15～30 分钟出现,应加快输液,补充血容量,必要时静脉注射麻黄碱,升高血压。

3. 呼吸抑制　颈、胸段硬膜外麻醉多有不同程度的呼吸抑制,尤其是阻滞平面达 T_2 以上时,患者呼吸功能明显低下。应严密观察患者呼吸,面罩给氧应列为常规,并作好呼吸急救的准备。

4. 脊神经损伤　多因穿刺时操作粗暴所致。穿刺中患者自诉有电击样痛并向单侧肢体放射,术后出现该神经根分布区疼痛、感觉障碍。可采取对症处理,数周或数月自愈,一般预后较好。

5. 硬膜外血肿 多因穿刺和插管时损伤出血、凝血机制障碍等引起。表现为麻醉作用持久不退或消退后出现,同时腰背部剧痛。由于血肿形成 24 小时后就很难恢复,应及早诊断,争取在血肿形成 8 小时内行椎板切开,消除血肿。

6. 硬膜外脓肿 无菌操作不严或穿刺部位感染所致。患者出现剧烈腰背痛、寒战、高热、白细胞增多、肌无力,随后截瘫等。治疗应予大剂量抗生素,并在出现截瘫前行椎板切开引流。

7. 脊髓前动脉综合征 较少见。与患者有动脉硬化史、局麻药中肾上腺素浓度过高、麻醉中长时间低血压有关。

第四节 全 身 麻 醉

麻醉药经呼吸道吸入或静脉、肌内注射进入人体内,产生中枢神经系统的抑制,使患者意识丧失、痛觉消失、反射抑制和肌肉松弛,这种方法称为全身麻醉,简称全麻。全麻时中枢神经系统的抑制可逆并可调控。理想的全身麻醉能满足手术的全麻四要素,即镇痛完全、意识丧失、肌肉松弛及神经反射迟钝。现采用多种麻醉药或辅助药进行复合麻醉,以满足手术要求。

一、吸入麻醉

吸入麻醉是指将麻醉药经呼吸道吸入,进入人体内产生全身麻醉的方法。常用于全身麻醉的维持,有时也用于麻醉诱导。

(一) 吸入麻醉的诱导

患者接受全麻药后,由清醒状态到意识消失,进入全麻状态然后进行气管内插管,这一阶段被称为全麻诱导期。诱导前应准备好麻醉机、气管插管器械及吸引器、胃肠减压管等;开放静脉输液通道,测定血压和心率的基础值,并监测心电图和血氧饱和度。

1. 开放点滴法 以金属丝网面罩绷以纱布扣于患者口鼻部,将挥发性麻药滴于纱布上,患者呼吸时将麻醉药气体吸入并逐渐进入麻醉状态。

2. 面罩吸入法 将麻醉面罩扣于患者口鼻部,开启麻醉药蒸发器,逐渐增加吸入浓度,待患者意识消失并进入麻醉第Ⅲ期,静注肌松药后行气管内插管。

(二) 常用吸入麻醉药

1. 氧化亚氮 又名笑气,是麻醉效能最弱的吸入麻醉药,常需与其他强效吸入麻醉药联合应用。在短时间内应用毒性很小,对循环系统基本上无抑制,对呼吸道无刺激,对肝、肾无影响。适合肝、肾功能障碍及危重病患者的辅助麻醉。吸入时均混合氧气,以防止低氧血症。

2. 恩氟烷 麻醉效能较强,麻醉诱导快,苏醒也迅速而平稳。对呼吸道无刺激,不引起唾液和气道分泌物增多。有明显肌肉松弛作用。对外周血管有轻度舒张作用,导致血压下降和反射性心率增快。可使眼压降低,对眼内手术有利。因深麻醉时脑电图显示癫痫样发作,因此有癫痫病史者应慎用。

3. 异氟烷 麻醉效能强,停药后苏醒较快。对呼吸道有刺激。可使脑血管扩张,增加脑血流量,但颅内压升高的作用较恩氟烷为轻。对心肌抑制较恩氟烷为轻。不产生癫痫样抽搐,是颅脑手术较好的麻醉方法之一。

4. 七氟烷 麻醉效能较强,麻醉诱导和苏醒迅速平稳。不刺激呼吸道。不增加心肌对肾上腺素的敏感性,对心肌抑制作用与异氟烷相当。循环稳定。恶心、呕吐的发生率低,故用于麻醉维持。

5. 地氟烷 麻醉效能弱,起效和苏醒迅速,且醒后即恢复定向力,能缩短监护时间,适宜于门诊患者麻醉。对肝、肾功能影响较小,适合于心脏手术及严重肝、肾功能障碍患者的麻醉。

6. 氟烷 麻醉效能极强,诱导和苏醒迅速。有果甜味,对呼吸道无刺激,有对抗支气管痉挛作用。术后很少发生恶心、呕吐,易被患者接受。可使下腹及子宫肌松弛,适合于产科麻醉。对心肌有抑制,容易引起低血压,偶可出现心律失常及心动过缓,禁与肾上腺素合用。能升高颅内压,故开颅手术应慎用,最严重的不良反应为氟烷相关性肝炎,有肝脏疾病或曾发作过肝细胞性黄疸患者应禁用。

二、静脉麻醉

静脉麻醉是指将麻醉药经静脉直接注射进入血液循环,作用于中枢神经系统而产生全身麻醉作用。因诱导迅速、患者舒适、操作简便、便于掌握而广泛用于各种手术。

(一)静脉麻醉的诱导

静脉麻醉诱导的分期不明显。开始诱导时,先以面罩吸入纯氧 2~3 分钟,增加氧储备并排出肺及组织内的氮气。根据病情选择合适的静脉麻醉药及剂量,从静脉缓慢注入并严密监测患者的意识、循环和呼吸的变化。待患者神志消失后再注入肌松药,全身骨骼肌及下颌逐渐松弛,这时应用麻醉面罩进行人工呼吸,然后行气管内插管。插管成功后,立即与麻醉机相连接并行人工呼吸或机械通气。

(二)常用静脉麻醉药

1. 硫喷妥钠 是超短效巴比妥类麻醉药,易溶于水,呈强碱性。静脉注射后 1 分钟患者神志消失,很快进入麻醉状态。硫喷妥钠脂溶度高,容易透过血-脑脊液屏障,能降低脑耗氧量和颅内压,是开颅手术较理想的麻醉药。但易分布到肝、肾组织,并在脂及组织内蓄积中毒。硫喷妥钠能强烈抑制交感神经,使副交感神经相对兴奋,麻醉中对气管的各种刺激易诱发喉痉挛或支气管痉挛,有支气管哮喘者禁用。硫喷妥钠因无镇痛作用,一般不单独作为麻醉药使用,而以静脉诱导应用为主。注药前应用足量阿托品,以对抗迷走神经兴奋。

2. 氯胺酮 能选择性抑制大脑联络径路和丘脑-新皮质系统而兴奋边缘系统。注药后很快出现痛觉消失,但肌张力增强,可睁眼,这种意识与感觉分离的现象称为分离麻醉。氯胺酮兴奋循环,可用于休克时的麻醉。它增加脑耗氧量和颅内压,故不宜用于颅脑手术。此外,患者术后可出现幻觉、复视等精神症状,门诊者应留观,以防意外。临床上主要用于体表小手术、烧伤、清创、换药、各种检查的麻醉以及全身诱导。

3. 地西泮 为镇静药,在静脉麻醉中作为麻醉诱导的辅助用药。小剂量地西泮对血流动力学影响轻微,且能改善冠脉循环,对呼吸影响小,能降低颅内压和脑耗氧量。应用地西泮诱导麻醉时可引起类似自然睡眠状态,约 3 分钟起效。

4. 丙泊酚 具有镇静、催眠作用,有轻微镇痛作用。起效快,停药后苏醒快而完全。丙泊酚对心血管系统有显著抑制作用,表现为血管扩张、血压下降、心率减慢、外周阻力和心排出量降低。对于血容量不足者及老人要慎用,以防止低血压。对呼吸有明显抑制作用,表现为通气量降低和频率减慢,甚至呼吸暂停,抑制程序与剂量相关。经肝代谢,代谢产物无活性。反复注射或持续静脉滴注时体内有蓄积,但对肝、肾功能无明显影响。对静脉有刺激,对呼吸抑制较硫喷妥钠为强,必要时应行人工辅助呼吸。麻醉后可出现恶心、呕吐。用于全麻静脉诱导、门诊手术的麻醉。

5. **麻醉性镇痛药** 是一类具有吗啡特性的天然生物碱和人工合成或半合成阿片类药物,通过与脑和脊髓中的特异性阿片受体结合而产生镇痛作用。该类物对呼吸有抑制作用,有使胃肠平滑肌痉挛和成瘾性等副作用。临床主要用于辅助其他麻醉。常用的有芬太尼、吗啡、哌替啶等。

6. **肌肉松弛药** 简称肌松药,是一种选择性作用于神经肌肉接头处的药物,可干扰神经肌肉兴奋传递,使骨骼肌松弛。按其作用机制,可分为非去极化与去极化两大类。肌松药可松弛骨骼肌以利气管插管和机械通气,并为手术操作创造良好条件。常用的有琥珀胆碱、筒箭毒碱等。

复习思考题

1. 麻醉分为哪几类? 适应证及禁忌证是什么?
2. 如何保证麻醉的安全性?
3. 麻醉期间呼吸功能监测的内容有哪些?

（曾朝辉 黄振元）

第八章　心肺脑复苏术

学习要点

1. 心肺脑复苏的概念。
2. 心肺脑复苏的步骤。
3. 心肺脑复苏后治疗。

西医学将有关抢救各种危重患者所采取的措施都称为复苏。复苏主要是指心肺复苏，即针对呼吸和循环骤停所采取的抢救措施，以人工呼吸替代患者的自主呼吸，以心脏按压形成暂时的人工循环并诱发心脏的自主搏动。

心肺复苏不仅是自主呼吸和心跳的恢复，更重要的是中枢神经系统功能的恢复。维持脑组织的灌流是心肺复苏的重点，一开始就应积极防治脑细胞的损伤，力争脑功能的完全恢复。故将"心肺复苏"扩展为"心肺脑复苏"，并将其分为三个阶段：初期复苏、后期复苏和复苏后治疗。

心肺脑复苏成功的关键是时间，由此，美国心脏病学会曾提出"生存链"的概念，用以指导心肺脑复苏实践。通过不断完善，其复苏环节涵盖：①早期识别和启动紧急医疗服务系统（EMS）；②早期进行心肺复苏（CPR）；③早期进行电除颤；④早期进行高级生命支持；⑤综合的心脏骤停后处理。

第一节　初　期　复　苏

初期复苏（BLS）是呼吸、循环骤停时的现场急救措施。主要任务是迅速有效地恢复生命器官（特别是心和脑）的血液灌流和供氧。初期复苏的任务和步骤可归纳为 ABC：A（airway）指保持呼吸道顺畅；B（breathing）指进行有效的人工呼吸；C（circulation）指建立有效的人工循环。2010 年美国心脏协会（AHA）公布最新《心肺复苏指南》，新安排了早期心肺复苏传统的三个步骤，从原来的 A‐B‐C 改为 C‐A‐B。这一改变适用于成人、儿童和婴儿，但不包括新生儿。人工呼吸和心脏按压是初期复苏时的主要措施。

一、判断心脏骤停

心脏骤停是公共卫生和临床医学领域中最危急的情况之一，表现为心脏机械活动突然停止，患者对刺激无反应，无脉搏，无自主呼吸或濒死喘息等，如不能得到及时有效救治常致患者即刻死亡，即心脏性猝死。任何心脏病患者或非心脏病患者，在未能估计到的时间内，心搏突然停止，即可视为心脏骤停。对心脏骤停的诊断最好在 30 秒内作出。

（一）心脏骤停的原因

1. 原发心跳停止　主要由于心脏本身的病变导致，也可因心律失常导致。其中成人以冠状动脉粥样硬化性心脏病和急性心肌梗死占首位。

2. 继发心跳停止　主要由于气道阻塞、呼吸衰竭、气体交换下降、电解质紊乱、失血、中毒等原因导致。

（二）心脏骤停的判定

对于心脏骤停进行快速、准确的判定是心肺脑复苏的关键。有三方面判定标准。

1. 意识有无丧失　这是现代心肺脑复苏当中最重要的一条,通过了解患者对声音和呼叫有无反应进行判断。

2. 呼吸是否停止　对于呼吸停止的判定应该在气道打开以后,通过"一听二看三感觉"来判定。"一听"就是用耳朵贴近鼻子听呼吸音;"二看"即看胸廓是否起伏;"三感觉"即在听有无呼吸音的同时,用面颊感受有无吹面感。如果以上三个方面均是否定的,则可以判定为呼吸停止。

3. 有无脉搏　可以通过触摸颈动脉搏动,判断脉搏是否消失。此外还以通过观察瞳孔是否散大,以及是否出现发绀或是苍白来进行判断。

二、复苏体位

首先需要将患者置于复苏体位,即患者仰卧位,头、颈、躯干无弯曲并保持同一轴面,双手置于躯干两侧,解开患者的衣领和腰带。如患者面向下时,需要将患者整体翻转,即保持头、颈、肩、躯干同时转动。此体位是进行初期复苏的基础。

三、复苏方法

（一）建立有效循环

有效循环的建立通过心脏按压实现。心脏按压是指间接或直接按压心脏以形成暂时人工循环的方法。心脏按压分为胸外心脏按压和开胸心脏按压两种方式。

1. 胸外心脏按压　胸外心脏按压能建立暂时人工循环,动脉压可达 80～100mmHg,足以防止脑细胞的不可逆损害。

（1）按压方法:置患者于复苏体位。术者立或跪于患者一侧。可于按压前用空心拳以中等力量捶击心前区 1～2 次,观察心电图变化,如无变化,再行胸外心脏按压。胸外心脏按压的部位在剑突上二横指宽处。将一手掌根部置于按压点,另一手掌根部覆于前者之上。手指向上方翘起,两臂伸直,凭自身重力通过双臂和双手掌,垂直向胸骨加压,使胸骨下陷(图8-1)。胸外的压力传递到胸腔内,驱使血流出心脏。按压应有力而迅速,每次按压后应使胸廓完全恢复原位。如果胸廓不能完全复位可导致胸内压升高,减少冠状动脉和脑的灌注。如此反复操作,按压时心脏排血,松开时心脏再充盈,形成人工循环。按压与松开的时间比为1:1 时心排血量最大,成人胸外按压频率为100 次/分,儿童为120 次/分;按压使胸骨下陷深度为成人 4～5cm,儿童 2～3cm。同时注意按压不应被人工呼吸打断。

（2）效果判断:心脏按压有效时可以触及颈动脉或股动脉的搏动,口唇变红润,可以测到血压。监测呼气末二氧化碳分压用于判断效果更为可靠,其升高表明心排出量增加,肺和组织的灌注改善。心脏按压过程中如果瞳孔立即缩小并有对光反应者,预后较好。如无药物的影响而瞳孔始终完全散大且角膜呈灰黯色者,预后一般不良。但瞳孔的变化只能作为复苏效果的参考,不宜根据瞳孔的变化来决定是否继续复苏。

（3）注意事项:①操作者肘关节伸直,借助双臂和躯体重量向脊柱方向垂直下压;②不能

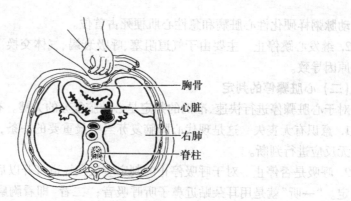

图 8-1 胸外心脏按压

心脏
右肺
脊柱
胸骨

采取过快的弹跳或冲击式的按压,开始的一二次用力可略小,以探索患者胸部的弹性;③按压后胸骨需完全回弹;④抢救 1 分钟后进行效果判定,以后每 4 ~ 5 分钟判定一次;⑤在转运患者的途中,按压不能停止。

（4）常见并发症:胸外心脏按压常可并发肋骨骨折、胃内容物反流、误吸、气胸、心包积血、心脏压塞、肝脾破裂、脂肪栓塞等。

2. 开胸心脏按压　开胸心脏按压在条件和技术上的要求都较高,且难以立即开始,可能会延迟复苏时间。因此,对于胸廓严重畸形、胸外伤引起的张力性气胸、多发性肋骨骨折、心脏压塞、胸主动脉瘤破裂需要立即进行体外循环者,以及心脏停搏发生时已行开胸手术者,应该首选开胸心脏按压。对于胸外心脏按压效果不佳并超过 10 分钟者,只要具备开胸条件,应采用开胸心脏按压。尤其在手术室内,应于胸外心脏按压的同时,积极做开胸的准备,一旦准备就绪而胸外心脏按压仍未见效时,应立即行开胸心脏按压。

切口起于左侧第 4 肋间,距胸骨左缘 2 ~ 2.5cm 处起,止于左腋前线。开胸后,术者将手掌伸进胸腔进行按压。常用的按压手法有:①推压法:右手伸到心脏后侧,用手指向胸骨的背侧挤压心脏;②单手按压法:右手握住心脏,拇指和鱼际在前,另四指在后,间断挤压心脏。挤压时压力必须均匀,不要仅用指尖抓捏,以免造成心肌撕裂或心室壁穿孔;③双手按压法:将右手放在心脏后面,左手的四指放在心脏前面,双手同时用力,间断地挤压心脏。在心脏按压过程中,如果发现心室纤颤,应继续按压,争取时间和条件进行除颤。经按压心脏恢复跳动后,如收缩有力,即可停止按压,若收缩无力,可在心脏收缩期予以辅助性按压。

（二）电除颤

电除颤是以一定量的电流冲击心脏使室颤终止的方法。如果已开胸,可将电极板直接放在心室壁上进行电击,称胸内除颤。将电极板置于胸壁进行电击者为胸外除颤。

 知识链接

《心肺复苏指南》要求:在医院以及救护单位内的任何范围内,第一反应者(第一个发现病人意识丧失、心跳呼吸骤停的人)早期进行除颤的时间是从患者意识丧失到实施电击的间隔不超过 3 分钟;如在院外,则要在急救人员接到电话以后 5 分钟内即进行除颤。

（三）呼吸道管理

保持呼吸道通畅是进行人工呼吸的先决条件。在建立有效循环的同时需要尽快通畅呼吸道。呼吸道梗阻最常见原因是舌后坠和呼吸道内的分泌物、呕吐物或其他异物。通过仰头举颏法、仰头抬颈法、双手抬颌法等方法可消除由于舌后坠引起的呼吸道梗阻,同时可清除呼吸道内的异物。

在通畅呼吸道时如患者牙关紧闭时需要使用螺旋开口器,切勿硬撬。在清理呼吸道异物时需使用器械,防止患者咬伤自身。

在通畅呼吸道的同时判断呼吸是否停止,如已经停止,应立即进行人工呼吸。

有条件时可通过放置口咽、鼻咽通气道或气管内插管等方法维持呼吸道通畅。

(四) 人工呼吸

有效的人工呼吸,应该能保持患者的血氧分压和二氧化碳分压接近正常。人工呼吸有徒手人工呼吸法和呼吸器人工呼吸法两类。其中以口对口人工呼吸最适于现场复苏(图8-2)。施行口对口人工呼吸的要领是每次深吸气时必须尽量多吸气,吹出时必须用力,这样可使吹出的气体中氧浓度较高,达16%以上。判断人工呼吸有效的指标为:①明显的胸廓起伏;②能感觉气体的呼出;③适宜的脉搏及血氧饱和度。人工呼吸可引起胃扩张和交叉感染等常见并发症。

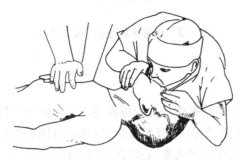

图 8-2 徒手人工呼吸

第二节 后 期 复 苏

后期复苏是初期复苏的继续,是借助于器械和设备、先进的复苏技术和知识以争取最佳疗效的复苏阶段。承担后期复苏的单位必须具备复苏专用仪器设备和受过专门训练的专业人员。接诊时应首先检查患者的自主呼吸和循环是否已经恢复,否则应继续进行心肺复苏,然后进行必要的生理功能监测。根据监测结果进行更具有针对性的处理,包括药物治疗、电除颤、输液、输血以及其他特殊治疗。

一、呼吸管理

(一) 呼吸道的管理

需行心肺复苏的患者约90%呼吸道都有不同程度的梗阻。托下颌的方法虽可保持呼吸道的通畅,但往往难以持久。放置口咽或鼻咽通气道,对维持呼吸道通畅较为容易也较持久,但更适用于自主呼吸已恢复者。为了获得最佳肺泡通气和供氧,或需要行机械通气治疗者,应施行气管内插管。而对于不适宜气管内插管者,可施行气管切开术以保持呼吸道的通畅。

(二) 呼吸器的应用

利用呼吸器进行人工呼吸的效果较徒手人工呼吸更有效。凡便于携带于现场施行人工呼吸的呼吸器,都属简易呼吸器,或称便携式人工呼吸器。使用这种呼吸器不仅能进行有效的机械通气,而且能纠正患者的某些病理生理状态,起到呼吸治疗的作用。多功能呼吸器则主要在重症监测治疗室或手术室等固定场所使用(图8-3)。

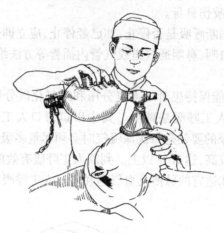

图8-3 利用呼吸器进行人工呼吸

二、监测

首先应监测心电图。心脏停搏时的心律可能是心室停顿,也可能是心室纤颤或是电-机械分离,其临床表现虽然相同,但治疗却不相同,只有心电图(或开胸直视)才能进行鉴别。在复苏过程中还可能出现其他心律失常,心电图监测可以明确其性质,为治疗提供极其重要的依据。

在后期复苏期间,还应重视呼吸、循环和肾功能的监测。在人工呼吸或机械通气时,都应维持血氧分压在正常范围,至少不低于60mmHg;二氧化碳分压在36~40mmHg之间。密切监测血压并维持其稳定,在条件允许时监测直接动脉压,也便于采取动脉血样行血气分析。留置导尿管监测尿量、尿比重及镜检,判断肾的灌注和肾功能改变情况,为输液提供参考。对于循环难以维持稳定者,应放置中心静脉导管监测中心静脉压,也便于给药和输液。

三、药物治疗

复苏时用药的目的是为了激发心脏复跳并增强心肌收缩力,防治心律失常,调整急性酸碱失衡,补充体液和电解质。复苏时的给药务必做到迅速准确。

首选静脉给药,注意必须从上腔静脉系给药。如已有中心静脉置管则应由中心静脉给药;否则应由肘部静脉穿刺给药。如果已经气管内插管而开放静脉又困难时,应由气管内给药。已知可以用于气管内注射的药物有肾上腺素、利多卡因、溴苄铵和阿托品等。将其常规用量以注射用水稀释到10ml,经气管内插管或是环甲膜穿刺后迅速注入。注药后立即行人工呼吸,使药物弥散到两侧支气管系。如借助细导管经气管内插管深入到支气管内注药则效果更好。心内注射是药物作用速度最快的方式,但是引起的并发症较多,如张力性气胸、心脏压塞、心肌或冠状血管撕裂等,一般是在开胸做心脏按压时直视下进行。

1. **肾上腺素** 是心肺复苏中的首选药物。其作用机制为:①激动外周α受体,使周围血管收缩,从而提高主动脉收缩压和舒张压,而使心脑灌注压升高;②兴奋冠状动脉和脑血

管上的 β 受体,增加心脑的血流量;③可促使心肌细颤转变成粗颤,从而增加电除颤的成功率。

一般以 0.02mg/kg 剂量静脉注射,若初量无效,每 3 ~ 5 分钟可重复注射 1 次,直至心搏恢复。大剂量的肾上腺素可能加重复苏后心肌和神经系统的不良反应。

2. 阿托品 能降低心肌迷走神经的张力,提高窦房结的兴奋性,促进房室传导,对窦性心动过缓有较好疗效,尤其适用于有严重窦性心动过缓合并低血压、低组织灌注或合并频发室性期前收缩者。严重窦性心动过缓时,可诱发室颤。如以阿托品使心率增快达 60 ~ 80 次/分左右,不仅可防止室颤的发生,而且可增加心排出量。心脏停搏时阿托品用量为 1.0mg,静脉注射;心动过缓时的首次用量为 0.5mg,每隔 5 分钟可重复注射,直到心率恢复达 60 次/分以上。

3. 氯化钙 可使心肌收缩力增强,延长心脏收缩期,并可提高心肌的激惹性。主要适用于因高血钾或低血钙引起的心脏骤停者。成人常用 10% 氯化钙 2 ~ 4mg/kg,缓慢静脉注射。钙剂无助于心搏的恢复,不主张心脏骤停患者常规应用。

4. 利多卡因 是治疗室性心律失常的有效药物,尤其适用于治疗室性期前收缩或阵发性室性心动过速。对于除颤后又心室纤颤而需反复除颤的病例,利多卡因可使心肌激惹性降低,缓解心室纤颤复发。常用剂量为 1 ~ 1.5mg/kg,缓慢静脉注射,每隔 5 ~ 10 分钟追加 0.5 ~ 0.75mg/kg,第 1 小时的总剂量不超过 3mg/kg,亦可以每分钟 2 ~ 4mg 的速度静脉输注。

5. 碳酸氢钠 为复苏时纠正急性代谢性酸中毒的主要药物。呼吸、心脏骤停后可引起呼吸性及代谢性酸中毒。当 pH 值低于 7.20 时,容易发生顽固性室颤,使心肌收缩力减弱,并使拟交感胺类药物的作用减弱,从而影响复苏效果。在复苏早期主要依靠过度通气来纠正呼吸性酸中毒。如果心脏停搏仅 1 ~ 2 分钟,则不需要用碳酸氢钠。但证实心脏停搏发生之前已存在代谢性酸中毒,则用碱性药物纠正有利于复苏。当碱剩余(SBE)达到 - 10mmol/L 以上时,才以碳酸氢钠来纠正。药物用量计算:碳酸氢钠(mmol) = [SBE × 体重(kg)]/4。复苏期间若不能测知 pH 值及血气分析,首次碳酸氢钠的剂量可按 1mmol/kg 给予,然后每 10 分钟给 0.5mmol/kg。盲目大量使用碳酸氢钠,易导致碱中毒,严重损害心肌和脑细胞。

6. 其他 在复苏时应慎用其他血管活性药物,一般只宜视为暂时性提高血压的措施,不宜作为长时间维持血压的办法。

(1)多巴胺:适用于低血压或(和)心功能不全者。

(2)去甲肾上腺素:适用于外周血管阻力降低合并明显低血压者。

(3)异丙肾上腺素:主要用于治疗房室传导阻滞,严重窦性心动过缓且对阿托品治疗无反应者,也可以异丙肾上腺素治疗。

(4)溴苄铵:主要用于对利多卡因或电击复律无效的室速和室颤。有明显的提高室颤阈值作用,利于除颤,且对心肌收缩力无抑制而有增强作用。

四、体液治疗

保持静脉通道开放,积极恢复有效循环血量是复苏的重要环节。以平衡盐溶液或等渗生理盐水充分扩容,才能保持循环功能的稳定,并使血液适度稀释,有利于改善组织灌流。在心肺复苏期间一般不适于选用含糖溶液,可适当输入胶体,除非有明显的失血,一般不主张输血。

知识链接

原则上对所有呼吸、心跳停止的患者均应尽最大努力复苏,但存在下列情况时可考虑终止:①有有效的"放弃复苏"遗嘱;②不可逆性死亡征象如断头、尸僵、尸腐等;③复苏操作持续30分钟,患者仍深昏迷,无自主呼吸,心电图呈直线,脑干反射全部消失者。

第三节 复苏后治疗

心脏停搏期间,脑、心、肺、肾等重要器官组织发生缺氧性损害,心跳恢复后短时间内难以迅速好转,防治多器官功能衰竭和缺氧性脑损害成为复苏后续处理的主要内容。在防治多器官功能衰竭时,首先应保持呼吸和循环功能良好稳定。

一、呼吸循环管理

（一）维持良好呼吸功能

低氧血症可直接影响心、脑氧供。无论自主呼吸恢复与否,都应加强呼吸管理,对呼吸系统进行详细检查。主要是及时清除呼吸道内分泌物,确保呼吸通畅,供氧充分,纠正缺氧状态。患者应常规吸氧,如自主呼吸已恢复而呼吸功能仍不足,可应用呼吸兴奋药以加强呼吸中枢功能。如自主呼吸未恢复或微弱,或有通气功能障碍者,应进行机械通气,并根据血气分析结果调整呼吸机有关参数以维持良好的血氧分压、二氧化碳分压及血 pH 值。

（二）确保循环功能稳定

复苏后,因心脏停搏期间引起的酸中毒、心肌收缩无力、血容量不足或原有心脏疾病等,易发生低血压、心律失常或心力衰竭,病情恶化可导致复跳的心脏再停跳。因此,复苏后期必须严密监测心电图、血压、中心静脉压、尿量,必要时监测肺动脉楔压和心排出量。应避免发生低血压,即使轻度低血压也可影响脑功能的恢复。维持血压在正常或稍高于正常水平为宜,有利于脑内微循环血流的重建。复苏后期可能仍需要应用某些药物来支持循环功能,其目的是为了给其他更重要的治疗措施创造条件。但不能完全依赖药物,并应及早脱离这些支持。只有在不需要任何药物的支持下仍能保持循环功能正常时,才能认为循环功能确已稳定。

二、脑复苏

为了防治心脏停搏后缺氧性脑损伤所采取的措施称为脑复苏。人脑组织的代谢率高,氧耗量大,但能量储备很有限。当自主循环功能恢复,脑组织再灌注后,脑缺血性改变仍继续发展。脑细胞发生不可逆性损害是在再灌注后。相继发生脑充血、脑水肿及持续低灌流状态,使脑细胞继续缺血缺氧,导致细胞变性和坏死,形成脑再灌注损伤。因此,脑复苏的主要任务是防治脑水肿和颅内压升高,以减轻或避免脑组织的再灌注损伤,保护脑细胞功能。

脑复苏成功的标志:①瞳孔缩小是最有效和最敏感的标志;②出现对光反射;③睫毛反射和角膜反射标志神志很快恢复;④挣扎是脑复苏成功的早期标志,但过度挣扎提示预后不良;⑤吞咽反射或肌张力增强。

脑复苏的原则在于防止或缓解脑组织肿胀和水肿。脱水、降温和肾上腺糖皮质激素治疗是现今较为行之有效的防治急性脑水肿的措施。

（一）脱水

脱水应以减少细胞内液和组织液为主，而循环血量应保持正常或高于正常并适当稀释。通过增加排出量来完成脱水，而不应使入量低于代谢需要。脱水时需维持血浆胶体渗透压不低于15mmHg，血浆清蛋白在30g/L以上。脱水治疗一般以渗透性利尿为主，快速利尿药（如呋塞米）为辅助措施。

甘露醇是最常用的渗透性利尿药，用法为20%甘露醇0.5～1.0g/kg静脉滴注，每日4～6次，必要时可加用呋塞米20～40mg。如发生颅内压突然剧增或疑有脑疝发生时，可一次快速注入20%甘露醇50～60ml（1ml/kg）。

血浆清蛋白的利尿作用缓和且持续，可与甘露醇同时使用。而且清蛋白有利于维持血浆胶体渗透压和血容量，以缓解因脱水而使血容量减少的不利影响。

虽然高张葡萄糖也有渗透性利尿作用，但有加重脑水肿的可能，因而不作为脱水治疗的主要用药。一般于两次甘露醇用药之间，静脉注射50%葡萄糖溶液50ml，可弥补甘露醇药效难以连续的不足。脑水肿一般在第3～4天达到高峰，因此脱水治疗应持续5～7日。

（二）降温

降温是脑复苏综合治疗的重要组成部分。低温可使脑细胞的氧需量降低，从而维持脑氧供需平衡，起到脑保护作用。体温每降低1℃可使代谢率下降5%～6%。但不是所有心脏停搏者都必须降温，如心脏停搏未超过4分钟或患者呈软瘫状态时，不能使用低温技术。当心脏停搏时间较久，或患者体温升高、肌张力增高时，应予降温。如心脏停搏的时间不明，应密切观察，一旦患者出现体温升高趋势或有肌紧张及痉挛表现时，应立即降温。如待体温升高达顶点或出现惊厥时才开始降温，则疗效难以满意。

脑组织是降温的重点，头部以冰帽降温效果较好。同时将冰袋置于颈侧、腋窝、腹股沟和胭窝等大血管经过的部位，可达到全身降温的目的。对于心脏停搏时间较长，昏迷程度较深的患者，在第1个24小时内，使直肠温降到32℃，此时脑温达28℃以下，以后酌情保持直肠温于33～35℃。对于心脏停搏时间尚短者，采用亚低温，使脑温保持在33～34℃，直肠程度不超过37℃。为防止降温时发生寒战反应，在降温之前即应开始用丙嗪类、巴比妥类药物。降温幅度因人而异，以降温达足以使肌张力松弛、呼吸血压平稳为准。降温持续到患者神志开始恢复或好转为止。复温时只需逐步减少冰袋，使体温缓慢回升即可。

（三）肾上腺皮质激素治疗

肾上腺皮质激素可降低毛细血管通透性、稳定溶酶体膜、减轻脑水肿，宜尽早开始使用。后续复苏时即可静脉滴注氢化可的松100～200mg，以后应用地塞米松每次10mg，每日2～4次，一般使用3～4日后停药，以免发生并发症。

三、并发症防治

（一）防治肾衰竭

呼吸循环骤停可能损害肾功能，严重者可发生肾衰竭。最有效的预防方法是维持循环稳定，保证肾脏的灌注压；尽量避免应用使肾血管严重收缩及损害肾功能的药物；纠正酸中毒及使用肾血管扩张药物（如小剂量多巴胺）等。复苏后应监测肾功能，包括每小时尿量、血肌酐、血尿素氮及血、尿电解质浓度等，以便早期发现肾功能的改变，及时进行治疗。

（二）控制抽搐

严重脑缺氧后,患者可出现抽搐,表现为间断或持续抽搐。抽搐越严重,发作越频繁,预后越差。特别严重的脑缺氧会出现深昏迷,反而可以不出现抽搐。抽搐时耗氧量成倍增加,脑静脉压及颅内压升高,脑水肿可迅速发展,所以必须及时控制抽搐,否则可因抽搐加重脑缺氧损害。

通常应用巴比妥类药如苯巴比妥或苯妥英钠 0.1 ~ 0.2g,肌内注射,6 ~ 8 小时用药一次。对发作持续时间较长或发作频繁者,应迅速使用强效止痉药,可先用地西泮 10 ~ 20mg 静脉注射,或 2.5% 硫喷妥钠 150 ~ 200mg 静脉推注,抽搐控制后,采用静脉滴注方法维持,或配合使用冬眠制剂。对顽固性发作者在行气管插管人工通气的情况下才选用肌肉松弛剂。

（三）防治胃肠道出血

应激性溃疡出血是复苏后胃肠道的主要并发症。对肠鸣音未恢复的患者应插入胃管,行胃肠减压及监测胃液 pH 值。为防止应激性溃疡发生,常规应用抗酸药和保护胃黏膜制剂,一旦出现出血,按消化道出血常规处理。

（四）预防感染

心脏骤停的患者,由于机体免疫功能下降,容易发生全身性感染。若复苏后意识未恢复或由于抽搐而较长时间处于镇静镇痛及肌松药等作用下,患者易发生反流、误吸,导致肺部感染;长期留置导尿管,易致尿道感染;长期卧床易发生压疮。一旦发生感染、发热,将会加重脑缺氧,影响意识恢复,甚至导致多器官功能失常综合征。因此,复苏后应使用广谱抗生素以预防感染,同时加强护理。

 知识链接

脑复苏的结局

根据 GPS(Glasgow- Pittsburg)分为五级。

GPS – 1 级:脑及总体情况优良。清醒、健康、思维清晰,能从事工作和正常生活,可能有轻度神经及精神障碍。

GPS – 2 级:轻度脑和总体残疾。清醒,可自理生活,能在有保护的环境下参加工作,或伴有其他系统的中度功能残废,不能参加竞争性工作。

GPS – 3 级:中度脑和总体残废。清醒,但有脑功能障碍,依赖旁人料理生活,轻者可自行走动,重者痴呆或瘫痪。

GPS – 4 级:植物状态(或大脑死亡)。昏迷、无神志、对外界无反应,可自动睁眼或发声,无大脑反应,呈角弓反张状。

GPS – 5 级:脑死亡。无呼吸、无任何反射,脑电图呈平线。

复习思考题

1. 如何判断患者心脏骤停?
2. 判断胸外按压有效的指标有哪些?
3. 判断人工呼吸有效的标准有哪些?
4. 脑复苏的指征有哪些? 脑复苏包括哪些措施?

（汪新华 孙 权）

第九章 围术期处理

学习要点

1. 围手术期的概念。
2. 术前准备的事项。
3. 术后常见并发症以及防治措施。

围术期是围绕手术的一个全过程,从患者决定接受手术治疗开始,到手术治疗直至基本康复,包含手术前、手术中及手术后的一段时间。具体是指从确定手术治疗时起,直到与这次手术有关的治疗基本结束为止,时间约在术前 5~7 天至术后 7~12 天。

第一节 术前准备

手术前的准备工作是整个手术治疗的重要组成部分,充分作好术前准备,是手术成功的保障。

一、术前讨论

术前医生应该通过各种检查明确诊断,通过与手术及麻醉有关的检查,如心、肺、肝、肾功能,凝血机制及血糖、血压、血沉等项目的检查,对患者接受手术的能力评估,排除手术禁忌证。必须熟悉患者病史、临床检查及辅助检查等相关资料。骨骼、肌肉系统疾病及损伤的 X 线、CT、MRI 等影像学检查,是重要的辅助检查资料,是骨伤疾病诊断及治疗的重要依据,需在术前反复阅片,做好测量,组织手术小组成员认真讨论,要根据患者伤病的性质、部位及术后对功能的影响情况拟定手术方案。

需要注意的是骨科伤病时局部正常的解剖关系已被病理变化所扰乱,而书本上阐述的手术入路却是正常的解剖结构。因此手术者要反复复习手术过程,熟悉手术的每个环节,作好各种应急准备。要分析术中可能发生的意外情况,制订出相应的预防措施。

知识链接

骨科手术的分级

骨科手术按技术难度、过程复杂度、风险度由小到大分为四级。一般的清创、骨牵引术等属一级手术;四肢长管骨骨折切开复位与内固定术、开放性骨折处理、关节脱位复位内固定、关节镜下半月板切除及滑膜切除术、后路椎板及关节突与横突间植骨融合术等属二级手术;髋关节置换、关节成形、后路颈椎椎板扩大成形术、颈椎前路椎间盘摘除或椎体次全切植骨融合内固定术等属三级手术;骨盆骨折切开复位内固定术、颈椎椎弓根螺钉内固定术、四肢肿瘤骨段切除术、经皮椎体成形术、新手术等属四级手术。

二、术前备皮

手术前认真仔细地作好手术区皮肤的准备,是避免切口感染,确保手术效果的一项重要措施。具体方法与要求参考第二章无菌术。

三、术前备血

术前患者贫血或血容量不足,应术前输血或输液予以纠正。对于预估术中出血较多的患者应该按输血技术要求做好输血前准备,检查与输血有关的项目,如肝炎、HIV、梅毒等,常规备血。对于一些罕见血型如 Rh 阴性等,术前 48 小时准备自体血。对于预估术中出血量较大的无污染手术如人工关节置换术、脊柱的减压植骨内固定术等,预备术中自体血回输。

四、术前用药

骨伤科手术要求绝对无菌,除严格按要求备皮、无菌操作外,手术前预防性应用抗生素也是重要措施。对于骨病或是无开放伤口的骨伤科患者,术前 0.5 ~ 2 小时预防性使用抗生素;如手术时间超过 3 小时或失血量超过 1500ml 时,可在术中加用一次。原则上应选择相对广谱、效果肯定、安全及价格相对低廉的抗生素。

如患者肝功能较差或出凝血时间过长,术前三天应开始肌内注射维生素 K_3,每日 1 次,每次 8mg。

如患者术前服用阿司匹林,需停药至少一周,才可手术。

营养不良者应在手术前补充营养,以利于术后恢复,可采用少量多次输新鲜血或输注清蛋白等方法。

合并糖尿病的患者,需术前使用胰岛素来控制血糖。

患有高血压或其他慢性疾病者,应请内科、麻醉科等相关科室会诊,根据会诊结果,再考虑手术并积极做好防范手术中可能出现意外情况的应对措施。

五、骨科术前特殊准备

(一) 术前训练

为更好地配合手术,患者应在术前进行一些与手术后康复有关的训练,如在术前练习床上饮食及排便;腰椎术后的抬腿、腰背肌训练;关节置换患者的被动关节训练和主动肌肉等长收缩练习等。一些手术术中需要患者配合,术前患者应对此有足够的了解,并按医师要求进行训练,如椎间盘造影术,阳性的判断是根据患者的反应,能否诱发出平时类似的疼痛,故术前应与患者进行仔细交流,让患者了解手术目的和流程;又如颈椎前路手术前,患者应练习气管牵拉训练等;局麻、硬膜外麻醉行胸腰椎手术时,患者应俯卧训练。

(二) 肢体牵引

某些骨与关节畸形、陈旧性骨折、脱位或先天性畸形患者,如先天髋关节脱位等,在手术矫形前需骨牵引或皮肤牵引 2 ~ 3 周,以缓解关节挛缩,通过软组织牵拉间接复位,减少手术时整复难度。

(三) 器具准备

器械的配套、完善是手术顺利进行的基础。骨科手术所用的器械较多,其种类和规格也有不同,术者使用习惯亦有所差异。为了手术中得心应手,利于操作,术前手术医师应亲自选好器械,经消毒灭菌后备用。

术后有效、合理的制动、固定,影响到骨科手术的成败。对于一些术后需要佩戴支具的患者,首先要让患者了解佩戴支具的必要性和拒绝医嘱可能出现的危险后果,使患者尽量做到积极主动地配合。术前应尽量完成取模、支具制作、试带等准备工作。但是对于手术前后局部形态变化很大者,如脊柱侧弯、后突矫正术,只能术后按照矫形后姿态进行支具制作。对于部分脊柱感染患者,石膏床仍是十分有效的固定方法,需要在术前将其制作完毕,术后可直接卧于石膏床内。

六、术前谈话

主管医生应把患者的病情、手术计划以及手术中和手术后可能出现的情况,如术中麻醉意外,或由于手术刺激等可能导致患者心脏骤停,术后切口感染,肢体功能恢复不理想等情况,向患者本人及家属实事求是地讲清楚。帮助患者及家属从心理上认清接受手术治疗的必要性,以及拒绝手术可能出现的后果。尽量使患者从主观上积极地接受手术治疗,对手术要达到的目的及可能发生的并发症与意外事项,有一定的心理准备。并在征得他们的同意和配合的条件下,签字后方可进行手术。

第二节　术　后　处　理

术后处理是确保手术效果不可缺少的措施,正确的术后处理可以有效地减少相关并发症,最大限度地恢复肢体功能。

一、重症监护

有下列情况之一者应在手术后进入重症监护病房实施监护。

1. 手术后患者多项生命体征不稳定者。
2. 术中出血较多、血压不稳定者。
3. 全麻术后尚未完全清醒者。
4. 自主呼吸尚未完全恢复者。
5. 合并有严重肺、心、肾等疾病或并发症者。

二、全身处理

(一) 生命体征和麻醉反应监测

患者被送回病房后要密切观察其生命体征、伤口失血和引流情况、麻醉反应等并做详细记录,特别是脊柱前路等较大手术。

(二) 营养与液体补充

一般骨科手术对患者胃肠道干扰不大,麻醉期过后多可正常进食。严重创伤或合并其他系统伤病的患者术后要注意水、电解质的平衡及糖、脂肪、蛋白质等营养物质的补充。

(三) 止痛治疗

积极的围术期镇痛可以降低心血管系统并发症、肺不张、肺部感染的发生,以及降低下肢静脉血栓形成和肺栓塞的发生,能够促进功能锻炼,加快康复。有局部神经阻滞、关节注射、硬膜外镇痛、患者自控镇痛等方法。患者自控镇痛是通过微处理器控制的微量镇痛泵,在患者感觉疼痛时按压启动键,向体内注入设定剂量的镇痛药物以消除疼痛的方法。

(四)抗感染治疗

为了避免手术伤口的感染,术后短期预防性使用抗生素是必要的。若有感染征象如发热、手术切口周围肿胀、有渗液等,则需结合病情及实验室检查选择抗生素。应选用广谱、高效及敏感的抗生素,而且要有足够的剂量;在应用抗生素的同时,应给予全身支持治疗。当发现切口内有脓性液时,应根据不同手术的具体情况,采用切开引流或闭合冲洗的方法,将脓性物排出,甚至在必要时取出植入物。

(五)功能锻炼

鼓励患者术后早期自主积极地进行全身及局部功能锻炼,以促进早日康复。除脊柱手术外,主张患者术后早期下地活动,可以减少手术并发症发生。功能锻炼时,先从肌肉主动等长收缩开始,在术后24小时后即可进行,然后过渡至等张收缩,可以配合关节功能锻炼器进行。

三、局部处理

在术前讨论时就要安排妥当,患者返回病床前,应把所需的各种器具如牵引支架、绳、锤、钩或石膏、夹板等准备齐全。患者被送回病房后,立即将手术部位或患肢妥善安放。

(一)抬高患肢

肢体抬高可促进静脉回流,加速消肿,减少静脉血栓形成。一般将患肢抬高于心脏水平,肢体远端应是最高位。患肢应尽量处于功能位,还要考虑患者的舒适程度。

(二)观察患肢血液循环

主要从肢体疼痛情况、肿胀,皮肤色泽、温度、运动、感觉等方面进行观察。要注意患者主诉,分析发生各种症状的原因,防止出现骨筋膜室综合征。

(三)观察伤口出血

主要是从伤口敷料、患者的生命体征等全身情况进行观察。若伤口安放引流,要接好引流装置,记录引流量。有些伤口可置小沙袋加压或冰块外敷,以辅助止血。

(四)外固定护理

对石膏、夹板、牵引和外固定架的护理,要特别注意观察松紧度和肢体血运、有无压疮、钉道有无渗出等,根据情况及时处理。

(五)外固定时间及拆线

外固定时间过长,可能会造成固定关节僵凝或失用性萎缩。外固定时间过短,骨折未达临床骨愈合,过早负重则可能引起骨不愈合甚至再骨折。因此要根据病情掌握好去除外固定的时间。

骨科手术正常情况下拆除缝线是术后12～14天,也可以在去除外固定或2周后更换外固定时拆线。污染、感染伤口或营养不良患者的伤口,拆线时间适当延长。

第三节 术后并发症

并发症是指一种损伤或疾病在发展过程中引起另一种损伤、疾病或症状的发生,后者即为前者的并发症。由于骨伤科手术多为功能重建手术,因此,术后除了一般外科常见并发症外还有一些自己的特殊并发症。

一、脂肪栓塞综合征

脂肪栓塞综合征是指由于脂肪栓子进入血流,阻塞小血管,尤其是阻塞肺内毛细血管,使其发生一系列的病理改变和临床表现。常发生于创伤(尤其是长骨骨折及骨盆骨折)后24~72小时。

(一)诊断标准

可以分为主要标准、次要标准和参考标准。

1. 主要标准　皮下出血;呼吸系统症状及肺部 X 线病变;无颅脑外伤的神经症状。

2. 次要标准　动脉血氧分压低于 60mmHg;血红蛋白下降(10g 以下)。

3. 参考标准　心动过速、脉快,高热;血小板突然下降;尿中脂肪滴及少尿;血中游离脂肪滴。

凡临床症状有主要标准 2 项以上,或主要标准只有 1 项,而次要标准或参考标准在 4 项以上者,可以确诊。如无主要标准,有次要标准 1 项及参考标准 4 项以上者,可拟诊为隐性脂肪栓塞。

(二)预防

包括:对骨折进行确实的外固定;内、外固定操作时注意采用轻柔手法;患肢抬高;预防感染及防治休克;维持血液正常 pH 值;纠正酸中毒;术后常规给氧。

(三)治疗

治疗脂肪栓塞均为对症处理和支持疗法,旨在防止脂栓进一步加重,纠正缺氧和酸中毒,防止和减轻重要器官功能损害,促进受累器官功能恢复。

1. 纠正休克　在休克完全纠正之前,应妥善固定骨折伤肢,切忌进行骨折整复。

2. 呼吸支持　呼吸支持是基本治疗措施。一般轻症者,可以鼻管或面罩给氧,使动脉血氧分压维持在 70~80mmHg 以上。重症患者,短期呼吸支持者可先行气管内插管,长期者应做气管切开。一般供氧措施若不能纠正低氧血症状态,应做呼吸机辅助呼吸。

3. 减轻脑损害　做头部降温、脱水和高压氧治疗。

4. 抗脂栓药物治疗　如:低分子右旋糖酐、肾上腺糖皮质激素、抑肽酶、清蛋白等。

(四)预后

症状较轻的脂肪栓塞早期处理,预后较好;暴发型预后不良。发生症状的脂肪栓塞病死率约为 10%~20%,肺脂栓是脂肪栓塞死亡的主要原因。有的病例可有癫痫性精神症状、性情变化、去皮质强直、尿崩症、视力障碍、心肌损害、肾功能障碍等后遗症,但发生率不高。有的病例在外伤局部可形成骨化性肌炎。

二、深静脉血栓形成

深静脉血栓是因血液在深静脉内不正常地凝结而形成。好发部位为下肢。常见于骨科大手术如人工髋关节置换术、人工膝关节置换术、髋部周围骨折手术等后,是肺栓塞栓子的主要来源。

(一)症状和诊断

常见症状:起病较急,血栓远端肢体或全肢体肿胀、发硬、疼痛,活动后加重,甚至出现静脉性坏疽。

可以通过彩色多普勒超声探查、静脉造影、放射性核素血管扫描检查、螺旋 CT 静脉造影、血浆 D-二聚体测定等方法进行检查。

（二）预防

1. 术前 12 小时或术后 12～24 小时（硬膜外腔导管拔除后 2～4 小时）开始皮下给予常规剂量肝素；或术后 4～6 小时开始给予肝素常规剂量的一半，次日增加至常规剂量。用药时间一般不少于 7～10 天。

2. 术中操作轻柔，避免静脉内膜损伤。

3. 术后抬高患肢时，不要在腘窝或小腿下单独垫枕，以免影响小腿深静脉回流；鼓励患者尽早开始肢体主动活动，并多做深呼吸及咳嗽动作，尽可能早期下床活动。

4. 使用足底静脉泵、间歇充气加压装置、逐级加压弹力袜等装置机械加压。

（三）治疗

1. **溶栓治疗** 通常选用尿激酶和重组链激酶，首选为尿激酶。溶栓方式有导管接触性溶栓和系统溶栓。

2. **中药** 消栓通脉治疗。选用丹参、川芎、当归、三棱、牛膝、水蛭、土鳖虫、穿山甲等药辨证加减。

3. **手术取栓** 是唯一能在短时间内清除血栓的方法。

三、外科一般并发症

（一）成人呼吸窘迫综合征

是由于过度吸氧、窒息等直接因素以及创伤、休克、败血症等间接因素引起的急性呼吸衰竭。通过给氧、使用糖皮质激素、营养支持等方法可以进行治疗。

（二）肺炎

常见为吸入性肺炎。抬高床头有助于预防吸入性肺炎的发生。一旦发生后，需静脉滴注适当的抗生素及有效的排痰。

（三）心肌梗死

临床表现为急性胸痛并放射性疼痛，心电图上有典型变化。心肌梗死一旦发生后，应将患者放置监护环境中，对心肌酶类、心电图的变化等进行持续监测。

（四）泌尿系统感染

是最常见的院内感染。对已经明确诊断的泌尿系感染，在术前应彻底治疗。围术期的导尿管（术后 24 小时）可以降低术后泌尿系感染的发病率。

（五）胃肠道并发症及营养不良

糖尿病合并神经系统疾病的患者易发生术后肠梗阻；而有溃疡病史、服用非甾醇类药物及吸烟的患者，术后发生消化道出血的可能性较大。治疗方法有：灌肠、应用抗酸药物及 H_2 受体阻断剂等。

对准备手术的患者，应确保其足够的营养。对无法进食的患者，应进行胃肠道外营养；对多发性创伤的患者，必要时可行空肠造口术，以补充营养。

（六）压疮

易出现在高龄、重疾病及神经系统疾病的患者中，好发部位为腰骶部、足跟、臀部等。压疮可以成为感染源，甚至危及生命。经常变换体位、使用特殊充气床垫、积极治疗全身疾病及纠正营养不良是预防压疮的基本手段。一旦发生后，通过创面换药、红外线理疗、营养支持、控制血糖等方法进行处理。如压疮严重程度达三度者应尽早行清创及肌皮瓣转移覆盖。

❓ 复习思考题

1. 术前应如何拟定手术方案？
2. 怎样做好骨科手术术前准备？
3. 如何防范骨科术后常见并发症？

（汪新华）

第十章 外科感染

学习要点

1. 外科感染的常见致病菌。
2. 常见外科浅表感染的类型、症状和预防治疗措施。
3. 全身性感染的类型和治疗。
4. 破伤风的治疗与预防。

第一节 概　述

外科感染是指需要外科治疗的感染,包括创伤、烧伤、手术、器械检查等并发的感染。外科感染有以下特点:常为多种细菌的混合感染;局部症状明显;多为器质性病变,常有组织化脓坏死,需外科处理。

一、分类

外科感染可从不同的角度予以分类。

（一）按病菌种类和病变性质归类

1. 非特异性感染　亦称化脓性感染或一般性感染,占外科感染的大多数。常见有疖、痈、丹毒、急性淋巴结炎、急性乳腺炎、急性阑尾炎、急性腹膜炎等。致病菌有金黄色葡萄球菌、溶血性链球菌、大肠杆菌、变形杆菌等,可由单一病菌导致感染,也可由几种病菌共同致病形成混合感染。

2. 特异性感染　常见的特异性感染有结核、破伤风、气性坏疽、炭疽、念珠菌病等,引起感染的致病菌的致病作用不同于一般性感染的病菌,可以引起较为独特的病变。

（二）按病程区分

外科感染可分为急性、亚急性与慢性感染三种。病变以急性炎症为主,病程在3周以内的外科感染为急性感染;病程超过2个月或更久的感染为慢性感染;病程介于急性与慢性感染之间的称亚急性感染。

（三）按发生条件归类

按病原体的来源以及入侵时间区分为:原发性感染、继发性感染;外源性感染和内源性感染。

感染也可按照发生条件分为:条件性(机会性)感染、二重感染(菌群交替症)、医院内感染等。

二、病因病理

(一)常见化脓性致病菌

与外科感染有重要关系的常见化脓性致病菌有:

1. 葡萄球菌 革兰染色阳性,常存在于鼻、咽、皮肤及其附属腺体。金黄色葡萄球菌致病力强,主要产生溶血素、杀白细胞素和血浆凝固酶等,可造成多种感染,如疖、痈、骨髓炎、伤口感染等。其感染的特点是局限性组织坏死。由于限局性特点,引起全身性感染时,常伴转移性脓肿。脓液稠厚、黄色、不臭。

2. 链球菌 革兰染色阳性,存在于口、鼻、咽和胃肠道内。溶血性链球菌能产生溶血素和多种酶,破坏纤维质所形成的脓肿壁,使感染易扩散。典型感染是急性蜂窝织炎、淋巴管炎等。易引起败血症,一般无转移性脓肿。脓液比较稀薄、淡红色、量较多。

3. 大肠杆菌 革兰染色阴性,大量存在于肠道。单纯大肠杆菌感染产生的脓液无臭味,和其他致病菌一起造成混合感染,产生的脓液稠厚,有恶臭或粪臭。

4. 铜绿假单胞菌 革兰染色阴性,常存在于肠道和皮肤。对大多数抗感染药物不敏感,是继发感染的主要致病菌,尤其是大面积烧伤创面的感染。有时可导致严重败血症。脓液淡绿色,有特殊甜腥臭。

5. 变形杆菌 革兰染色阴性,存在于前尿道和肠道。是尿路感染、大面积烧伤感染等的致病菌之一。对大多数抗感染药物有耐药性,在抗感染治疗后,原来的混合感染可以形成单纯变形杆菌感染。脓液有特殊恶臭味。

6. 克雷伯菌、沙雷菌、肠杆菌 革兰染色阴性,存在于肠道内。常为院内感染致病菌。易和葡萄球菌、大肠杆菌或铜绿假单胞菌等造成混合感染,甚或形成败血症。

(二)病理机制

吞噬作用是人体最重要的防御功能,主要通过中性粒细胞、大单核细胞和单核-吞噬细胞来完成。当人体防御功能不足或损害,致病菌通过各种创伤或微小伤口进入人体,组织发生炎症反应,将致病菌限制于局部。如吞噬作用能很快将入侵细菌消灭,则炎症停止发展,组织逐渐修复,可无明显临床感染出现。如果入侵细菌数量大,毒性强,则炎症反应剧烈,出现红、肿、热、痛等临床感染表现。部分炎症介质、细胞因子和病菌毒素等还可进入血流,引起全身性反应。

(三)感染的结局

感染病变的演变与结局取决于病原菌毒性、机体抵抗力、感染部位以及治疗措施是否得当,可能出现下列结果。

1. 炎症好转 经有效治疗,炎症消退,感染就可以治愈。

2. 局部化脓 人体抵抗力占优势,感染局限化,形成脓肿。在有效的治疗下,炎症病变或小的脓肿可以吸收消退;比较大的脓肿破溃或经手术引流脓液后感染好转。

3. 炎症扩展 病菌毒性大、数量多,宿主抵抗力不足,感染迅速扩展,可出现菌血症、脓毒血症。

4. 转为慢性炎症 病菌大部分被消灭,但尚有少量残存,组织炎症持续存在,变为慢性炎症。在人体抵抗力减低时,病菌可再次繁殖,感染可重新急性发作。

三、临床表现与诊断

（一）临床表现

1. 局部症状　急性炎症有红、肿、热、痛和功能障碍的典型表现。慢性感染也有局部肿胀或硬结肿块，但疼痛大多不明显；体表病变脓肿形成时，触诊可有波动感。如病变的位置深，则局部症状不明显。

2. 器官-系统功能障碍　感染侵及某一器官或系统时，该器官或系统可出现功能异常，例如泌尿系统感染时有尿频、尿急；肝脓肿时可有腹痛、黄疸；腹内脏器发生急性感染时常有恶心、呕吐等。

3. 全身症状　感染轻微可无全身症状，感染重时常有发热、呼吸与心跳加快、头疼乏力、全身不适、食欲减退等表现。严重脓毒症时可有尿少、神志不清等器官灌注不足的表现，甚至出现休克和多器官功能障碍。

4. 特殊表现　某些感染可有特殊的临床表现，如破伤风有肌强直性痉挛；气性坏疽和其他产气菌蜂窝织炎可出现皮下捻发音；皮肤炭疽有发痒性黑色脓疱等。

（二）诊断

1. 临床检查　应认真询问病史和做体格检查。波动感是诊断脓肿的主要依据，但应注意与血肿、动脉瘤或动静脉瘘区别。深部脓肿波动感可不明显，但表面组织常有水肿，局部有压痛，可有发热，穿刺有助诊断。

2. 实验室检查　白细胞计数及分类是常用检测，如白细胞总数大于 $12 \times 10^9/L$ 或小于 $4 \times 10^9/L$ 或发现未成熟白细胞，提示重症感染。其他化验项目如：血常规、血浆蛋白、肝功能等，可根据初诊结果选择。泌尿系感染者需做尿常规与肾功能检查；疑有免疫功能缺陷者需检查淋巴细胞分类、免疫球蛋白等。分泌物等可做细菌培养以及药物敏感试验。

3. 影像学检查　主要用于内在感染的诊断。超声波检查可用以探测肝、胆、肾等的病变，还可发现胸腔、腹腔或关节腔积液。骨关节病变常需 X 线摄片；胸部病变可用 X 线透视或摄片；X 线还可用以确定膈下游离气体、肠管内气液积存情况。CT、MRI 等可用以发现体内脓肿、炎症等多种病变。

四、治疗

外科感染可以通过防止病原微生物侵入、切断病原菌传播环节、增强机体抗感染能力等来预防。治疗原则是消除感染病因和毒性物质，制止病菌生长，增强人体抗感染能力以及促使组织修复。应从局部处理与全身性治疗两方面着手。

（一）局部处理

1. 保护感染部位　避免受压，适当限制活动或加以固定，以免感染范围扩展。

2. 理疗与外用药物　炎症早期可以局部热敷或采用超短波、红外线辐射等物理疗法，促进炎症消退或局限。感染伤口创面则需换药处理。

3. 手术治疗　脓肿形成后应及时引流使脓液排出。手术方式为切除或切开病变组织、排脓及留置引流物。深部脓肿可以在超声、CT 引导下穿刺引流。

（二）抗感染药物的应用

较轻或局限的感染可不用或口服抗菌药物，范围较大或有扩展趋势的感染需全身用药。应根据细菌培养与药敏试验选用有效药物。在培养与药敏尚无明确结果时，可以根据经验选用适当抗菌药物。清热解毒药为主的中药有抗感染作用,常与活血化瘀药、益气药等合用。

(三) 全身支持治疗

对于有重要脏器感染、脓毒症、手术后或创伤合并感染以及原先有较重的其他病症者,要注意改善患者全身状态,增强机体抵抗力。

第二节 浅部化脓性感染

一、疖

疖是单个毛囊及其周围组织的急性化脓性感染。病原菌以金黄色葡萄球菌为主。好发于颈项、头面、背部毛囊与皮脂腺丰富的部位。与皮肤不洁、擦伤、环境温度较高或机体抗感染能力降低有关。脓栓形成是其特征。

(一) 临床特点

初起时,局部皮肤有红、肿、痛的小硬结,范围仅 2cm 左右。数日后结节中央组织坏死、软化,肿痛范围扩大,触之稍有波动,中心处出现黄白色的脓栓,继而脓栓脱落、破溃流脓。脓液流尽,炎症逐步消退后,即可愈合。有的疖无脓栓。

面疖的症状常较重,病情加剧或被挤碰时,病菌可经内眦静脉、眼静脉进入颅内海绵状静脉窦,引起化脓性海绵状静脉窦炎,出现颜面部进行性肿胀,可有寒战、高热、头痛、呕吐、昏迷等,病情严重,死亡率很高。

(二) 治疗

1. 早期促使炎症消退 红肿阶段可选用热敷、超短波、红外线等理疗措施,也可敷贴加油调成糊状的中药金黄散、玉露散或鱼石脂软膏。

2. 局部化脓时及早排脓 疖顶见脓点或有波动感时用苯酚点涂脓点或用针头将脓栓剔除,或做切开引流,忌挤压。出脓后敷以呋喃西林湿纱条或化腐生肌的中药膏,直至病变消退。

3. 抗生素治疗 若有发热、头痛、全身不适等全身症状,面部疖并发急性淋巴结炎、淋巴管炎时,可选用青霉素或复方磺胺甲噁唑等抗菌药物治疗,或用清热解毒中药方剂等。有糖尿病者应控制血糖。

二、痈

指多个相邻毛囊及其周围组织的急性化脓性感染,也可由多个疖融合而成。致病菌以金黄色葡萄球菌为主。感染与皮肤不洁、擦伤、机体抵抗力不足相关。中医称"疽"。感染常从毛囊底部开始,其表面皮肤血运障碍甚至坏死;自行破溃常较慢,全身反应较重,甚至发展为脓毒症。

(一) 临床特点

一般在中、老年居多,部分患者原有糖尿病。病变好发于皮肤较厚的部位,如项部和背部。初起为小片皮肤硬肿、色黯红,其中可有数个凸出点或脓点,疼痛较轻,但有畏寒、发热、食欲减退和全身不适。随后皮肤硬肿范围增大,周围呈现浸润性水肿,引流区域淋巴结肿大,局部疼痛加剧,全身症状加重。随着病变部位脓点增大、增多,中心处可破溃出脓、坏死脱落,使疮口呈蜂窝状。其间皮肤可因组织坏死呈紫褐色,但肉芽增生比较少见,很难自行愈合。延误治疗,病变继续扩大加重,出现严重的全身反应。

唇痈容易引起颅内化脓性海绵状静脉窦炎,危险性更大。

(二)治疗

1. 及时使用抗菌药物　可先选用青霉素或复方磺胺甲噁唑,以后根据细菌培养和药物敏感试验结果选药。中药应辨证处方,选用清热解毒方剂,以及其他对症药物。有糖尿病时应使用胰岛素控制血糖。

2. 外用药物　初期可用50%硫酸镁湿敷,或鱼石脂软膏、金黄散等敷贴,也可以络合碘原液稀释10倍后每日涂抹3次。

3. 切开引流　已出现多个脓点、表面紫褐色或已破溃流脓时,需要及时切开引流。在静脉麻醉下做"＋"或"＋＋"形切口切开引流。切口线应超出病变边缘皮肤,清除已化脓和尚未成脓、但已失活的组织,然后填塞生理盐水纱条,外加干纱布绷带包扎(图10-1)。术后注意创面渗血情况,必要时更换填塞敷料重新包扎。术后24小时更换敷料,改呋喃西林纱条贴于创面或伤口内,使用生肌散,促使肉芽组织生长。以后每日更换敷料。较大的创面在肉芽组织长出后可行植皮术以加快修复。

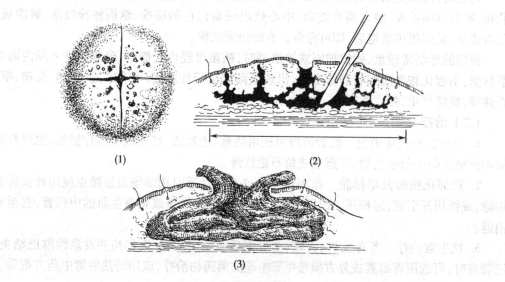

(1)　　　　　　　　　　　　　　(2)

(3)

图 10-1　痈的切开引流

(1)十字切口　(2)切口长度要超过炎症范围少许,深达筋膜　(3)伤口内填塞纱布条

 知识链接

由于金黄色葡萄球菌耐药株较多,对于由该菌感染导致的疖或痈,目前常选用四环素类和三代头孢菌素进行抗菌治疗。

三、皮下急性蜂窝织炎

皮下急性蜂窝织炎是指疏松结缔组织的急性感染,致病菌多为溶血性链球菌、金黄色葡萄球菌以及大肠杆菌或其他型链球菌等。病变扩展较快,附近淋巴结常受侵及,可有明显的毒血症。

（一）临床特点

一般性皮下蜂窝织炎患者可先有皮肤损伤，或手、足等处的化脓性感染。继之患处肿胀、疼痛、表皮发红，指压后可稍褪色，红肿边缘界限不清楚。邻近病变部位的淋巴结常有肿痛。病变加重时，皮肤部分变成褐色，可起水疱，或破溃出脓。患者常有畏寒、发热和全身不适，严重时患者体温增高明显或过低，甚至有意识改变等表现。

（二）治疗

1. 及时使用抗菌药物　一般先用新青霉素或头孢类抗生素，疑有厌氧菌感染时加用甲硝唑。根据临床治疗效果或细菌培养与药敏试验结果调整用药。

2. 外用药物　早期可以50%硫酸镁湿敷，或敷贴金黄散、鱼石脂膏等。对产气性皮下蜂窝织炎，以3%过氧化氢液冲洗、湿敷处理，并采取隔离治疗措施。

3. 切开引流　若形成脓肿应切开引流。口底及颌下急性蜂窝织炎应及早切开减压，以防喉头水肿，压迫气管。其他各型皮下蜂窝织炎，为缓解皮下炎症扩展和皮肤坏死，也可在病变处做多个小切口，以浸有药液的湿纱条引流。

4. 对症治疗　降温、维持营养和体液平衡、吸氧或辅助通气等。

四、浅部急性淋巴管炎和淋巴结炎

病菌从皮肤、黏膜破损处或其他感染病灶侵入淋巴管，导致淋巴管与淋巴结的急性炎症。致病菌有乙型溶血性链球菌、金黄色葡萄球菌等，可能来源于口咽炎症、足癣、皮肤损伤以及各种皮肤、皮下化脓性感染。

（一）临床特点

急性淋巴管炎分为网状淋巴管炎（丹毒）与管状淋巴管炎。管状淋巴管炎多见于四肢，下肢更常见。皮下浅层急性淋巴管炎在表皮下可见红色线条。病变部位有触痛，扩展时红线向近心端延伸。皮下深层的淋巴管炎不出现红线，但有条形触痛区。两种淋巴管炎都可以引起全身性反应。

急性淋巴结炎发病时先有局部淋巴结肿大、疼痛和触痛，表面皮肤正常。轻者常能自愈。炎症加重时肿大淋巴结可扩展形成肿块，表面皮肤可发红、发热，并可出现发热、白细胞增加等全身反应。淋巴结炎可发展为脓肿，少数可破溃出脓。

（二）治疗

急性淋巴管炎应着重治疗原发感染。发现皮肤有红线条时，可用呋喃西林等湿温敷；如果红线条向近侧延长较快，可在皮肤消毒后用较粗的针头，在红线的几个点垂直刺入皮下，再以抗菌药液湿敷。

急性淋巴结炎未形成脓肿时，应治疗原发感染灶，淋巴结炎暂不作局部处理。若已形成脓肿，除应用抗菌药物外，还需切开引流。常用的抗菌药是青霉素。

五、甲沟炎和脓性指头炎

甲沟炎是甲沟及其周围组织的感染，常因微小创伤引起；脓性指头炎是手指末节掌面的皮下化脓性感染。致病菌多为金黄色葡萄球菌。

（一）临床特点

甲沟炎常先发生在一侧甲沟皮下，出现红肿、疼痛。病变发展，则疼痛加剧，红肿区内有波动感，出现白色脓点，但不易破溃出脓。炎症可蔓延至甲根或扩展到另一侧甲沟，因指甲阻碍排脓形成甲下脓肿,感染可向深层蔓延而形成指头炎。感染加重时常有疼痛加剧和发热等全身症状。

甲沟炎加重或是指尖、手指末节皮肤受伤后均可引起末节手指的皮下化脓感染,即指头炎。初起阶段,指头有针刺样痛,轻度肿胀。继而指头肿胀加重,有剧烈跳痛,可有发热、全身不适、白细胞计数增高。感染更加重时,神经末梢麻痹,指头疼痛反而减轻,皮色由红转白,常发生骨髓炎和指骨坏死。

(二)治疗

甲沟炎初起未成脓时,局部可选用鱼石脂软膏、金黄散糊等敷贴或超短波、红外线等理疗,并口服头孢菌素等抗菌药物。已成脓肿时应切开引流。甲根处脓肿,需要拔除一部分甚至全片指甲。

指头炎初发时,应悬吊前臂,平置患手,避免下垂以减轻疼痛。给予青霉素等抗菌药物,以金黄散糊敷贴患指。若患指剧烈疼痛,肿胀明显,伴有全身症状,即使无明显波动感也应当及时切开引流。注意切口远侧不超过甲沟的1/2,近侧不超过指节横纹,脓腔较大则宜做对口引流,切忌切口做成鱼口形,以免术后瘢痕形成影响手指感觉(图10-2)。

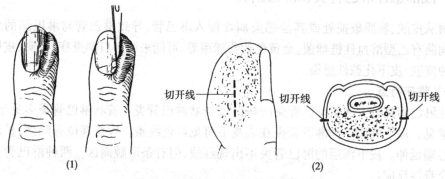

图10-2 甲沟炎和指头炎的切开术
(1)甲沟炎的切开引流 (2)指头炎的切开线

第三节 全身性外科感染

全身性外科感染是由于细菌毒力强大或机体免疫能力不足,导致感染呈现全身性表现,可分为脓毒症和菌血症。脓毒症是指因病原菌因素引起的全身性炎症反应,体温、循环、呼吸、神志有明显改变者。菌血症是血培养检出病原菌者。目前多指临床有明显感染症状的菌血症。

全身性感染的危害不仅由于病原菌,还因其产物和它们介导的多种炎症介质对机体的损害。如得不到控制,可因炎症介质失控,导致严重的全身性炎症反应综合征,脏器受损和功能障碍,严重者可致感染性休克、多器官功能障碍综合征。

一、病因病理

导致全身性外科感染的原因是致病菌数量多、毒力强和(或)机体抗感染能力低下。常继发于严重创伤后的感染和各种化脓性感染,如大面积烧伤创面感染、开放性骨折合并感染、急性弥漫性腹膜炎、急性梗阻性化脓性胆管炎等。

二、临床表现与诊断

(一)局部症状

原发感染灶局部忽然陷黑无脓，肿势迅速扩散，皮色黯红不鲜，灼热剧痛或闷胀疼痛或不痛。

(二)全身症状

主要表现为：①骤起寒战，继以高热可达 40～41℃，或低温，起病急，病情重，发展迅速；②头痛、头晕、恶心、呕吐、腹胀、面色苍白或潮红、出冷汗、神志淡漠或烦躁、谵妄、昏迷；③心率加快、脉搏细速，呼吸急促或困难；④肝脾可肿大，严重者出现黄疸或皮下出血斑等。如病情发展，感染未能控制，可出现脓毒性休克及急剧发展为多器官功能不全乃至衰竭。

(三)实验室检查

结果可见：①白细胞计数明显增高，常可达（20～30）×10^9/L 以上，或计数降低、核左移、幼稚型增多，甚至出现毒性颗粒；②可有不同程度的酸中毒、氮质血症、溶血、蛋白尿、血尿、尿酮体等代谢失衡和肝、肾受损征象；③细菌培养阳性。

根据在原发感染灶基础上出现典型脓毒症的临床表现，一般不难作出初步诊断。对临床表现如发热、寒战、脉搏细速、低血压、腹胀、黏膜皮肤瘀斑或神志改变，不能用原发感染病来解释时，也应提高警惕。

 知识链接

> 确定致病菌应作体液或分泌物的细菌培养，但由于在发生脓毒症前多数病人已行抗菌药物治疗，使得血液培养常得不到阳性结果。故应多次（最好在发生寒战、发热时）抽血做细菌培养，以提高阳性率。对多次血液细菌培养阴性者，应考虑厌氧菌或真菌性脓毒症，可抽血做厌氧菌培养，或做尿和血液真菌检查和培养。

三、治疗

全身性感染应用综合性治疗，关键是处理原发感染灶。

(一)原发感染灶的处理

首要的是明确并及时、彻底处理感染原发灶，包括清除坏死组织和异物、消灭无效腔、脓肿引流等，还要解除相关病因，如血流障碍、梗阻等因素。如一时找不到原发灶，应进行全面检查，特别应注意一些潜在感染源和感染途径，并予以解决。如静脉导管感染时，拔除导管应属首要措施。

(二)抗菌药物的应用

重症感染不能等待培养结果，可先根据原发感染灶的性质、部位与当地细菌微生态情况，选用广谱抗生素，足量联合使用。再根据细菌培养及抗生素敏感试验结果，调整抗菌药物。对真菌性脓毒症，应尽量停用广谱抗生素，或改用必须的窄谱抗生素，并全身应用抗真菌药物。

(三)支持疗法

补充血容量、输注新鲜血、纠正低蛋白血症等。

（四）对症治疗

如控制高热、纠正电解质紊乱和维持酸碱平衡等。

（五）其他处理

还应对受累的心、肺、肝、肾等重要脏器以及原有的糖尿病、肝硬化、尿毒症等同时给予相应处理。

第四节 破 伤 风

破伤风是由破伤风杆菌侵入伤口，生长繁殖，产生外毒素进入血液所引起的一种急性特异性感染，其本质是毒血症。发作时骨骼肌强直收缩和肌阵发性痉挛，可伴有低热，但患者神志清醒。多因并发症而死亡。

一、病因病理

破伤风杆菌是革兰染色阳性厌氧芽孢杆菌，广泛存在于泥土及人畜粪便内，生命力强，难以被一般化学药品杀灭。其只有经破损皮肤或黏膜侵入人体，在缺氧环境下生长繁殖，产生毒素才致病。创伤时如果伤口外口较小，伤口内有坏死组织、血块充塞，或填塞过紧、局部缺血等，就形成了一个适合该菌生长繁殖的缺氧环境。如果同时存在需氧菌感染，后者将消耗伤口内残留的氧气，使本病更易于发生。如锈钉、木刺等刺伤，流产或接生手术消毒不严格时均可发生。

在缺氧环境中，破伤风杆菌的芽孢迅速繁殖并产生大量外毒素，主要是痉挛毒素。痉挛毒素与联络神经细胞的突触相结合，抑制突触释放抑制性传递介质。运动神经元因失去中枢抑制而兴奋性增强，致使随意肌紧张与痉挛。破伤风毒素还可阻断脊髓对交感神经的抑制，致使交感神经过度兴奋，引起血压升高、心率增快、体温升高、自汗等。

二、临床表现与诊断

一般有潜伏期，通常是 7 天左右，个别患者可在伤后 1～2 日就发病。潜伏期越短者，预后越差。还有在伤后数月或数年因清除病灶或异物而发病的。前驱症状是全身乏力、头晕、头痛、咀嚼无力、局部肌肉发紧、反射亢进等。典型症状是在肌紧张性收缩基础上，阵发性强烈痉挛。通常最先受影响的肌群是咀嚼肌，随后顺序为面部表情肌、颈、背、腹、四肢肌，最后为膈肌。相应出现的征象为：张口困难、"苦笑"面容、颈部强直、头后仰、形成"角弓反张"；膈肌受影响后，发作时面唇青紫、通气困难，可出现呼吸暂停。发作可因轻微的刺激，如光、声、接触、饮水等而诱发。间隙期长短不一。发作时神志清楚，表情痛苦，每次发作时间由数秒至数分钟不等。强烈的肌痉挛，可使肌断裂，甚至发生骨折。膀胱括约肌痉挛可引起尿潴留。持续的呼吸肌和膈肌痉挛，可造成呼吸骤停。患者死亡原因多为窒息、心力衰竭或肺部并发症。

病程一般为 3～4 周，如积极治疗、不发生特殊并发症者，发作的程度可逐步减轻，缓解期平均约 1 周。但肌紧张与反射亢进可继续一段时间。恢复期间还可出现一些精神症状，但多能自行恢复。

少数患者可仅表现为受伤部位肌持续性强直，可持续数周或数月，预后较好。新生儿患此病时，因肌肉纤弱而症状不典型，表现为不能啼哭和吸乳，少活动，呼吸弱或困难。

实验室检查很难诊断破伤风,伤口厌氧菌培养也难发现该菌。诊断主要根据临床表现。凡有外伤史,不论伤口大小、深浅,如果伤后出现肌紧张、掣痛、张口困难、颈部发硬、反射亢进等,均应考虑此病的可能性。临床需要与化脓性脑膜炎、狂犬病及颞颌关节炎、癫痫、癔症等鉴别。

三、治疗

治疗原则是尽快消除毒素来源,中和游离毒素,控制和解除痉挛,保持呼吸道通畅,防治并发症,降低死亡率。

(一)清除毒素来源

凡能找到伤口,应在抗毒血清治疗后,在良好麻醉、控制痉挛下进行彻底清创,充分引流。局部可用3%过氧化氢溶液或0.1%高锰酸钾溶液冲洗,伤口禁止缝合。已愈合的伤口,一般不用再行清创,但应仔细检查痂下有无窦道或无效腔。

(二)中和游离毒素

应尽早使用破伤风抗毒素,一般用 20 000~50 000 单位抗毒素加入 5% 葡萄糖溶液 500~1000ml内,由静脉缓慢滴入;用药前应做皮内敏感试验。对清创不彻底或严重患者,每日再用 10 000~20 000 单位抗毒素,做肌内注射或静脉滴注,共 3~5 天。人体破伤风免疫球蛋白可代替破伤风抗毒素,一般只需深部肌内注射一次,剂量为 3000~6000 单位。

(三)控制和解除痉挛

患者住隔离病室,避免光、声等刺激;治疗护理措施应集中进行。根据病情可交替使用镇静、解痉药物,以减少患者的痉挛和痛苦。

(四)保持呼吸道通畅和防治并发症

对抽搐频繁、药物又不易控制的严重患者,应尽早进行气管切开,必要时可进行人工辅助呼吸。还可利用高压氧舱辅助治疗。要定时翻身、拍背,以利排痰,并预防压疮。必要时专人护理,防止意外。严格无菌技术,防止交叉感染。已并发肺部感染者,根据菌种选用抗生素。

(五)营养支持

高热量、高蛋白、高维生素,注意水与电解质平衡的调整。必要时可采用中心静脉肠外营养。

(六)抗感染

杀灭病灶中的破伤风杆菌,减少外毒素进入血液,防治合并感染。通常使用青霉素大剂量静脉滴注,也可给甲硝唑口服或静脉滴注,持续 7~10 天。若伤口有混合感染,则选用相应的抗菌药物。

四、预防

破伤风治疗比较困难,但可以预防。创伤后早期彻底清创、改善局部循环,是预防破伤风发生的关键。此外,还可通过人工免疫产生较稳定的免疫力。人工免疫有主动和被动两种方法。主动免疫法目前尚难推广,临床常用被动免疫。

被动免疫法对伤前未接受免疫的伤员,尽早皮下注射破伤风抗毒素 1500~3000 单位,受伤严重者可在 1 周后追加注射一次量。抗毒素易发生过敏反应,注射前必须进行皮内敏感试验,如过敏,应按脱敏法注射。

❓复习思考题

1. 简述痈切开引流的时机、方法和范围。
2. 简述破伤风的预防措施和治疗原则。

（汪新华）

中篇　骨伤科基础手术

第十一章　皮肤移植与骨移植术

学习要点

1. 皮片的分类应用和取皮方法。
2. 皮片移植、皮瓣移植方法。
3. 各种植骨方法。
4. 移植骨的采取法。

第一节　皮肤游离移植术

皮肤是人体的主要器官之一。成人皮肤面积约 $1.5 \sim 1.7m^2$，平均厚度约 $1.15mm$，分为表皮和真皮。皮肤具有感觉、调节体温以及分泌排泄等基本功能，还有阻止病菌或其他有害物体侵入，防止体液、电解质和蛋白质等损失，保护生命和维持机体与环境相适应等多种功能。同时保持体表器官的正常外形与肢体的功能活动，也有赖于完整的皮肤。

皮肤移植术是骨科治疗中不可缺少的最常用的手术方法，是封闭伤口和创面、修复体表完整、恢复肢体功能简单而有效的方法。

一、皮片的分类应用

皮肤游离移植，可根据切取皮肤的厚度分为表层皮片、中厚皮片和全厚皮片三类（图11-1）。

（一）表层皮片

又称刃厚皮片，成人厚度约 $0.2 \sim 0.25mm$，含表皮层及部分真皮乳突层。此类皮片移植后易于成活，供皮区能很快自愈而不留瘢痕。

表层皮片常用于消灭新鲜创面和肉芽创面，或暂时地消灭创面，以待进一步处理。大面积烧伤患者常需多次用表层皮片移植覆盖创面。因其较薄，移植后常有收缩和瘢痕形成，故头、面、颈部、关节活动部位及肌腱、肌肉创面不宜使用此种皮片移植。

（二）中厚皮片

约为皮肤全层厚度的 $1/3 \sim 3/4$。中厚皮片兼有表层皮片和全厚皮片的优点，是应用最广的一种皮片。其缺点是供皮区易形成瘢痕，薄中厚皮片成活后有一定程度的挛缩和色泽变深。

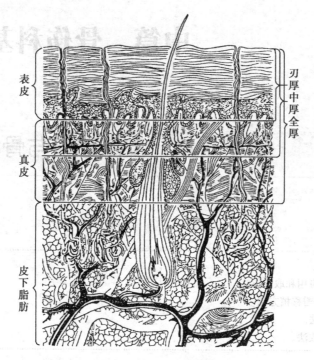

图 11-1　皮片分类示意图

中厚皮片常应用于以下几类创面。

1. 新鲜创面　皮肤撕脱伤等创伤造成的新鲜创面或皮肤瘢痕组织切除及其他手术造成的创面,均可立即用中厚皮片移植。皮片厚度以 0.4~0.5mm 为宜。

2. 肉芽创面　由于外伤等原因造成的肉芽创面,或皮肤烧伤切痂后的创面,宜使用较薄的中厚皮片移植,厚度一般在 0.35mm 左右。

3. 黏膜缺损　口腔、鼻腔、阴道等黏膜部位的缺损,可用 0.3~0.35mm 的中厚皮片移植。

（三）全厚皮片

为皮肤的全层组织。皮片成活后质地柔软,活动度好,色泽变化小,能耐摩擦和挤压,挛缩性小。但若植皮创面条件不好则难以成活,且供皮区必须直接缝合或另取表层皮片或中厚皮片覆盖。

全厚皮片常应用于以下部位。

1. 颜面部位　全厚皮片最适用于小面积皮肤缺损的修复,如面部五官的畸形矫正术。但在未成年患者,切忌取带有毛发区的全厚皮肤,以免因发育而使植皮区生长毛发影响外形。面、颈部的瘢痕挛缩或血管瘤、色素痣等切除后的创面,宜用全厚皮片移植。

2. 负重部位　手掌及足底等负重部位须耐受磨擦和受到挤压,应使用全厚皮片移植。关节部位如肘、膝等瘢痕切除后的创面,宜用全厚皮片移植。

3. 眉睫部位　可切取带毛发的全厚皮片移植修复眉毛,但切取皮片时应注意保护毛囊,勿使破坏。

全厚皮片不适用于肉芽创面的移植。因为供皮区有限,也不适用于覆盖较大面积的皮肤缺损。

二、供皮区的选择

供皮区的选择,应根据患者皮肤创面情况具体掌握,术后应使植皮区能尽量恢复功能与外形,供皮区能如期愈合。

1. 皮肤的质地与色泽 选择供皮区时,要考虑与植皮区皮肤质地及色泽相似且易于被衣物所遮盖的较隐蔽部位。如面、颈部创面应选择细薄少毛、质地色泽相近的锁骨上、下窝,上胸部或上臂内侧皮肤。

2. 供皮区与植皮区的距离 在肉芽创面上植皮,应尽量选择远离植皮区部位取皮,以防发生交叉感染。

3. 大面积植皮 大面积植皮以选择大腿和背部皮肤为佳。成人一侧大腿可取 $200cm^2 \times 4$ 皮片,背部皮肤较厚,可切取较大面积和较厚皮片。大腿取皮易于操作,便于术后护理。背部皮肤功能及色泽均较大腿区皮肤好,且供区不易产生增殖性瘢痕。头皮血运丰富,愈合快,能在一个区域多次切取表层皮片,常用于覆盖大面积烧伤创面。

面颊、颈项、关节、手足、会阴等部位不适宜选作供皮区(图11-2)。

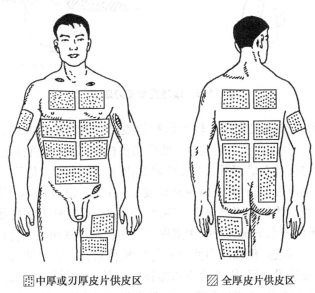

田 中厚或刃厚皮片供皮区   ▨ 全厚皮片供皮区

图 11-2 供皮区部位

三、皮片移植技术

(一) 术前准备

1. 一般准备 患者一般健康状况好,无手术禁忌证。大面积烧伤患者如有水、电解质紊乱或血红蛋白过低等现象,术前应予纠正。还要与患者充分沟通,以取得患者合作。

2. 局部准备 按手术前备皮要求准备,特别注意不可损伤皮肤。手术时供皮区不可用碘酊等刺激性较强的杀菌剂,以免损伤皮肤,影响皮肤成活。手术部位若有瘢痕组织,应在术前3日开始皮肤准备。每日消毒2次,消毒后用无菌棉垫包扎。

(二) 取皮方法

1. 取皮刀取皮法 切取表层和中厚皮片,常用滚轴式取皮刀。急诊时或切取的皮片面积较小,可用剃须刀片取皮(图11-3)。滚轴式取皮刀取皮:刀片安装时要压紧刀片压板,检查并确定皮片厚度调节旋钮的刻度,旋钮刻度分四档,每档厚度为0.25mm。备10cm×15cm×0.5cm大小木板两块,用以压紧供皮区皮肤两端,使之绷紧、平坦。在供皮区涂以少许液状石蜡润滑,术者将取皮刀紧压皮肤上,先以刀面与皮面呈40°角切入皮肤后,改用10°~15°角,做拉锯式滑动并逐步向前推进,达到所需皮肤长度时,改变刀面角度使刀面向上,皮片即可取下。做拉锯式滑动时,应注意控制速度和幅度。取皮刀取皮方法和器械简单,操作易于掌握,但不易切取厚度均匀和面积完整的皮片,特别是取下的皮片边缘常参差不齐,也不便于在皮面不平或松弛部位如胸腹部取皮。

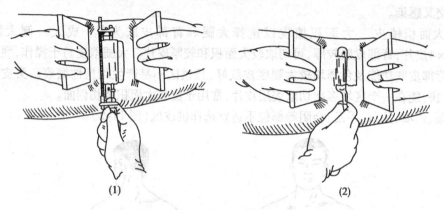

(1)　　　　　　　　　　　　　　　　(2)

图11-3　滚轴式取皮刀取皮

2. 切皮机取皮法　切皮机常用于较大面积的表层和中厚皮片取皮。目前使用的切皮机有手动式(图11-4)、气动式及电动式等。使用切皮机前,要检查机件是否完整,轴件是否光滑,必要时涂以少许液状石蜡润滑。切皮机取皮:安放刀片,推上夹刀,将刻度盘指针调至零位上,按所需皮片的厚度,逆时针方向调准刻度,每格刻度为0.1mm。鼓面先用乙醚纱布脱脂,再用纱布蘸取胶水均匀涂于鼓面上。供皮区皮肤亦以同样方法脱脂和涂匀胶水。待鼓面和供皮区皮肤上的胶水干燥后开始切割皮片。术者左手持切皮机把柄,右手持拉手柄,使鼓面前端先与供皮区接触,稍加压力使鼓面与皮肤粘紧,约30秒钟后,左手轻提切皮机,并向前略推顶,使鼓面前沿微翘,随即将刀刃靠拢粘连处。右手持拉手柄左右推拉,注意幅度要小,速度要慢,用力适中,切皮动作要与鼓面转动速度协调一致。最后用组织剪从附着处剪断皮片(图11-5)。

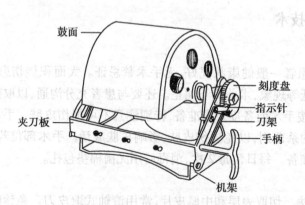

鼓面
刻度盘
指示针
刀架
手柄
夹刀板
机架

图11-4　手动式鼓式切皮机

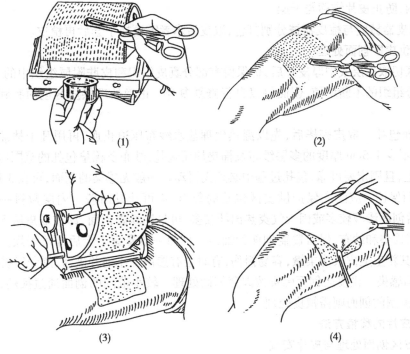

(1) (2)

(3) (4)

图 11-5　切皮机切皮方法

3. 全厚皮片采取法　切取全厚皮片时,先根据植皮区的大小形状,在供皮区描出切皮标记,用手术刀按标记切开皮肤全层并使其与皮下组织剥离(图 11-6)。移植到受皮区前,必须将皮下脂肪组织从切下的皮片上彻底刮除。供皮区创面小者,可直接缝合。若面积较大则需切取中厚皮片修复供皮区创面。

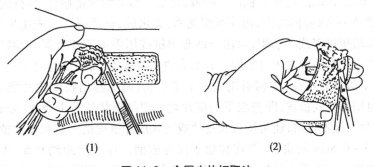

(1) (2)

图 11-6　全厚皮片切取法

4. 取皮注意事项

(1)取皮刀必须锋利,刻度盘要准确。

(2)供皮区手术野要宽大,便于操作。

(3)供皮区皮肤凹陷部位可注射生理盐水使之充填平坦。若使用局部浸润麻醉,针头要在切皮范围外刺入。

(4)取皮时用力要均匀,压力要一致。

(5)若发现皮肤不符合厚度要求,即应停止取皮,调整切皮机或取皮刀刻度后再继续操作。

(6)取下的皮肤,使皮面贴于冷生理盐水纱布上,将皮片与衬托的纱布一起卷成卷状,放于无菌盘内,防止皮片皱褶与干燥。

(7)取皮器械应与植皮器械分别打包,取皮后术者需更换手套后再植皮。

(三) 供皮区创面处理

供皮区切取表层或中厚皮片后,仍保留有部分真皮组织和皮肤附属组织中的上皮细胞,通过这部分组织的不断增殖,创面得以自行修复愈合。正确处理供皮区创面有利于创面的如期愈合。

1. 创面包扎　取皮完毕后,先以温热生理盐水纱布压迫止血,再用凡士林油纱布覆盖创面,外加不少于5cm厚度的多层纱布及棉垫加压包扎,纱布及棉垫包扎的范围应大于供皮区5cm以上,且固定要可靠,包扎过程中必须无滑动。一般无感染的创面,可在3周内愈合。

2. 创面保护　应注意保护供皮区包扎的敷料,不可让其滑脱。内层敷料一般不用更换。若术后创面渗液较多或因天气炎热出汗较多,可早期暴露创面,即在取皮后5~7天,小心去除外层棉垫和纱布,保留覆盖创面的油纱。创面一般暴露2天后即可干燥。供皮区创面愈合后,其新生上皮极为柔嫩,容易损伤,有时会有渗液性小疱并破溃,须予以妥善保护。

3. 创面感染　供皮区创面感染按肉芽创面处理。较小范围的创面通过换药,可以瘢痕愈合,较大范围的创面则需植皮处理。

(四) 皮片的移植方法

1. 植皮区创面处理与皮片安放

(1)新鲜创面:先彻底止血。若为渗血,可用温热生理盐水纱布压迫止血。若有小出血点可用止血钳钳夹止血,尽量避免用丝线结扎出血点。然后将皮片整块敷盖在创面上,修整皮片边缘使其与创面大体相符,在保持正常张力下缝合皮片与创面边缘,缝合时先固定数针,然后间断加针。若大面积皮片移植,可用连续缝合法,以缩短手术时间。缝合时要轻巧细致,皮片与创缘确切对合,注意不使皮片缘内翻缝入。缝合完毕,用干纱布从皮片一侧边缘开始轻按至周边,以驱除皮片下积血及积液,使皮片与创面紧密贴合,再行包扎固定。

(2)肉芽创面:要求分泌物少,肉芽组织细密,无水肿,色泽鲜红。先用生理盐水充分冲洗,若肉芽组织增殖过多或不平坦,可用干纱布擦拭或用手术刀片刮削,用温生理盐水纱布轻压止血,再将皮片敷贴在受皮区创面。若为大块皮片移植,需间断缝合固定。缝合后用小尖刀片在皮片上戳多处小孔,以利引流皮片下渗出物,避免渗出物使皮片漂浮,影响成活。若创面极大,可用邮票式植皮,即把取下的皮片切成似邮票状的若干小块,分别敷贴在受区创面上。若皮片来源不足时,还可用点状皮片或筛状皮片植皮法。点状皮片植皮,是将表层皮片剪切成0.3~0.5cm的块状,散在移植于肉芽创面。皮片间距约0.5~1.0cm,间距越小,创面愈合越快。大面积点状植皮,可先将小块状皮片的皮面贴于凡士林油纱布上,再将纱布剪成需要大小的形状贴于创面。此法要求植皮区的条件低,可节省大量皮片,多用于大面积烧伤创面的植皮。

2. 皮片固定、包扎方法

(1)加压包扎法:无菌创面的皮片,先用凡士林油纱布覆盖,再加干纱布、棉片、棉垫及无菌绷带包扎。肉芽创面的皮片,先用网眼纱布覆盖,外加生理盐水或抗生素溶液纱布、凡士林油纱覆盖,再用棉垫绷带加压包扎。加压包扎的目的是消灭皮片下的无效腔、固定皮片,因此力量要适当。关节活动部位需制动,避免皮片滑移。

(2)打包加压固定法:适用于颜面、头颈、会阴等不易包扎固定的部位。在缝合皮片与创缘时,每隔2~3针留一长线头,用止血钳夹持。皮片上用凡士林油纱覆盖,再放置干纱布、松软的细碎纱布及棉球于其上。用留置的长线头彼此打结,将所有敷料打成包状固定(图11-7),外层用纱布和棉垫加压包扎。此法能维持对皮片的一定压力,敷料不会滑脱,皮片与创面也能紧密贴合,有利于皮片成活。

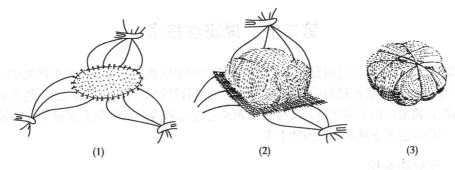

(1)　　　　　　　　　　　(2)　　　　　　　　　　　(3)

图11-7　打包加压固定法

(3)暴露植皮法:适用于大面积烧伤创面或颜面、会阴及臀部等不易包扎部位的植皮。感染严重的创面,不宜加压包扎时,亦可用暴露植皮法。将皮片敷贴在创面上,不加任何敷料。若植皮区在肢体则须制动。应加强对植皮区的护理,注意保护皮片,防止污染,防止皮片移动或脱落。此法的优点是便于观察皮片的成活过程,及早排除创面水肿、皮下积液等不利因素,从而提高皮片的成活率。缺点是护理困难,皮片易于移动或脱落。

3. 皮片移植后的处理　皮片移植术后,若维持皮片紧贴在创面上不发生感染,多能成活。首次更换敷料时间:新鲜创面,一般表层皮片需固定5天后,中厚皮片固定7天后,全厚皮片固定10天后。更换敷料时可全部或间断拆线。同时观察皮片生长情况,若皮色红润,皮片附着紧密,表示皮片已成活。若皮片呈黯紫色,或有波动感,可能皮下有血肿或积液,应予消除,再加压包扎,皮片仍有成活可能。以后隔日更换敷料一次。若皮片完全坏死,则清除坏死部分,按肉芽创面处理。肉芽创面,应在手术后3~4天首次更换敷料,根据皮片情况做相应处理。以后每日或隔日更换敷料,直至创面愈合。

创面愈合后应尽早进行功能锻炼,配合物理疗法,如红外线、超声波、水疗、按摩、中药熏洗等,以防止皮片收缩,减少或软化瘢痕,促进功能恢复。

四、皮片移植失败原因及预防

(一)皮下血肿形成

植皮后若皮下出血形成血肿,使皮片与创面分隔,则会导致皮片坏死。血肿主要是创面止血不彻底而造成。其预防措施是在植皮时,创面要彻底止血后才能敷贴皮片。植皮后要妥善地均匀地可靠地加压包扎。

(二)创面感染

多见于肉芽创面植皮。感染后植皮区的脓性分泌物使皮片漂浮、坏死而致植皮失败。患者可有体温升高、局部持续性疼痛等症状。其预防措施是术前肉芽创面的准备要充分,掌握植皮的时机,术中严格无菌操作,肉芽创面彻底清创、止血,术前、术后合理使用抗生素等。

(三)皮片移动

皮片移植后若固定不妥产生移动,可导致皮片与创面间新建的血液循环破坏,皮片不能及时得到营养补充而坏死。其预防措施是良好缝合,可靠包扎,术后妥善制动。

（四）移植方法选择不当

在深部裸露组织如骨骼、肌腱、软骨上植皮，由于血运不佳，移植皮片均难以成活，因此要合理掌握植皮手术的适应证。

第二节 皮瓣移植术

皮瓣是指包括皮肤及其附着的皮下组织所组成的组织块。它在骨科组织修复中具有广泛的使用价值。在瘢痕区裸露的骨、肌腱以及主要血管神经等组织的创面上，不能使用皮片游离植皮，而需要应用皮瓣移植。皮瓣移植术是把在患者身体某部位上制成的皮瓣移植到其患处，以修复患者皮肤缺损创面的手术。

一、皮瓣的血供

根据动脉的起源和走行将皮肤的血液供给分为随意型血液供给和轴型血液供给两种。

（一）随意型血液供给

随意型血液供给又称肌皮动脉系统。即肌肉表面的皮肤血液供应由进入肌肉的节段性血管发出肌肉皮肤动脉穿支所供给。身体大多数浅表肌肉属于此类型。供养皮肤血运的血管由近而远分为三部分，即起于大动脉的节段动脉、肌皮动脉穿支及皮肤动脉。

1. 节段动脉 节段动脉是一些在躯干和四肢的大血管，行于肌肉的深面，发出很多血管，包括至皮肤的分支。节段动脉一般具有动脉较大、常有大静脉伴行、并与周围神经相邻的特点。

2. 肌皮动脉穿支 在节段动脉和皮肤动脉系统之间的连接血管。节段动脉发出分支穿出肌膜到皮下脂肪层，成为肌肉皮肤动脉穿支。这是营养皮肤的主要形式。

3. 皮肤动脉 肌皮动脉穿支穿过深筋膜后在浅筋膜深层行走不同的距离即为皮肤动脉。从这些血管发出的分支，居于真皮和真皮下，非常稠密，呈网状，称皮下动脉丛。皮下动脉丛除供养皮肤外，并供养皮肤下附属结构。至皮肤的动脉终止于真皮乳头层的浅面，然后形成毛细血管网，供给真皮部分。

肌皮动脉系统的方向和分支有三种情况：①在筋膜上呈水平方向走行，发出分支分别供养浅部皮肤和深层肌肉；②在肌肉内沿肌腹走行，肌肉营养血管再向皮肤发出穿支；③在肌肉下行走，发出分支贯穿肌肉，分布于皮肤，沿途分出肌支。上述各种不论哪种形式，就肌肉皮肤整体来说是轴型皮瓣的范畴，这些肌皮穿支除供养肌肉外，还有无数小的分支供养肌肉范围以外的皮肤，这部分系随意血液供养。

（二）轴型血液供给

轴型血液供给又称直接皮肤动脉系统。即皮肤的血运节段动脉发出直接皮肤动脉，在筋膜表面平行于皮肤走行，呈树脂状延伸，常有静脉伴行，终末于皮肤下血管丛。如头部、上臂内侧、胸部和足背等部位皮肤属于此种供血形式。轴型血液供给无肌皮穿支，其节段动脉即主要动脉直接与皮肤动脉相连。直接皮肤动脉有皮肤下静脉伴行。

二、常用皮瓣

皮瓣通常分为带蒂皮瓣和游离皮瓣两类。带蒂皮瓣又分为带皮肤蒂皮瓣与带血管蒂皮瓣两种。带皮肤蒂皮瓣有单纯皮瓣和管状皮瓣（皮管）两种形式。

（一）单纯皮瓣

单纯皮瓣分为邻近皮瓣和远位皮瓣,根据皮瓣的大小,可制成一个或两个蒂部,有两个蒂部称为双蒂皮瓣。

1. 邻近皮瓣 邻近皮瓣是指将皮肤缺损创面附近的正常皮肤连同皮下组织一起移植。因其皮瓣色泽、厚度、柔韧度都和创面部位皮肤一致,且手术较简便,修复效果比较理想,易于为患者接受。

（1）顺行皮瓣:是利用缺损创面周围的正常皮肤的弹性和可移动度,在损伤部位侧方设计皮瓣。切开皮瓣后,向缺损部位牵拉滑移,直接缝合,封闭创面(图11-8)。皮瓣滑行后在其蒂部两外侧会形成皮肤皱起,应分别设计切除一个三角形皮块,以使创缘对合齐整减少瘢痕。滑行皮瓣也可设计成双蒂,如用小腿外侧双蒂皮瓣修复胫骨前缺损(图11-9)。双蒂皮瓣滑行后,供皮创面须用游离中厚皮片移植封闭。

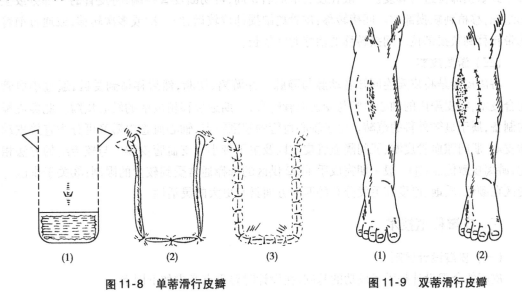

| 图11-8 单蒂滑行皮瓣 | 图11-9 双蒂滑行皮瓣 |

（2）旋转皮瓣:在皮肤缺损面积较大及周围皮肤不适于制作滑行皮瓣时,可选择在邻近部位设计旋转式皮瓣来封闭创面。此类皮瓣旋转后,在蒂部基底易形成皮肤皱起,一般不必修整,以免破坏血运。小的皱起日久能自行平复,大的皱起可待血运建立后再行修整手术。皮瓣旋转后形成的创面若不能直接缝合,可用游离中厚皮片移植封闭。在设计旋转皮瓣时要注意有足够的长度和面积,皮瓣长径要略大于创面长径,蒂部不能过度扭转和张力过紧,以免压迫血管造成血运障碍引起皮瓣远端坏死。设计时以皮瓣蒂基底远离创面的角为旋转中心,皮瓣对角线长度同旋转中心与创面的对角线长度基本等长,才能覆盖创面(图11-10)。

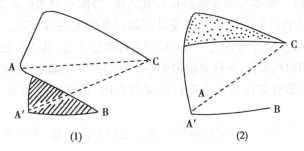

图11-10 旋转皮瓣设计

2. 远位皮瓣　皮肤缺损区附近若没有合适的正常组织供采取皮瓣之用,则必须在离植皮区较远的部位制作皮瓣进行修复,即为远位皮瓣。此类皮瓣,通常只有一个蒂部,需 2~3 次手术方可完成修复。其优点是不受供皮区限制,可在任何部位采取皮瓣修复较大缺损。其缺点是修复过程中供皮和植皮部位均须较长时间固定,患者不适程度较高。临床常用的有双臂交叉皮瓣、下肢交叉皮瓣等。

（二）管状皮瓣

管状皮瓣又称皮管,是一种圆柱状的密封式双蒂皮瓣。人体表面任何部位上,只要能将皮肤及皮下组织缝成圆柱状,均可作为制备皮管的部位,因此应用范围很广。皮管随人体的位置而命名,如位于胸肩部的胸肩峰皮管,位于胸腹的腹部皮管等。

皮管形成后,需行皮管转移,分为直接和间接转移两种。直接转移:即由供皮区一次性移植到缺损部位进行修复。一般在皮管形成后 3 周,可切断皮管一端,将皮管的一部分或全部组织,移植到缺损部位。间接转移:皮管离缺损部位较远,经一次或多次转移,或通过前臂携带转移到缺损部位。间接转移的治疗时间较长。

（三）游离皮瓣

游离皮瓣是将皮瓣连同知名动脉与静脉一并游离、切断,然后移植到受区,通过小血管吻合技术,将皮瓣内的轴心血管与受区血管吻合,一期远位移植成活的轴心皮瓣。此类皮瓣的制备,属于显微外科的范畴。由于轴心血管的解剖特点,轴心血管皮瓣又可分为直接皮动脉皮瓣、肌间隙血管皮瓣、肌间隔血管皮瓣以及主干带小分支血管皮瓣。与较传统的方法相比,游离皮瓣优点:①一般一期完成手术;②供区的选择通常受到较少的限制;③关于供区与受区在颜色、质地、厚度和毛发分布的匹配方面具有更大的灵活性。

三、皮瓣移植技术

（一）皮瓣设计原则

皮瓣的合理设计是手术成功的基础,在设计时要重点考虑如下因素。

1. 供皮区与皮肤缺损部位的关系　设计皮瓣前应当根据皮肤缺损的部位、形状、大小等情况,选择相应的供皮部位。供皮区的皮肤色泽、厚薄、柔韧度与供皮区的距离、手术次数和疗程长短、是否需要延迟手术及术后制动方法等,都需要进行周密的研究和考虑。尽量争取一次手术完成修复,避免皮瓣间接转移。必须转移时,要考虑到患者舒适的固定体位。皮瓣设计时面积应较缺损部位实际创面的面积大 20% 左右,还应根据皮瓣的血运情况和面积大小来考虑皮瓣的切口及留蒂的位置。必须把治疗方案对患者详细说明,包括疗程的长短、术后功能及外形的恢复状况等,以取得患者理解与合作。

2. 皮瓣长宽比例　带皮肤蒂皮瓣的长与宽之比,根据不同部位而定,一般情况是长宽比是 1.5∶1,最大可达到长宽比是 2∶1,最宽处不超过蒂的基底部宽度。否则须进行一次或多次延迟手术,才不致皮瓣远端坏死。带血管蒂皮瓣血运丰富,其成活长度优于带皮肤蒂皮瓣。游离皮瓣长度和面积设计,不仅要根据轴心血管的灌注压确定,更要考虑受区小动脉灌注压影响。在设计皮瓣时如能包含直接皮肤动脉在内,可比肌皮动脉供应的皮瓣大 50% 左右。

3. 皮瓣的走向　带皮肤蒂皮瓣长轴须与血管走行方向一致,蒂部应尽可能设计在血管走行的近心端。

(二) 皮瓣的制备与移植

必须严格按照无创伤操作原则要求,尽量使用显微手术器械。应细心考虑皮瓣及缺损部位的大小、血供、转移方向、转移后是否可能有扭转等。切取皮瓣之前,在供区画出所要皮肤的大小,并适当放大以防止皮瓣转位后发生收缩而致使供皮不足。

在切开皮肤、皮下脂肪层时,应垂直于皮肤直达筋膜表面,用锐性器械把筋膜及皮下脂肪层分离至蒂部。皮瓣形成后既要妥善止血,又要保证皮瓣的血供。制作皮瓣时若发现皮瓣血供不好,经处理后仍无改善时应原位缝回。皮瓣移植到缺损部位,必须与创缘适当缝合,不可留有空隙,放置引流,避免血肿形成,以利愈合。皮瓣移植后应进行良好的制动和固定,保持皮瓣不受牵拉,达到顺利愈合的目的。

(三) 皮瓣的断蒂

皮瓣移植后,一般3周左右,就可建立新的血液循环,此时即可断蒂,若有特殊情况,则需延长断蒂时间。断蒂前先施行夹压训练,单纯皮瓣可用肠钳夹压,皮管可用断蒂钳夹压或用橡皮管夹压。夹压力量以略超过患者血压收缩压为宜,初次夹压15分钟,观察皮瓣或皮管的颜色及温度改变,每日1~2次,逐日增多,直至每次夹压1小时。若皮色不变,即可施行断蒂转移手术。断蒂手术时,将夹压端先断蒂一半,观察血运情况,若正常即可全部断蒂。若有血运障碍,则须缝回原处,数日后再行手术断蒂。

四、皮瓣移植失败原因及预防

(一) 血运障碍

血运障碍严重者可造成大块组织坏死,导致手术失败。其是皮瓣移植最常见的并发症。血运障碍常见原因有:皮瓣设计时长宽比例过大;手术操作不当,创伤过大,致使皮瓣内知名血管或真皮下血管网被损伤;缝合时皮肤组织张力过大或皮瓣旋转角度过大压迫血管;术后固定不好,皮瓣位置不合适,发生扭转、折叠或强力牵拉,使蒂部受压;皮瓣下血肿形成或感染等。

血运障碍的预防主要是严格按皮瓣设计原则正确设计,按无创技术原则操作,保护好主要供应血管和严密止血,术后良好包扎和肢体可靠的固定制动。皮瓣发生血运障碍时必须分析造成血运障碍的原因并及时排除之。

(二) 感染

皮瓣感染常导致手术失败。有效的预防措施是术中按无菌操作原则操作,用大量生理盐水充分冲洗伤口,必要时用抗生素溶液湿敷10分钟,术前、术后预防性应用抗生素。术后按常规对皮瓣进行观察,及时更换敷料,发生感染后及时开放创口引流,防止感染扩散,并合理选用抗生素。

第三节 骨移植术

骨移植术是将健康的骨组织移植到患处以填充骨缺损、加强固定和促进愈合的一种骨科基本手术。根据移植骨组织结构,骨移植可分为皮质骨移植和松质骨移植。皮质骨移植的优点是强度高,植骨块可起支持固定作用;缺点是爬行替代作用缓慢。松质骨移植优点是生长速度快;缺点是支持作用差。根据移植骨的来源,骨移植可分为自体植骨、同种异体植骨、异种植骨和人工骨移植,前两种骨移植已广泛应用于临床。本节主要介绍自体植骨。

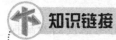 **知识链接**

　　骨移植术首次见诸报道已经有 300 余年。1688 年荷兰医生 Job Meekeren 施行了第一例骨移植手术，他用犬颅骨修复一位士兵的颅骨缺损，据称因违反了基督教教义而被取出。骨移植经历了一个很长的发展过程，但是仍然有许多问题迄今为止未得到解决。

一、适应证与禁忌证

（一）手术适应证

　　1. 骨折不愈合或迟缓愈合　　骨折后若固定不可靠、过度牵引，骨折断端夹有软组织或局部血液循环不良以及感染等因素所造成的骨折迟缓愈合、不愈合或假关节。

　　2. 骨缺损　　开放性粉碎性骨折时碎骨块脱失，良性骨肿瘤手术刮除或切除后、骨结核等病灶清除后遗留的骨缺损以及先天性骨缺损。

　　3. 骨关节融合　　关节以及脊柱融合术。

　　4. 骨阻挡　　通过骨移植加强关节的稳定性以防再脱位，如先天性髋脱位的髋臼造盖术等。

（二）手术禁忌证

　　肢体上有感染病变时，须待感染完全消除后，方能施行植骨术。若植骨区有开放性创口存在，须创口完全愈合半年至 1 年，方能施行植骨术。特殊情况下，如慢性骨髓炎伴窦道形成以及骨关节结核病灶彻底清除后遗留的骨缺损，不能用其他办法消除时，可行松质骨移植术。

　　肢体创伤后有广泛的瘢痕组织存在时，须先施行相应手术，改善植骨部位的血液供应，3个月后方能施行植骨术。

二、植骨方法

（一）松质骨移植

　　1. 填充植骨法　　自体松质骨表面积大，可提供大量的表面细胞。松质骨表面部分的骨细胞由于受体组织液的弥散而得以成活，并积极参与骨形成，此种骨移植可以迅速与宿主骨融合。松质骨的空隙状结构可以使得血管容易重建，可以有效地发挥骨传导和骨诱导作用，诱导新骨形成。但松质骨不能提供机械支持，常用在对骨强度无特殊要求时。可采用松质骨碎骨、全厚松质骨、髂骨外板和包括两侧骨皮质的髂嵴长条等，通常制成颗粒、薄片、小条块状，用来充填切除良性骨肿瘤或骨髓炎造成的骨缺损和骨空腔。移植骨体积大小至关重要，小于 $75 \sim 125 \mu m$ 的骨粒迅速被吸收，不能参与有效的成骨，但松质骨碎片的厚度也不能过大，最好不超过 5mm，这样可以迅速而完全地重新血管化。骨缺损冲洗干净后再充填松质骨碎块和薄片，轻轻敲打致充填紧密，但不宜过紧。如空腔过大不能填满，则可利用邻近肌肉形成一肌瓣充填空隙，在开窗处将肌瓣和周围的骨膜及软组织缝合固定。

　　2. 表面植骨法　　将骨片、骨条或骨粒植于骨的表面，常用于骨折延迟愈合、不愈合、假关节形成及关节融合术。将骨折端骨面用骨凿凿成粗糙面，将松质骨切成 $2 \sim 3cm$ 大小，纵向贴紧骨面植于骨折部周围。位于皮下的骨面只植少量骨片，肌肉下的骨面可植数层骨片，尽可能在骨折部位周围植骨。对于骨不连等难以愈合的骨折再次手术，可联合使用松质骨骨片与内固定钢板,即将一定长度与宽度的松质骨片跨骨折线植于骨折部位,其上用钢板进行固定,再在骨折部四周行松质骨薄层植骨。此法的优点兼有牢固内固定和促进骨折愈合的作用。对于脊柱结核、脊柱骨折及脊柱滑脱症等进行手术治疗,常须植骨。切除需要融合部位的棘间韧带,劈开棘突,注意勿折断及劈开椎管,用小圆凿将椎板、棘突及棘突两侧骨面凿成鱼鳞状,并切除小关节软骨面,将条状骨块修整后嵌入劈开的棘突中,碎骨块或火柴棒样骨条植于棘突两侧和椎板面上及小关节间。

(二)皮质骨移植

1. 上盖植骨法 治疗长管状骨骨折不连接时,为达到既能固定骨折又能促进骨折愈合的双重目的,可将所采取的皮质骨块,跨越骨折缺损处固定于骨质两端之表面,再在骨缺损周围加上一些松质骨条片。多用于长管状骨干部位的骨折不愈合、骨缺损的患者。切开软组织显露骨折不愈合的部位,清除瘢痕组织,如果断端硬化,必须凿除缺乏血供的硬化骨,保存骨折端软组织的附着点;再将骨折两断端附近一侧骨皮质凿去一薄层,约2～3mm,造成粗糙面,使之形成一可以连续的平面,其长度和宽度应与移植骨块相符,用小圆骨凿凿开骨折两断端已闭锁的髓腔,至正常组织,小骨钻沿着植骨床钻孔,以利于新骨顺钻孔长入植骨块。将修整好的移植骨片放置在此粗糙面上,使其紧密接触,在骨折端远、近侧约2.5cm处分别钻孔,用螺丝钉将骨片固定在受区骨上,螺丝钉应通过植骨块和受区双侧皮质骨,每一侧均用2～3枚螺丝钉固定,同时在其周围植入松质骨块,以促进骨愈合(图11-11)。如缺损较大,应尽量用松质骨将其完全填充。必要时可用两块皮质骨片放在移植骨的两侧皮质粗糙面上,再用螺丝钉固定。

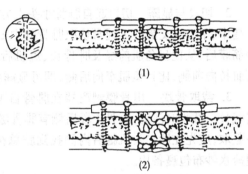

图11-11 上盖植骨加松质骨小块骨移植
(1)骨折端周围放置松质骨小块
(2)于两骨折端的空隙中植入多量松质骨小块

2. 嵌入植骨法 一般用于胫骨中、上1/3骨不愈合的修复。切开软组织显露骨折不愈合之两断端,纵行切开骨外膜并向两侧剥离,切除瘢痕组织,使骨折断端准确复位。从正常胫骨切取矩形骨条,再用同一宽度装有平行双锯片的电锯,沿长骨纵轴跨过骨折线取一长条两边平行的骨块,长约12～15cm,宽1～2cm,嵌入到骨槽内。另一种方法是在骨折部位远近段切取不等长的两个骨片,最好用双锯片,此两骨块一侧较长,另一侧较短。在胫骨,若骨折线靠近膝关节时,则骨块在骨折远端一侧较长,约占2/3;若骨折线靠近踝关节时,则骨块在骨折近端一侧较长,占2/3。将两侧骨块取出,旋转180°再放回骨槽中,用螺丝钉固定。若骨块嵌入骨槽后很稳定,也可不用螺丝钉固定,术后用管形石膏固定患肢。选用此法需慎重,因大块滑动植骨一旦失败,补救治疗将更加困难。

3. 骨段移植法 骨段移植是将整段或大块骨组织移植至骨骼有缺损的部位,同时进行内固定。适用于:①修复侵袭性良性肿瘤或低度恶性的孤立性骨肿瘤切除后遗留的大段骨缺损;②恶性肿瘤在化疗辅助下行挽救肢体的手术;③创伤后遗留的大段骨缺损;④因年龄或其他原因不适宜做人工关节置换的骨与关节病;⑤掌指骨骨折,长管状骨骨缺损时可使用骨段髓腔植骨法。切开软组织,显露骨折不愈合部位后,将骨折端分别撬出至切口外,凿通髓腔,取带有骨皮质的自体髂骨,修整成适合髓腔的大小,一侧插入近端髓腔,另一侧插入远端骨髓腔中,使骨折断端间嵌插紧密,不留距离。骨段移植骨用量大,除自体骨外还可以用同种异体骨等。

三、移植骨的采取法

移植骨的采取主要根据植骨区的需要而定,如用作较坚强支撑者,宜选择以皮质骨为主的胫骨、腓骨和肋骨;若以促进生长,填充缺损为主者,则应选择以松质骨为主的髂骨;若须两方面兼顾,则可选用带皮质骨和松质骨的髂骨。

(一)腓骨采取法

取腓骨时必须注意避免损伤腓总神经,避免切断腓骨长、短肌,应保留腓骨的下1/4段,以使踝关节稳固。

1. 麻醉与体位　硬脊膜外阻滞麻醉。侧卧位,取患侧肢体在上。

2. 切口与显露　切口起自腓骨小头上方8~10cm处的股二头肌腱后缘,沿腓骨后缘至小腿中、下1/3交界处。通常切取腓骨的中1/3段或上1/2段做骨移植。切开皮肤、皮下及深筋膜后,从比目鱼肌前缘及腓骨长、短肌后缘之间进入,在小腿的中1/3分离,将腓骨长、短肌拉向前侧,比目鱼肌牵向后侧,即可显露腓骨中段。

3. 截取骨块　用骨膜剥离器在腓骨自下向上做骨膜下剥离,达到所需骨长度时,用线锯截骨。截骨时注意,腓骨中段后侧有腓骨滋养动脉进入,应先予以结扎。若需将腓骨头一并截取,应先在股二头肌腱后内侧找到腓总神经游离出来并加以保护。截下的腓骨段用生理盐水纱布包裹备用。

4. 切口缝合　创口止血后逐层缝合,可置引流管引流。

5. 术后处理　抬高患肢,24~48小时拔出引流管。拆线后可下床活动。

(二)髂骨翼松质骨采取法

1. 麻醉与体位　硬脊膜外阻滞麻醉或局部浸润麻醉。

2. 切口与显露　由髂前上棘向后上,沿髂嵴方向长约8~12cm切口。切开皮肤、皮下及筋膜,沿髂嵴外缘切开骨膜,沿髂嵴外板骨膜下剥离臀肌,填塞干纱布压迫止血。将附着于髂嵴上的腹外斜肌和腰背肌止点及附着于髂骨内侧的髂肌一并向内侧剥离,显露髂骨内板,填干纱布压迫止血,完全暴露髂骨翼上部。

3. 切取骨片　若取薄层骨片,可用锐利骨刀在已显露的髂骨嵴及内外板沿髂嵴方向平行逐层凿取包括两侧皮质的骨片,其厚度约为2~3mm,长约6~7cm(图11-12)。骨片用生理盐水纱布包裹备用。修整取骨后髂骨的骨面棱角,髓腔出血可用骨蜡涂抹止血。若取楔形全厚骨块,可在髂前上棘和髂后上棘之间的髂嵴上切取,但必须保留前、后两棘部。先用骨刀在髂骨外板凿出所拟取骨片的大小,再按此大小切取全厚骨块(图11-13)。若取一侧骨皮质的骨块,在已显露的髂骨外板上,先用骨刀凿出取骨四周界限,沿此线凿开髂骨外板,逐步撬开内、外板,取出骨片。切取髂骨时尽量不要遗留骨碎片,以免日后肌肉牵拉有疼痛。同时将切取后的锐利面用骨刀削平。

4. 切口缝合　先将骨膜连同肌肉的附着部准确对合后缝合,最后缝合皮肤。

5. 术后处理　术后用腹带轻轻包扎骨盆,以减少局部出血。拆线后可下床活动。

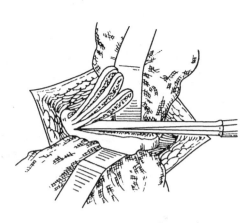

图 11-12　切取髂骨薄层骨片

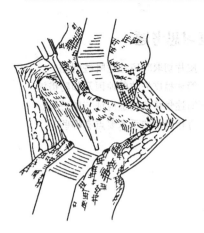

图 11-13　切取髂骨楔形骨块

 知识链接

微创植骨法

　　现代影像技术和内镜技术的发展以及骨折复位、固定器械和技术的发展,推动了微创技术在骨关节损伤修复中的应用。大量严重的粉碎性骨折闭合复位,内外固定治疗的发展,对微创植骨方法提出了要求。一方面在电视 X 光机、内镜导引下,凿洞或开窗植骨的微创技术已经有了应用于脊柱矫形、融合术中的报道;另一方面对注射型植骨材料已有较多研究报道,微创植骨方法将成为植骨方法发展的新趋势。

四、骨移植手术要点

(一)手术操作要点

　　1. 移植骨与受区骨接触要紧密　移植骨与受区骨的紧密接触有利于愈合,因此在骨折不愈合的两断端制作粗糙面时要在同一平面,且要平坦,以便使移植骨与受骨区的骨面完全对应。移植松质骨时也要注意紧填于空腔之中。

　　2. 尽量恢复肢体长度　骨移植时,原则上应尽量恢复肢体长度。上肢的较大骨缺损若难以恢复,可允许缩短 3～4cm。在下肢,须在恢复其长度的基础上再进行骨移植。

　　3. 坚强的内外固定　固定不充分,易于造成骨移植的失败。使用螺丝钉内固定时,一般移植骨片在骨折端两侧至少要有两个螺丝钉固定。术毕要用管形石膏外固定,在包扎石膏的过程中要特别注意保护患肢,以免造成移植骨内固定松动。石膏固定一般需 3～4 个月,根据 X 线片视骨痂生长情况拆除外固定。

(二)预防并发症

　　1. 预防感染　移植骨本身缺乏血运,有时受骨区的血运亦差,抗感染能力差,因此术中要严格遵循无菌操作原则。对移植骨要用器械夹持并用生理盐水纱布包裹存放。术后常规预防性应用有效抗生素。若发生轻度感染,所移植之骨块不必立即取出,有时感染控制后,移植骨仍有成活可能。若感染严重,创口经久不愈,移植骨确已成为死骨时,须经手术取除。

　　2. 预防关节僵硬　在可靠内、外固定的保护下,应鼓励患者尽早主动地进行患肢功能锻炼。去除外固定后,要立即开始患肢各关节的主动锻炼。还可辅以各种理疗或中药熏洗等方法配合治疗。

复习思考题

1. 皮片切取时应注意哪些问题?
2. 简述植皮失败的原因及预防措施。
3. 简述骨移植的适应证与禁忌证。
4. 骨移植术的手术要点有哪些?

（程后庆）

第十二章　清创术与肌腱缝合术

第一节　清　创　术

清创术是对新鲜开放性污染创口进行处理,使其转变为接近无菌的清洁创口的手术。其目的是对创口进行清洗去污、清除血块和异物,使之尽量减少污染,甚至变成清洁创口,并切除失去生机的组织,改善局部情况,争取创口达到一期愈合,恢复受伤部位的形态和功能。清创术是一种外科基本手术操作,更是骨科医生的基本功之一。初期对创口处理的好坏,直接决定着创口愈合、受伤部位组织功能和形态的恢复程度,故应对清创术予以重视。特别是针对开放性骨折的清创术,因其发生感染的几率大,必须及时正确地处理创口,防止感染,还要复位和固定骨折,力争创口迅速愈合,从而将开放性骨折转化为闭合性骨折。若处理不当,创口感染,将延长治疗时间,影响肢体功能恢复,严重时可致肢体残废甚至丧失生命。

由直接暴力引起的开放性骨折,软组织损伤和污染重,常伴细菌进入创口深处,发生感染的危害性极大;而间接暴力引起的开放性骨折,一般由锋利的骨折端自内向外刺破邻近软组织所致,软组织损伤和污染较轻。

知识链接

开放性骨折按其创口的大小、软组织损伤的轻重、污染程度和骨折端外露情况可分为三度。第一度:皮肤被自内向外的骨折端刺破,创口在3cm以下,肌肉、皮下组织及皮肤的损伤较轻微,无明显污染和骨折端外露。第二度:创口长3～15cm,骨折端外露,有中等程度的软组织损伤,污染明显。第三度:创口在15cm以上,骨折端外露,软组织毁损严重,常有广泛的皮肤、皮下组织和肌肉严重挫灭伤,合并神经和血管损伤,污染严重。

一、适应证与禁忌证

(一)适应证

急性开放性损伤。8小时以内的开放性创口应立即行清创术,8小时以上而无明显感染的创口,如患者一般情况好,亦应行清创术。污染的新鲜创口经过正确处理,可以明显降低感染的发生率。

在创口内的细菌,最初仅停留在创口表面,开始为害之前,先有一段繁殖和入侵组织的时间,这段时间称为潜伏期,在潜伏期创口仅受到污染。潜伏期的长短与环境温度关系密切,气温高时细菌繁殖快,潜伏期短,气温低时细菌繁殖慢,潜伏期稍长。此外也与创口的性质、部位,细菌的种类、数量和毒性,以及患者抵抗力的强弱有关。在潜伏期内施行清创术,彻底切除污染和坏死的组织,清除异物,将创口闭合,可以避免发生感染。遗留的少数病菌一般能被健康组织消灭。在6~8小时以内的新鲜创口,经过彻底的清创术后,绝大多数可以一期愈合。在8~12小时以后,感染的可能性增加。超过24小时,感染就很难避免了。因此,必须争取在伤后6~8小时之内施行清创术。在8~24小时之间的创口仍可做清创术,但应根据创口具体情况而决定是否将其闭合。若已有严重炎症,则不应做清创术。对超过24小时的创口,通常不宜做清创术。因为此时细菌已大量繁殖,创口已感染,清创可摧毁已经形成的肉芽组织屏障,使感染更扩散。此时应敞开创口换药,清除明显坏死的组织和异物,使引流通畅,继续观察,根据情况再决定处理方法,如延期闭合或二期闭合等。但在某些特殊情况,如在冬季,气温低,创口污染轻微,虽已超过24小时,仍可考虑施行清创术,甚至早期闭合。

(二)禁忌证

1. 创伤伴有休克出现。
2. 危及生命的大血管损伤出血。
3. 其他较严重的合并伤,如颅脑损伤或胸腹部脏器损伤。
4. 创口已有明显感染。

二、术前准备

(一)认真检查,明确诊断

观察创口,估计软组织损伤的深度、范围和污染程度。了解肢体的运动、感觉、动脉搏动和末梢循环,判断是否存在有神经、血管、肌腱的损伤。并注意是否同时合并骨折,摄X线片协助诊断。如存在休克和(或)其他危及生命的重要脏器损伤,要分轻重缓急采取措施,积极抗休克治疗和抢救生命。

(二)预防破伤风

术前应用破伤风抗毒素1500~3000单位,皮试阴性后肌内注射,阳性者可选用破伤风免疫球蛋白。

(三)备血

按估计术前及术中的失血量备血、输血。

(四)器械准备

根据伤情,准备相应的手术器械。有骨折者,准备内、外固定器材,较大血管断裂者,准备血管吻合器械等。

(五)预防性使用抗生素

创口较大,污染严重者,应在术中及术后分别预防性使用抗生素。

(六)止血带的应用

一般情况下,清创时避免应用止血带。因为使用止血带后,不易识别坏死组织与有活力组织,特别是肌肉,影响清创的彻底性。但患者伤情重,出血较多时,为减少患者出血量,可先用止血带,彻底止血后去掉止血带,再行清创。

三、麻醉与体位

根据损伤的不同部位选择合适的麻醉方式。通常上肢清创选用臂丛神经阻滞麻醉,下肢清创选择硬脊膜外腔阻滞麻醉,小儿或伤情复杂者选择气管插管全身麻醉,较小较浅的创口可使用局部浸润麻醉。用局部浸润麻醉时,应自创口周围健康皮肤刺入注射针头,广泛逐层浸润。

根据伤情选择不同体位,以创口向上或向侧方为宜。

四、手术步骤

清创术主要包括清理和修复两个过程。由于骨组织一旦感染,后果十分严重,所以开放性骨折对清创术的要求极为严格。

（一）清理

1. 清洗　手术人员按常规洗手并戴手套,暂不穿手术衣。先用无菌纱布盖住创口,用乙醚擦除创口周围的血污、油垢及泥尘,并用大量清水或生理盐水冲洗,剃除创口周围毛发,其范围应距伤口边缘5cm以上。然后另换一块无菌纱布盖住创口,用无菌毛刷和肥皂液刷洗创口周围的皮肤,用生理盐水冲洗干净(图12-1),依次刷洗2～3次,逐步扩大刷洗范围,最终达到相应骨科手术规定的备皮范围。每次刷洗后,术者均要更换手套及无菌毛刷,注意创口内部一般不用刷洗且勿使冲洗液流入用无菌纱布覆盖的创口内。周围皮肤刷洗干净后,去除覆盖创口的纱布,用大量无菌生理盐水冲洗创口(图12-2),冲洗时可用无菌纱布轻轻擦洗创口内的组织,直至创口底部。用3%过氧化氢冲洗创口深处后再次用无菌盐水冲洗,然后用无菌纱布擦干皮肤及创口。此过程在中注意检查创口深度,有无血凝块和异物,有无合并神经、血管、肌肉和骨骼的损伤,如遇较大出血点,应予以止血。手术人员再次洗手,用碘酊、酒精消毒周围皮肤,铺无菌巾,显露手术野。

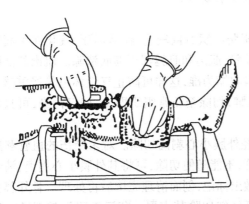
图12-1　用软毛刷和肥皂液刷洗创口

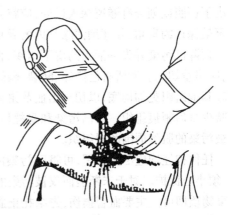
图12-2　大量生理盐水冲洗创口

2. 清创　根据创口的范围及深度,必要时由浅入深地适当扩大创口。对在非关节部位的创口,应按肢体的纵轴方向延长(图12-3),创口若在关节部位则宜做S形切口延长(图12-4),以免将来瘢痕挛缩影响关节活动。

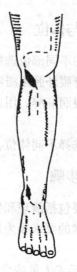

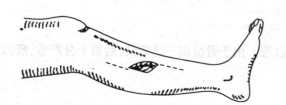

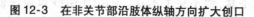

图 12-3　在非关节部沿肢体纵轴方向扩大创口　　图 12-4　在关节部位扩大创口

用有齿镊夹住创口皮肤边缘,从某一点开始依次切除撕裂和挫伤的皮肤边缘,切除范围要根据损伤的程度和皮缘的血供情况而定。若创缘皮肤整齐则不必切除。若创缘不整齐呈锯齿形,但皮肤挫裂较轻,血液供应较好,可用手术刀将皮缘切除 1～2mm(图 12-5)。若皮缘明显坏死,皮肤已成灰白色或黯紫色,切之不出血,应将皮肤切除至出血为止。若皮肤大片撕脱且无血供,则应将撕脱皮肤切下,修整为全厚或中厚皮片,清创结束后原位回植覆盖创面。皮下的创腔与创袋要按解剖层次由浅到深地充分显露、清理。若皮下创腔或创袋有隧道深入远处,应将其表面皮肤切开,直至最深远的盲角,并仔细清除其内的异物。

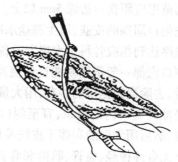

图 12-5　切除创口周围
的皮肤 1～2mm

切除已污染并失去活力的皮下组织,由于脂肪组织血供较差,容易坏死、液化而引起感染,应尽量切除。对所有已撕碎、断裂、碾烂的筋膜、肌肉和肌腱都要彻底清除。肌肉的清除要较其他组织更加彻底,以切至出血及钳夹时有收缩为准,这样可防止气性坏疽等严重感染并减少日后瘢痕组织。对已污染和受挫压的肌腱,切除至正常组织即止,如仅污染,可只切除被污染的肌腱周围薄层组织。

任何神经均应尽量保留,可将已污染的神经外膜小心剥离切除。对未受伤的血管和肌腱,须小心保护。对于未断裂而仅被污染的血管,不能随便切除,可将其外膜小心剥离,清除污染物质即可。主要血管损伤,先结扎止血并做出标记,创面清理完毕后再处理。骨外膜及破裂的关节囊应尽量予以保留,若仅有污染,可仔细切除其表层。若污染明显甚至已有感染,应彻底清洗后置引流管,术后持续灌注引流。

穿出皮肤外面的骨折端必须经过彻底处理后方可还纳。骨折端已污染的表层皮质可用刀片刮除或用咬骨钳咬除 1～2mm,但在松质骨部分应增大范围,可咬除 0.5～1cm。髓腔内的污染可用小刮匙深入髓腔刮除。与周围组织完全失去联系、游离的细碎骨片可以除去,与周围组织脱离的较大骨片仍须保留,以免造成骨缺损。清洁后用 0.5% 络合碘溶液浸泡 3 分钟,再用生理盐水清洗后放回原处。与周围组织尚有联系的小碎骨片切勿除去。

创口中的组织碎片、异物及血凝块等,要彻底清除。但异物若散布广泛且部位深,如铁片或霰弹等,不可为求彻底取出而过度扩大和加深创面。

彻底止血。微小血管可用钳夹止血,稍大的血管可用电凝止血,尽量避免用丝线结扎。

创口内的组织经彻底清理后,再依次用3%过氧化氢、无菌生理盐水冲洗创口2~3次,将肉眼看不见的破碎组织残渣冲洗干净。再用0.5%络合碘溶液浸泡3~5分钟。清洗后更换手术器械、手套,创口周围再铺一层无菌巾,然后进行修复手术。

（二）修复

1. 开放性骨折的固定　直视下将骨折复位,视其稳定情况选用适宜方法进行固定。使用石膏、骨牵引或外固定器能够稳定的骨折,尽量不使用内固定。必须使用内固定时,选用损伤小、操作简单的方法,如选用一枚螺丝钉贯穿固定斜行或螺旋形骨折,术后辅以外固定。彻底清创和牢稳固定骨折都是防止感染的重要措施。注意对第三度开放性骨折以及超过6小时才清创的第二度开放性骨折应选用外固定器固定。

2. 血管、神经修复　重要的动、静脉断裂,应迅速予以吻合,使伤肢恢复血运,若血管缺损可用自身静脉(如大隐静脉)倒转移植予以修复。对不影响患肢血液供应的血管断裂,可不吻合,结扎即可。神经断裂若影响功能,则游离两断端后用锐利刀片修整断面,然后做神经外膜或束膜对端吻合。若神经有部分缺损,可将邻近关节屈曲,使断端接触后缝合,若不能一期修复,可将神经断端用丝线结扎作出标记,以便于二期修复时寻找。

3. 肌腱的修复　要注意保留肌腱功能,若为整齐的切割伤可一期缝合。若挫裂明显,不能一期缝合,将破损和坏死的肌腱完全切除,用丝线将断端固定在周围软组织上,防止回缩,利于下次做二期缝合手术时寻找。

4. 引流　据创口情况选择合适的引流方式。分泌物较少的可用橡胶片引流条,一般放在浅层,以皮下、筋膜层为主,分泌物较多的创面则需用其他种类的引流条,放在深层组织间。如开放性骨折伴较大面积软组织挫裂,清创术后必须置引流管,且引流管要置于创口所属骨筋膜室的最深处,必要时可置多处引流,引流管尽量要从创口低位正常皮肤处戳孔引出,并连接负压引流瓶,术后24~48小时拔除引流管。

5. 局部使用抗生素　若创面污染较重,可在创口内局部使用抗生素。

6. 创口闭合　创口皮肤的缝合,从时间上可分三期处理,分别是一期缝合、延期缝合和二期缝合。

（1）一期缝合:创口污染轻,软组织挫灭不严重,在8小时内进行清创后即缝合皮肤,关闭创口,又称初期缝合。方法有直接缝合和减张缝合。皮肤缺损少、清创及时、污染不重、缝合时张力小的创面可直接缝合;若创口皮肤缺损较多或张力比较大,创面不能直接缝合,可在创口的一侧做减张切口(图12-6),便于把创缘皮肤缝合(图12-7)。若创口张力仍大,可在创口两侧都做减张切口(图12-8),一般都可缝合创口。减张切口不可离原创口太近,采用减张切口缝合后,减张切口处植皮覆盖(图12-9),或将清创时切除的坏死皮肤制成全厚或中厚皮片移植覆盖创口。

（2）延期缝合:指在清创术后4~7天内对创口所做的缝合。若创口污染较重,软组织损伤面积较大,虽在8小时内进行清创,仍应将创口敞开,创口内用消毒油纱松松填塞,以便引流。经过4~7天,如创面肉芽新鲜清洁,无明显渗液或分泌物,周围组织无明显炎症,对合时无张力或创伤性炎症消退,创口无明显感染者,即可将创口缝合。

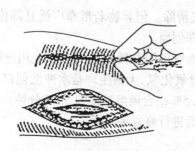

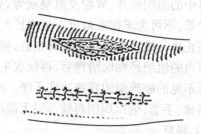

图12-6 在原创口一侧作减张切口　　　　图12-7 缝合原创口

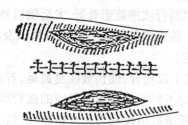

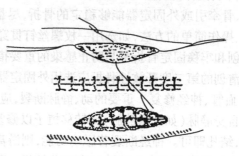

图12-8 在创口两侧作减张切口　　　　图12-9 减张切口可进行植皮

（3）二期缝合：指在清创术后 8 天以上对创口所做的缝合。若创面严重污染或感染，软组织挫灭面广，清创又超过 10 小时，则应完全敞开创口，可将骨骼、神经、血管、肌腱、关节囊、韧带用邻近组织覆盖，创口内用消毒油纱松松填塞，用无菌敷料包扎创面，待治疗后炎症消退，肉芽组织长满时才予以缝合。缝合时需切除创口边缘皮肤和皮下组织。时间上又可分早二期缝合和晚二期缝合两种。早二期缝合是指在伤后 8～14 天进行创口缝合，其条件和方法与延期缝合相同；晚二期缝合是指在伤后 15 天以上进行创口缝合。此时创口肉芽组织已机化，其底部纤维组织增生形成硬结，使创口不易对合。在缝合创口前要将肉芽组织连同其底部纤维硬结层一并切除，然后将其缝合。

五、术后处理

（一）全身治疗

根据患者全身情况，进行必要的输液或输血，并给予中西医药物及抗感染治疗。合理使用抗生素，术前及第一次换药和拔引流条时，应进行细菌培养及药敏试验，以指导抗生素使用。

（二）局部处理

1. 固定　对开放性骨折患者，必须进行可靠的外固定，防止骨折断端移位。外固定常用石膏托或骨牵引。如用管形石膏固定，必须在患处开窗，便于观察和换药。用骨牵引，应考虑到肌肉损伤的程度，相应减少牵引重量。术后一般不用小夹板固定，因其对周围软组织压迫不利于血液循环，影响患处愈合。

2. 抬高患肢　术后抬高患肢，可减少肿胀，促进愈合。

3. 创面观察与更换敷料　密切观察创面情况，保证引流通畅。凡外层敷料被分泌物湿染，及时更换敷料，如创口有红、肿、热、痛的炎症表现，按感染创口处理。

六、清创手术要点

1. 清洗　清洗创口是清创术的重要步骤,必须用大量生理盐水反复冲洗,务必使创口清洁后再做清创术。且在清洗创口时,应有专人扶持并固定患肢,以免骨折断端刺伤周围血管和神经。选用局部浸润麻醉者,必须在清洗创口后再麻醉。

2. 清创　清创时既要彻底切除已失去活力的组织,又要尽量爱护和保留存活的组织,这样才能避免创口感染,促进愈合,保存功能。

3. 缝合　缝合组织时既要消灭残腔,又须避免张力过大,以免造成组织缺血或坏死。

4. 并发症　彻底清创和坚强的固定都是防止感染的最重要措施。但要注意防止骨内、外固定的各种并发症。

第二节　肌腱缝合术

肌腱缝合术是指将断裂的肌腱重新修补缝合以恢复其功能的一种手术。肌腱断裂和缺损是常见病,多因损伤或病变造成。为恢复肢体、指、趾的功能,断裂或缺损的肌腱均须及时得到修复。但几乎所有修复后的肌腱均与周围组织形成不同程度的粘连和关节活动障碍,这与局部的病理情况、手术操作技术、缝合材料、术后处理是否正确等有密切关系,必须予以重视。

一、适应证与禁忌证

(一)适应证

肌腱断裂或缺损,均应予以修复,但修复手术的时机则应根据受伤时间、伤口污染情况和具体伤情而定。

1. 一期缝合　急性肌腱断裂,或开放性损伤肌腱断裂在伤后 8～12 小时以内,污染不重,清创彻底,有完整健康皮肤覆盖者,或因肿瘤或其他病变需要切断或部分切除肌腱者。

屈肌腱鞘内深浅肌腱同时断裂时,早期可切除浅肌腱,一期缝合深肌腱。否则应延期或待创口完全愈合后择期修复。

2. 二期缝合　开放性损伤肌腱断裂,创口无感染,但就诊过晚,已超过 24 小时者,应在伤后 3 周左右缝合肌腱。可将肌腱两端用丝线缝合在附近软组织上,防止回缩,无感染迹象后再缝合。

3. 晚期修补　创口已明显感染者,应在创口愈合三个月后进行修补。

(二)禁忌证

开放性肌腱断裂,应在清创时做一期缝合,但有下列情况者不宜一期缝合。

1. 肌腱挫裂明显、创口污染较重者。

2. 肌腱断裂,合并腱周软组织明显血供不良者。

3. 某些特殊损伤,如在污水作业、肉食加工、皮毛加工等工作中受伤者。实践证明,这类损伤即便创口外观清洁,肌腱断端整齐,但术后极易感染。若勉强缝合,不仅会增加感染机会,还容易造成广泛粘连,从而失去晚期修复的机会。

二、术前准备

除常规的术前准备外,应确定肌腱断裂部位有无神经损伤、骨折,还应根据受损肌腱部位、种类、大小的不同,准备各种骨钻、骨凿、纽扣、不锈钢丝、各种规格的丝线和直圆针及气囊止血带等。如果患处有水肿或炎症,即使是轻度的,也应积极治疗,使之完全消退2～3个月后手术。局部有较大和较硬的瘢痕应先切除并做皮瓣修复,保证肌腱周围有良好的血供和柔软疏松的组织床。在肌腱缝合前,对其支配活动的关节僵硬应先治疗,给予理疗和主、被动锻炼,使之恢复到有较大的活动度,才能手术和达到肌腱缝合的效果。

 知识链接

肌腱缝合的材料

缝合材料要选择反应小、拉力大、表面光滑的种类,一般以0.25～0.30mm直径的软性不锈钢丝为最佳,多用于抽出钢丝缝合。受力不大或直径细的肌腱可用尼龙单丝线缝合。细丝线缝合有一定程度的组织反应,多用于埋藏缝合,但丝线必须能承受1～1.5kg的拉力。

三、麻醉与体位

肌腱缝合过程中需要良好的麻醉,应在肌肉完全松弛、减少肌腱张力和无痛条件下进行,才能保证缝合质量和效果。上肢多用臂丛神经阻滞麻醉,下肢多用腰麻或持续硬脊膜外腔阻滞麻醉,儿童则用全麻,手术简单者可选用局部浸润麻醉。

以患者的创口向上或向侧方的体位为宜。上肢:患者仰卧于手术台上,将患肢肘关节稍屈曲置于胸前,或将患肢置于手术台旁边的小桌(侧台)上。下肢:患者仰卧、俯卧或侧卧于手术台上。上臂或大腿扎缚气囊止血带。

四、手术步骤

(一)切口与显露

需做皮肤切口者,切口只能垂直或斜行跨越肌腱,严禁与肌腱的纵轴平行,以免后期整个切口与肌腱纵行粘连。

肌腱断裂后,两端都有不同程度的回缩,其程度与肌腱滑动范围的长短、肌肉收缩力的大小等有关。寻找远侧断端比较容易,被动屈或伸患指(趾)后,断腱即可自行突出到伤口内。寻找近侧断端时,除被动极度屈(伸)相邻近端关节外,再用橡皮带从肢体近端向远端做螺旋状缠绕,一般可使断端突出到伤口内,如仍不见突出,可在肢体近端另做切口,逐步分离,不难找到断腱近端。手术时不宜用血管钳探入伤口内盲目探找钳夹肌腱断端,这样不但难以达到目的,而且造成新的组织创伤,扩大创面污染范围,延长愈合时间。

(二)肌腱缝合

根据损伤肌腱情况的不同,可采用不同的缝合方法。

1. 单纯间断缝合法 此法简单,但只适用于肌腱斜行断裂或不完全断裂者,一般只缝合2～3针即可,但缝合后不够坚强,不能抵抗较大张力(图12-10)。

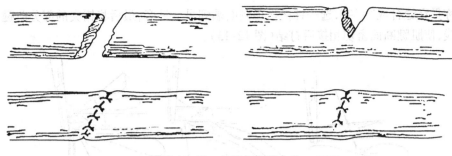

图 12-10　单纯间断缝合法

2. 褥式缝合法　此法适用于手背扁平的伸肌腱横断者,一般缝合 1～2 针即可,结扎线一般留在远端(图 12-11)。

3. 双"十"字缝合法　此法操作简单,节省时间,多用于断肢、断手再植,或病情需要尽快结束手术时。适用于缝合张力不大的肌腱。将肌腱两断端修剪整齐后,距近侧断面 0.5～1cm 处,用一直圆针横贯肌腱中心并从其对侧穿出,将缝线越过断面,再从肌腱的远侧断端以同样距离和方式将针穿回,此时即完成第一道缝合。再用此针线回至近侧断端以相同距离与第一道缝线呈垂直方向贯穿缝合,从对侧穿出,再从远端以相同方式垂直贯穿缝合,从对侧穿出,即完成第二道缝合。两道缝线在肌腱内交叉,呈两个"十"字。收紧两个线尾,使肌腱断面紧密对合后结扎丝线(图 12-12)。

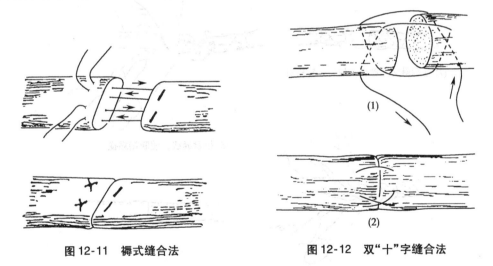

图 12-11　褥式缝合法　　　　图 12-12　双"十"字缝合法

4. "8"字缝合法　此法能承受较大张力,缝合后不易使肌腱撕脱,适用于扁而宽的两断端同等粗细的肌腱,尤其适宜手部肌腱缝合。

用直止血钳夹住肌腱近侧断端边缘,根据其粗细,选用 3-0～1 号长丝线,在丝线的两端各穿一直圆针,在距断端 1～1.5cm 处横贯肌腱进针,然后紧靠进、出针点旁,将两针向断端方向对称地交叉斜行穿过肌腱,从肌腱侧方距止血钳近侧 3～5mm 处穿出。继之紧靠止血钳近侧将肌腱切断 2/3,翻转止血钳以显露断面,并分别将两针由肌腱侧缘穿入,再由断面内两侧对称穿出,形成"8"字,然后将肌腱残端完全切断,拉紧缝线。再用止血钳夹住远侧断端,沿钳的内面切断肌腱 2/3,翻转止血钳,露出断面,调整肌腱轴线与近侧断端一致,在远端断面选与近端断面缝线点相对应的位置斜向交叉进针,在距断面 3～5mm 处穿出,同样斜向交叉对称贯穿缝合成"8"字,选一针横贯远侧断端到另一针旁,最后将钳夹的部分肌腱切下。拉紧缝线,使肌腱断面密切相接后打结(图12-13)。

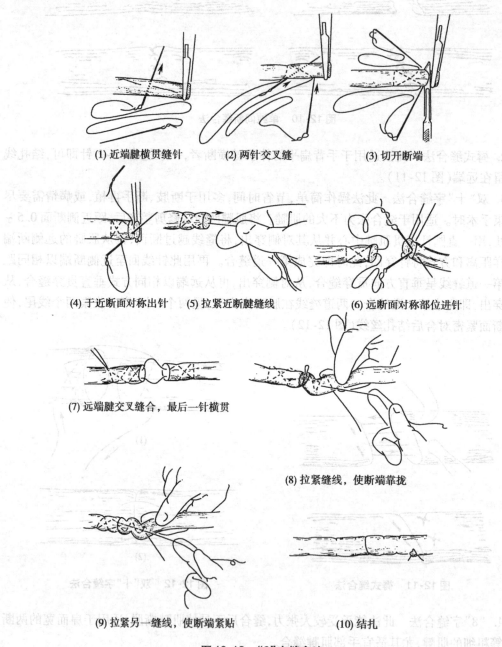

(1) 近端腱横贯缝针　　(2) 两针交叉缝　　(3) 切开断端

(4) 于近断面对称出针　　(5) 拉紧近断腱缝线　　(6) 远断面对称部位进针

(7) 远端腱交叉缝合,最后一针横贯

(8) 拉紧缝线,使断端靠拢

(9) 拉紧另一缝线,使断端紧贴　　　　(10) 结扎

图12-13　"8"字缝合法

　　在应用"8"字缝合肌腱时,2根缝线应分别位于肌腱的两侧,应注意避免缝针在交叉点穿过对侧缝线而影响缝线抽紧,可将两缝针同时进针交叉缝合。

　　5. 不锈钢丝抽出缝合法　选用不锈钢丝为缝合材料,以增强拉力,防止发生粘连,主要用于缝合断端张力较大的肌腱。其操作方法基本与"8"字缝合法相同,但仅在近侧断端缝合成"8"字,并在第一针横贯线转角处套上另一根不锈钢丝,对折拧旋,合成一股后,穿三角针从近旁皮肤同一孔引出置于皮外。待肌腱愈合后作为缝合钢丝的拔出线,用以抽出缝合肌腱的钢丝。对远侧断端不做"8"字缝合,只将钢丝两端经远侧断面平行穿入后,在距断面1~2cm处的肌腱浅面穿出,然后分别穿入三角针经皮肤上引出,穿过多层小纱布垫和纽扣的扣眼,拉紧钢丝,使近侧断端腱移向远端,断面密切对合后,拧紧钢丝固定于纽扣上。腱膜可用细丝线缝合数针(图12-14)。

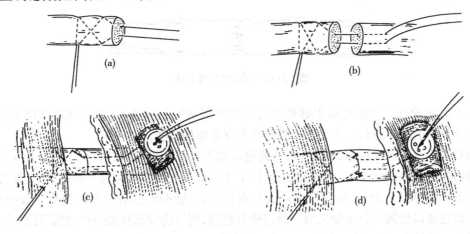

图 12-14　不锈钢丝抽出缝合法

应用此法应注意:①不锈钢丝在缝合过程中,不应有扭曲、折叠现象,以免抽出困难或断裂;②抽出用钢丝两端必须经过同一个皮肤孔穿出,缝合用钢丝从两个皮肤孔穿出;③抽出用钢丝和缝合用钢丝最好用不同的材料做外固定物,并在手术记录中明确记录哪一端为固定钢丝及其外固定物,以免拔错钢丝。若用纽扣做外固定,应在纽扣与皮肤接触处垫4~5层纱布,以免皮肤受压坏死;④术后六周,将缝合钢丝剪断,由抽出钢丝端稍作旋转后,连同缝合钢丝一起抽出。

6. 改良 Kessler 缝合法　此法适用于鞘内屈指肌腱断裂。缝合前在肌腱两断端分别用细注射针头横行贯穿肌腱,将其固定。修整肌腱断端后,用带4-0或5-0单股尼龙线的小圆针,从近侧断端断面的一侧穿入,距断面约1cm处的掌侧穿出,然后再从出针点稍向断面靠近的肌腱侧方进针,横行贯穿至对侧,再在此出针点稍远离断面的掌侧进针,从断面的另一侧穿出,使缝线在近侧断端内呈卡环状。再用同样方法缝合远侧断端后,将二注射针头向中心靠拢,在断端无张力情况下打结,使线结残留在肌腱内。最后,拔出固定用注射针头(图12-15)。由于屈指肌腱的血供大部分来自背侧,此法不会损伤肌腱的微循环。但须注意在操作过程中,镊子只能钳夹肌腱的断面,而不能夹持肌腱的表面。

7. Kleinert 缝合法　此法与改良 Kessler 缝合法相似,适用于鞘内屈肌腱或腕掌部屈肌腱断裂,但缝线在肌腱内不呈卡环状。缝合后,在断端的接触面用 6-0 尼龙线做肌腱浅层的连续缝合(图 12-16)。

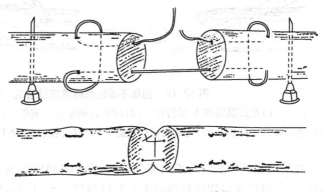

图 12-15　改良 Kessler 缝合法

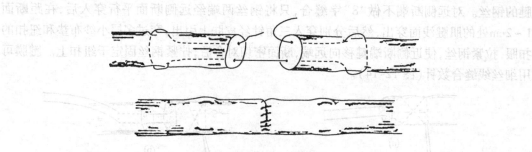

图 12-16　Kleinert 缝合法

8. 编织缝合法　此法适用于腱鞘外的两侧断端直径相差较大,或两断端直径相似,但要求拉力较大的肌腱缝合。本法要求肌腱必须有足够的长度。

对粗细不等的肌腱行编织缝合时,将粗腱断端做 V 形切除呈鱼口状,深 0.5～1cm 左右。在细腱断端缝扎一根牵引线。用尖刀在粗腱 V 形口底部中央斜行刺穿,用蚊式钳夹住刀尖,随刀片退出而穿出 V 形口,分开扩大形成隧道并能容纳细腱,然后夹住细腱牵引线拉出隧道。在距隧道口近侧 0.5cm 处另做一隧道横贯粗腱,同法将细腱从此拉过,到需要张力后在两隧道的中段缝合固定两腱,将鱼口上下两片缝在细腱上并切除粗腱侧壁外露的细腱残端,塞入粗腱内,缝合腱膜,保持表面光滑(图 12-17)。

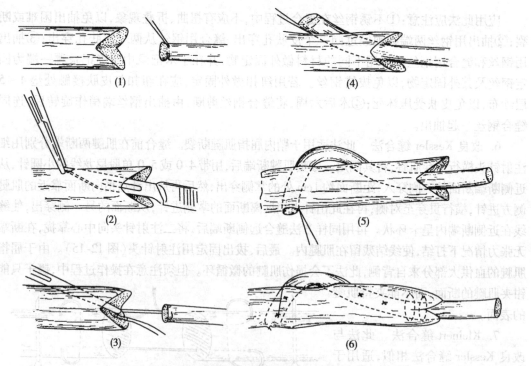

图 12-17　粗细不等的肌腱编织缝合法(鱼口式缝合法)
(1)粗腱断端作 V 形切开　(2)用尖刀刺穿鱼口侧壁　(3)穿过隧道夹住细腱牵引线
(4)将细腱拉出隧道　(5)将细腱横穿粗腱　(6)缝合粗、细腱各接触点　(7)鱼口部与细腱的缝合断面

对粗细相等的肌腱行编织缝合时,先将一肌腱断端约 1cm 长纵行切开,再将切开处呈扇形分开,在切口之对侧壁根部用尖刀斜行刺穿一小口,经过此小口,将另一肌腱断端拉出,用

先前肌腱的扇形部包绕,细丝线间断缝合两者结合部,接着,同法将拉出的断端相应部分切开,呈扇形分开后包绕先前肌腱,并行间断缝合(图12-18)。

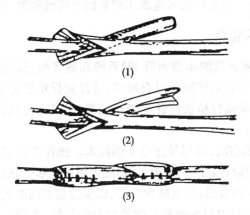

(1)

(2)

(3)

图 12-18　粗细相等的肌腱编织缝合法
(1)后腱经前腱扇形展开根部的小切口穿出
(2)将后腱断端的一侧切开　(3)两腱相互包绕编织缝合

 知识链接

肌腱的四期愈合过程

1. 纤维支架形成期(第1周)　肌腱断端缝接后4~5天,断端组织内毛细血管增生,成纤维细胞增殖,间隙内被胶原样物质填充,形成半透明梭形肿块,构成纤维支架连接。此期主要活动以毛细血管和成纤维细胞增殖为主。

2. 纤维组织增生期(第2周)　断端间填充的胶原样组织由结缔组织替代,细胞排列紊乱,逐渐开始向腱细胞分化,向腱板集中。此期间结缔组织和胶原样组织相互生长,肌腱断端间隙由上述组织及不成熟的腱纤维连接,尚不结实。

3. 肌腱塑形初期(第3周)　此期间肌腱细胞分裂增殖,断端由结缔组织和肌腱胶原纤维替代,局部肿胀消退,连接较坚固,肌腱塑形开始。肌腱与周围组织开始相互分离,便于肌腱滑动。

4. 肌腱塑形期(第4~12周)　肌腱断端细胞排列规律,毛细血管增生减少,肌腱纤维呈轴形排列,结合部的连接更为紧密,此期后肌腱可承受牵拉和张力。

五、术后处理

1. 为防止缝线被拉脱或拉断,术后多用石膏托固定肢体、指(趾)关节于保持肌腱松弛的位置,时间3周左右。固定期间内患者若突感肌腱缝合处松弛或肢端有失落感或拆石膏后,指或趾不能做伸、屈活动时,均说明肌腱的缝合线有脱落现象,须再次手术。

2. 术后应严密观察有无血肿和感染。局部的血肿和感染,都是造成肌腱粘连的重要原因,应力求避免。若有血肿应及时清除积血,感染则充分引流。

3. 术后2周拆皮肤缝线,用钢丝抽出缝合法者,6周后抽出钢丝,抽出时要注意固定好近端肌腱,以免损伤断端愈合。

4. 功能锻炼 固定 3 周后去掉石膏,逐步开始关节活动,并可辅以中药熏洗和物理疗法防止粘连。若用不锈钢丝,1 周后可做轻微的主动活动,能减少肌腱的粘连,增加其滑动性。6 周后即可正常功能锻炼。过早活动可造成肌腱断面分离或断裂,过晚活动易发生粘连。

六、肌腱缝合手术要点

1. 肌腱的血液供应来自肌腱本身血管、腱系膜和腱旁膜,要使肌腱愈合快,粘连少,恢复良好的滑动功能,缝合时必须使断面对合准确,并注意保护腱旁膜、腱系膜。且肌腱主要由纵行纤维构成,缝合时断端容易被缝针或缝线割裂,所以在选择缝合方法时,应考虑到缝合处是否能承受这一张力。

2. 分离、钳夹、缝合肌腱时,应尽量注意无创技术。操作要轻柔,且保持肌腱湿润,可用生理盐水经常湿润或暂用附近软组织覆盖,切勿随便钳夹肌腱,通过隧道的肌腱残端要埋入腱内,缝线、线结均应陷入腱表面,尽量减少外露,以保持腱表面的光滑度和减少粘连。

3. 肌腱周围应有良好的血供和疏松柔软的软组织包绕,不能与骨相贴。瘢痕应予全部切除,皮肤缺损要用全厚皮瓣修复,不可游离植皮。在鞘管内缝合肌腱时应将腱鞘做部分切除,使吻合点避开腱鞘的包绕,以便与周围松弛的软组织接触,有利于愈合。

4. 肌腱应在无张力情况下缝合,其断面应内翻,不能出现外翻。两断端的缝线点必须相对应,还须注意轴向对合,避免旋转,才能保持肌腱吻合口的严密对位,断端对合要紧密,但也不能过紧,过紧会使肌腱出现皱褶,影响其滑动。穿越肌腱的缝线不宜过深过多,以免肌腱受到环形绞窄而坏死。

5. 伤口要彻底止血,这是防止肌腱发生粘连的重要措施。伤口闭合前必须放松止血带,直视下充分止血,避免靠术后加压包扎止血,必要时可置胶皮片引流,24 ~ 48 小时后取出。

复习思考题

1. 清创术的手术要点是什么?术后处理有哪些?
2. 常用的肌腱缝合方法有哪些?缝合术后需要注意什么?
3. 怎样防止或减少肌腱缝合后发生粘连?

(熊 华)

学习要点

1. 小血管吻合法、神经缝合法。
2. 断肢、断指再植的手术适应证、手术步骤及并发症处理。
3. 显微外科的设备与器材。

显微外科技术是医生借助于光学放大技术,使用特别的精细手术器械和材料,对人体细小组织如神经和血管进行精细操作的手术技术。该项技术在临床已得到广泛应用,特别在骨科更是积累了丰富的经验。1963 年陈中伟等首先报道断肢再植以来,断指再植、吻合血管的骨与骨膜移植、吻合血管的皮瓣与肌皮瓣移植、吻合血管的足趾移植再造手指以及吻合血管的神经移植等显微外科手术相继出现。我国在显微外科起步较早,目前处于世界领先的地位。

第一节 显微外科基本技术

一、基本设备和器材

显微外科的设备和器材有三类:显微镜或放大镜;精细的手术器械;优质而纤细的缝合针线。

(一)手术显微镜

手术显微镜(图 13-1)是显微外科的关键设备。显微外科使用的手术显微镜应该具备以下要求。

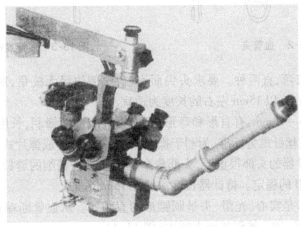

图 13-1 三人双目手术显微镜

1. 显微镜的放大倍数在 10 倍左右,最好能在 6～40 倍之间变换。以满足不同的放大需要。变倍时,应仍能保持清晰,不需要重新调整焦距。

2. 具有较长的工作距离,一般为 200mm 左右,深部手术则要求更大些,多在 275mm 左右,最长可达 400mm,如能根据手术者的需要,更换不同焦距的物镜来改变工作距离则更为理想。

3. 具有足够亮度的照明光源,其照明光源应满足整个手术野的需要。

4. 放大后的影像必须是正立体像,才能产生空间的位置感而便于手术操作。

5. 手术都需要有助手配合,故应有两组双目显微镜供主刀和助手应用。

6. 目镜应能进行分别视度调节和瞳孔间距调节,以适应不同的视度和瞳孔间距。

7. 显微镜应装在合适的支架上,使手术者能以适当角度,对所需要部位进行观察,且不妨碍手术操作。

8. 如增设摄影、电视等各种附加装置,将有助于手术效率的提高。

如果无手术显微镜则可用光学放大镜来补充视力的不足,通常应用的是眼镜式或额带式光学放大镜。

(二) 精细器械

显微外科器械要求小型、纤细、结构简单、使用方便、不反光、轻巧(血管镊、持针器或剪刀的重量不超过 80g)、去磁。常用的器械包括:

1. 血管夹 不同口径的血管所选用的血管夹(图 13-2)亦不同,其压力以既能阻断血流,又不足以压伤血管壁为限,一般的血管夹重约 8～13g。

2. 血管靠拢器 是由两个血管夹连在长圆形的弹性联合臂上构成(图 13-3),弹性臂的弹力把血管夹固定,通过血管夹左右移动而调节血管的紧张度。其作用是确保血管处于同一平面且在无张力下缝合,可使血管翻转 180°便于缝合前壁和后壁。

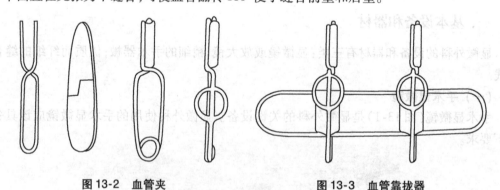

图 13-2 血管夹　　　　　　　　　　　图 13-3 血管靠拢器

3. 镊子 头部有弯、直两种。要求头尖而不锐,两侧边缘无棱角,对合好,柄叶扁形或半圆形,有纹,弹力适中,以 15cm 左右的长度为适宜。

4. 剪刀 刃身 5～10mm,有直形和弯形两种,刃片应薄而锋利,长度 15cm 左右。锋利程度以能剪断单条蚕丝纤维为标准,为利于操作,有的尾部设计成弹片式。

5. 持针器 持针器的头部很重要,头部愈窄就愈能夹持精细的缝针。且接触面要有细纹,从而保证夹持缝针的稳定。持针器长度一般在 15cm 左右。

6. 血管扩张器 是实心、光滑、头呈圆锥形的直角钩。从血管断端插入管腔内扩张血管,从小号顺序到大号,插入越深扩张力越大(图 13-4)。

7. 血管缝合对抗器　使用 U 形的对抗器,伸入血管腔,既能稳定又可扩张血管,还能协助定位和进针(图 13-5)。这样就不会造成缝针刺伤或误缝对侧的血管壁。

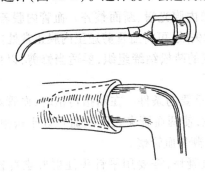

图 13-4　血管扩张器

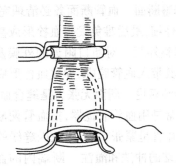

图 13-5　血管缝合对抗器

8. 微型平针头　各种规格的微型平针头(4~8号),是吻合血管时向管腔内注入各种抗凝解痉液体的必备工具。

(三) 缝针与缝线

缝针和缝线的质量,对提高微小血管缝合后的畅通率起重要作用。径细而光滑的缝针可以大大减少对血管壁的损伤。缝合小血管原则上采用"无损伤"针线,常用 3/8 圆针带尼龙单丝线。

知识链接

　　显微镜下的手术特点:①由于显微镜的视野小,手术器械和针线常越出视野范围而很难找到;②由于景深有限,略有上下移动即出现手术野模糊;③肉眼所不能看见的抖动在显微镜下却很显著,细微的抖动就会影响操作;④由于眼肌对不同焦距有一调节过程,眼睛离开目镜后再返回,不能立即看清微细结构。

二、小血管吻合法

小血管吻合方法有手缝吻合法、器械缝合法两类。临床上最常用的是端端或端侧手缝吻合法,现将其基本操作介绍如下。

(一) 端端吻合法

有端端对合和镶嵌对合两种形式(图 13-6)。其操作要点如下。

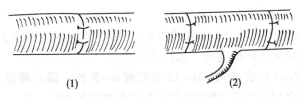

(1)　　　　　　　　　　　　　　(2)

图 13-6　血管端端吻合法

1. 血管分离　将需缝接的血管两断端分别游离合适的距离便于操作,必要时可结扎分支以保证血管缝合时有足够活动范围。

2. 放置血管夹　缝合前在血管断口远、近端放置压强适当的血管夹。血管愈小,钳夹的部位要愈靠近断端。若需放置血管夹30分钟以上时,应更换放置部位,在近端应由远向近,远端应由近向远更换部位。

3. 修整断面　血管断面务必清理完整,要求内膜光滑、断面整齐。血管内膜若有损伤,即使缝合仔细,最后难免发生血栓形成甚至手术失败,可将血管剪短至内膜正常处。

4. 修整外膜　对断口附近的外膜及其周围的疏松结缔组织,要适当修剪,以免缝合和打结时将其带入血管腔内,导致血栓形成。

5. 断端靠拢　断面无张力是缝合血管极为重要的条件。在断指再植时,血管对合常有张力。通常是用血管靠拢器,把血管两断端靠拢,使两血管夹之间的血管处于松弛状态,而其外侧的血管呈紧张状态,不致因缝线的牵拉而撕裂血管壁。

6. 断端的冲洗和灌注　断端内的血液或血凝块,需要用平针头注射肝素普鲁卡因液(0.5%普鲁卡因每100ml中加肝素50单位)冲洗干净。

7. 断端扩张　血管外膜修整后两断端的口径应等大或相差不超过其直径的1/3,此时做断端间断缝合较方便。如相差超过1/3或有血管痉挛,可用血管扩张器从小到大做机械扩张,扩张时应轻柔操作。若通过机械性扩张,两断端血管口径仍达不到匹配标准,可将其斜剪呈60°,增加其断面口径,使两端口径大致相似,再做血管吻合。

8. 血管缝合　根据血管粗细,端端缝合可采用连续缝合法或间断缝合法。一般直径在4mm以上的小血管以连续缝合为佳,4mm以内需做间断缝合。具体步骤如下:

(1)理顺血管壁方向:断端血管壁方向应平行,若扭曲大于90°必将造成吻合口阻塞。因此要注意原血管分支的方向,必要时放开血管夹或灌注液体以判断血流方向。

(2)血管定点选择:常用的为180°定点法,即在血管的上、下方各缝一针,然后在两针之间加缝1~4针。完成前壁缝合以后,把血管夹翻转180°,用同样的方法缝合血管后壁(图13-7)。

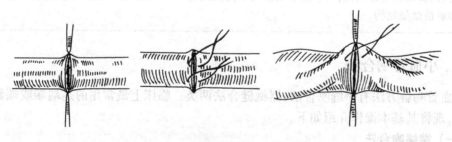

图13-7　血管间断缝合,两定点法

(3)缝合顺序

1)吻合直径1mm以内血管:用11-0线缝6针,即在两定点间加缝2针。在加第1针后不打结,再缝第2针,待第2针缝完后一起打结。

2)吻合直径1~2mm血管:用10-0~11-0线缝6~8针。即在两定点间加2~3针。加三针时应先缝两定点之间的中点,然后在中点与定点之间各加缝一针。

3)吻合直径2~3mm血管:用9-0~10-0线缝8~10针。即在两定点间加3~4针。加4针时,第1针应加在靠近定点处,其他3针缝法同上。

4)吻合直径大于3mm血管:用8-0~9-0线缝10~12针。即在两定点间加4~5针,加4针时方法同上,若需加5针,第1、2针分别在近定点处,其他3针缝法同上述。

(4)边距和针距:边距过大,易使血管断端内翻和管腔狭窄;边距过小,易将管壁断端边缘撕裂,吻合口易漏血。一般缝接动脉,边距为 0.2mm,针距为 0.4mm 比较合适,缝接静脉的比例可略大一些。

(5)进针:首针进针前,先开放血管夹片刻,使血管内流出少量血液。如为动脉,需待血液流出呈喷射状时为止,其目的是将可能存于血管内的血凝块冲走。仔细检查两端血管无扭曲、无过大张力并确定针在两断端管壁上的位置后才能开始进针。

(6)补针:按计划吻合完毕,开放血管夹恢复血流后,一般都有少量漏血,等待片刻或局部热敷后即可停止,如有喷射状出血,表示针距过大,需予以处理。如出血呈丝状,可用镊子夹住出血口两侧的管壁外膜,血止后,用尼龙线结扎即可。如出血较多,需加缝 1 针或几针。

关闭伤口前应在血管吻合口附近置放橡皮片引流。

(二)端侧吻合法

端侧缝合和端端缝合法的原则相同,其特点为:

1. 切面处理　剪除血管外膜后,将断端呈 45°～60°角斜行剪断,以便吻合后血流方向通顺,血栓形成的机会减少。若呈直角吻合,在吻合口内血液会形成涡流,增加血栓形成的机会(图 13-8)。

2. 血管壁开孔　最好用 8-0～9-0 号缝线吊起血管壁,用微型弯剪沿血管的纵轴,一次准确地剪出侧孔。侧孔务必贯穿全层而边缘整齐,孔径的大小和断端口径一致。

3. 缝合顺序　可以先缝断口远近两端或先缝两侧壁。前者牵引 12、6 两点缝线时产生的张力小,边缘对合好,但两侧壁靠拢后,易被缝针刺伤。后者借 3、9 点两侧壁的缝线牵引,使断口张开,缝针不易损伤对侧壁,但牵引时产生的张力稍大。

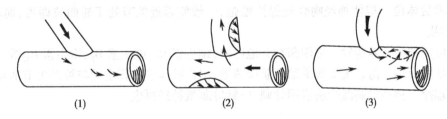

(1)　　　　　　　　　　(2)　　　　　　　　　　(3)

图 13-8　血管端侧缝合角度对血流的影响

(三)血管缝合后血流不畅通的原因和处理方法

1. 吻合口处血管痉挛　分析并找出吻合口血管痉挛的原因,如注意纠正血容量不足引起的低血压,检查麻醉是否确实,排除体位的影响及局部寒冷刺激等因素,然后一一纠正。可用温生理盐水、3%～4% 硫酸镁溶液或罂粟碱溶液湿敷,若无效可采用液压扩张。反复吻合口痉挛及持续性痉挛应考虑吻合口有血栓形成,应切除吻合口重新吻合。

2. 血管受压和牵拉　多因血管扭曲或邻近的组织或血肿压迫引起。小血管的脉压较低,特别是静脉,轻度的外力就足以阻断其循环。故应保证血管的行径宽畅,清除吻合口周围血肿,放置引流等措施以防血管受压。

3. 血栓形成　一经确定有血栓形成,应毫不犹豫切开探查。取出血栓后如发现内膜损伤,则宜切除损伤部再行吻合或做血管移植修复。

三、神经缝合法

常用的神经缝合方法有外膜缝合和束膜缝合。

（一）神经外膜缝接术

1. 用锐利刀片整切神经断端，直至断面出现正常神经束为止。

2. 用 8-0~9-0 单针尼龙线，在神经断端两侧各缝 1 针做牵引固定线，缝此两针前按神经外膜表面血管走行为标记定位，使神经两断端尽量对接准确，避免扭曲。

3. 在两牵引固定线之间，间断缝合神经外膜，避免缝住神经束，针距和边距大小，以使神经束不外露、外膜不内翻为限。

4. 前侧缝接完成后，对调牵引固定线，将神经翻转 180°，依上法缝合后侧。

5. 打结勿过紧，以使神经束不外露、外膜不内翻为度。

6. 最好在显微镜或放大镜下检查有无外膜内翻和神经束外露。

（二）神经束膜缝接术

1. 修整神经断端同上所述。

2. 在显微镜下检查神经束在断面上的分布及束组分布情况。神经束膜缝合时，手术显微镜一般放大 6 倍，若神经束直径小于 1mm 时，可放大 10~20 倍。

3. 缝合前先剪去靠神经断端 5mm 范围内的外膜，使神经束外露。

4. 搭配好位于两神经断端上的神经束和束组。

5. 每根神经束需缝合 1~2 针，神经束组约需缝 2~3 针，由深而浅，依次缝合。

6. 用 9-0 单针尼龙线缝合，一侧从神经束膜外进针，从束膜内出针。另一侧从束膜内进针，从束膜外出针，轻柔拔针拉线，将两神经断端拉拢。

（三）神经缝合术后处理

1. 术后体位　应使神经吻合处保持松弛，一般使邻近关节处于屈曲位即可，简单外固定 3~6 周。

2. 应用神经营养药物　常用药物有地巴唑，维生素 B_1、维生素 B_6、维生素 B_{12} 等。

3. 功能锻炼　防止关节囊挛缩及肌肉萎缩，损伤肢体应进行主动与被动关节活动。

4. 理疗　神经电刺激疗法应用针刺、电针等刺激神经再生。

第二节　断肢再植术

断肢可按照肢体离断的程度分为完全性断肢与不完全断肢。凡肢体由切割、绞窄、辗轧等原因而完全离断，无任何组织相连者称为完全性断肢。肢体大部分离断，软组织离断超过总量的 2/3，并且主要血管断裂，或血管内膜挫伤、血栓形成，如不缝接血管将危及远段肢体的成活者为不完全性断肢。

一、适应证

随着显微外科技术的提高与发展，再植肢体的成活率与功能恢复明显提高，断肢再植的适应证也在不断改变。

1. 全身情况良好，未合并颅脑及内脏损伤，无严重心、肾、肝病变，无全身出血情况者均适宜再植。

2. 离断肢体必须保持一定完整性，再植后能够发挥其功能。若断肢严重毁损，或血管内膜广泛受伤则不宜再植。

3. 肢体离断后热缺血时间，一般不超过 6~8 小时，否则组织变性不可逆转。寒冬季节或保藏得当的断肢,可延长再植时限。

4. 肢体再植后能发挥其基本功能。

二、术前准备

肢体离断患者经受重大创伤后,失血过多,可能还伴有颅脑或内脏等其他损伤,到达有再植条件的医院时,往往处于休克状态。况且还常伴有颅脑或内脏损伤,因此在手术前应做好充分的准备工作。

包括:请有关专科医生会诊并协同处理合并损伤;及时和足量的输血、补液,治疗失血性休克;做好人力调配,及时通知化验室、手术室、放射科、血库,并将患者送到手术室,手术医生互相调配;准备手术器械,包括处理离断肢体、伤肢残端、肢体再植等三部分所需的各种器械,并单独成包,分别置于三张无菌手术桌上。

三、麻醉

要求安全、不痛、维持时间长,手术过程中患者能保持安静,尤其在吻合血管时患者不能出现躁动。

上肢离断再植术可选用臂丛阻滞麻醉,下肢可选择硬脊膜外阻滞麻醉。当病情较重时,以气管内插管全身麻醉为宜。

四、手术步骤

(一) 清创

彻底清创是防止术后感染的有效措施,直接关系到断肢再植的成败。临床实践证明:如果清创彻底,再植手术以后局部及全身反应均少,肢体肿胀轻,感染机会明显减少,愈合后瘢痕量少,组织粘连也轻。

为了缩短手术时间,完全断离的肢体宜分两组进行清创,一组进行断肢近端的清创,另一组对断肢的远端进行清创。清创时,要注意清除创面内已无生机的组织,特别是肌肉和皮肤。辨别肌肉和皮肤有无生机不但是看其有无血运,刺激后有无收缩,而且还要看肌纤维是否完整,肌肉有无水肿等,通过多方面形态变化来进行判断和考虑。清创的过程中,找出重要的动脉、静脉、神经、肌肉和肌腱的断端并做好标志,以备再植。清创后,创面用灭菌生理盐水冲洗伤口 2～3 次。

(二) 重建骨支架

清创术后再植手术时,首先固定骨折。选择合适、可靠的内固定方式。骨支架的内固定要求操作简便、固定牢靠。内固定的方法很多,如髓内钉、钢板螺丝钉等。为了保证血管、神经缝合时的无张力原则,必要时可适当缩短骨骼再做内固定。

(三) 修复肌肉与肌腱

首先判明同一条肌肉或肌腱的远、近断端,切不可将屈、伸肌错接,以免影响再植后的功能。肌腹断面仔细止血后用丝线做 8 字或褥式缝合,边缘再加数针间断缝合。肌腱亦可采用对端 8 字缝合。缝合顺序,以先缝合深层肌腱为宜,使吻合血管时不致有张力,同时建立血管的软组织床。

(四) 重建血液循环

是肢体能否成活的关键。必须高质量、高速度接通肢体的主要动、静脉,使肢体有足够的动脉血供,组织有充分的氧供,同时又保证有通畅的静脉回流,如此肢体才能顺利成活。

血管吻合按序进行。一般情况下,先吻合一条静脉,然后再吻合一条动脉,以使动脉通血后,血液能够由静脉回流,减少创面出血,使手术野清晰。其后根据情况再吻合其余的动、静脉。吻合的静脉数量应多于动脉数量。

在吻合血管前,应考虑并处理下列几个问题。

1. 补充血容量 肢体离断患者,失血很多,即使已渡过休克关,血容量可能仍然不足,可根据血压、脉搏、中心静脉压等指标来进一步纠正血容量的不足。

2. 解除血管痉挛 因创伤、机械、寒冷等因素的刺激,血容量不足,血压下降以及机体对出血的保护性反应等因素都可能引起血管痉挛。应针对原因采取相应措施,及时解除血管痉挛,才能使血管吻合顺利进行。

3. 彻底切除损伤血管 吻合血管前应认真检查损伤血管特别是血管内膜是否已彻底切除。

4. 修复血管深部软组织床 在做血管吻合前,先缝合血管深部软组织。

 知识链接

吻合后血液循环良好的征象

血管缝接后松去血管夹:①吻合的动、静脉充盈良好,并经勒血试验证实;②可触及再植肢体远端动脉搏动;③再植肢体皮肤红润,毛细血管充盈时间不超过2秒;④再植肢体皮温逐渐上升;⑤在指端以粗针刺一小口,不断有鲜血溢出。

(五)修复神经

尽可能一期修复已完全离断的神经,经清创后的神经断端用7-0无损伤缝线做神经外膜缝合。根据神经表面的血管走向,断面神经束的排列,将两神经断端尽量对合准确,勿使扭曲、错位。

(六)皮肤覆盖

做再植术前应估计有否充分的皮肤覆盖创面,如遇下列情况应做相应处理。

1. 皮肤不能完全覆盖创面时,应首先保证覆盖血管吻合部位,尤其是浅表静脉吻合处,其余部位用中厚皮片游离移植。

2. 组织挫伤严重者,在缝合皮肤前,潜行皮下分离,做充分的深筋膜切开减压,以防止发生骨筋膜室综合征。

3. 对于环形皮肤创面,可做锯齿状皮瓣缝合,以防止肢体肿胀时,环状皮肤缝合对浅表静脉的压迫。

4. 再植肢体的减张切口可先用凡士林纱布覆盖,待二期游离植皮修复。

第三节 断指再植术

由于国内断指再植技术的飞跃发展,只要有较完整的指体,均可进行再植。血管、神经、肌腱全部从近端撕脱的断指,也可以再植成活而且获得良好的功能。

一、适应证

1. 拇、示、中三指离断应尽力再植,无名指、小指离断则应根据年龄、职业及个人意愿而选择。

2. 一手多指离断,有条件者力求全植。

3. 末节离断,对于拇、示、中指只要有再植可能,应予再植。

4. 小儿断指尽力再植。

健康状况不适宜者,可不考虑再植;单个手指离断,尤其示、小指,如掌指关节毁损,再植后反而影响全手功能者,可征求患者意见,不做再植。

二、断指的保藏

完全离断的手指送到有再植条件的医院,可能要经数小时的转运,如何将断指处理好,直接关系到术后患指的成活。正确的处理方法是将断指用无菌纱布包裹后,放入小塑料袋内,扎紧袋口,再套一大塑料袋,两袋之间放足量的冰块。或将断指放在清洁的小瓶内,再将小瓶贮于冰桶内(图13-9)。到达医院后,如患者全身情况不允许立即做再植手术,或系多指离断,需依次再植时,先将运送来的断指取出,用消毒肥皂液外再裹以无菌巾,放入4℃冰箱内。如此处理有利于提高断指再植的成活率。

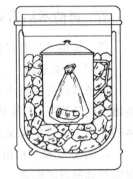

图13-9 断指的保藏

三、麻醉

麻醉要求同断肢再植术。

四、手术步骤

(一)清创

彻底清创不但能减少感染而且有利于伤口的愈合和侧支循环的建立,所以,认真、细致的清创术是断指再植成功的前提。清创术可分两组进行,一组清理断指近段断端,另一组清理离断的手指,在清创过程中,仔细寻找指动脉和指静脉,并准确作出标记。

(二)骨与关节内固定

清创术后首先固定指骨。选用内固定物的原则是简便易行、固定牢靠,骨端不旋转、不损伤关节,拔除容易,便于早期功能锻炼。一般多用克氏针或钢丝内固定。

(三)肌腱缝合

指伸肌腱的缝合用5-0无损伤针线间断缝合中央腱束与两侧腱束。指屈肌腱的缝合一般采用Kessler法缝合,以4-0无损伤针线做中央缝合,再以7-0无损伤针线缝腱膜,使缝合口整齐光滑。

(四)指血管吻合

以先吻合静脉后吻合动脉的顺序进行。吻合血管的针序如下图(图13-10)。

(五)指神经缝合

一般用8-0~9-0无损伤针线行外膜缝合2~4针。

(六)皮肤缝合与覆盖

断指整齐,缝合皮肤时可做几个小的Z形皮瓣,以免术后环形瘢痕挛缩;如皮肤缺失,血管神经束暴露时,可做邻近皮瓣覆盖。

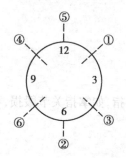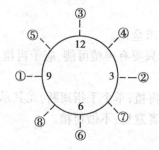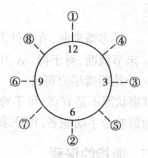

图 13-10 几种吻合血管的针序

五、再植术后常见并发症

断指再植术后常见的并发症有血管危象、肿胀、感染与出血等。

（一）血管危象

再植术后应密切观察再植指的肤色、皮温、指端丰满状况、毛细血管充盈时间等。如突然出现肤色改变、皮温下降、指腹干瘪等征象即提示为血管危象，须及时处理，否则会威胁指体的存活。血管危象又分静脉危象和动脉危象。

1. 静脉危象 指由于静脉受压、痉挛、吻合口血栓形成等原因导致指体血液无法引出，发生静脉潴留和瘀血。表现为指体肿胀、黯紫、皮温低、毛细血管充盈时间长。处理方法：①松解包扎敷料，拆除几针缝线，解除皮肤紧张压迫；②局部保温；③在再植指上做轻巧的向心按摩，促进静脉回流；④再植指上可用水蛭吸血以减小静脉血管内的压力；⑤用3%罂粟碱静脉滴注。

2. 动脉危象 指由于动脉血供障碍而引起的动脉性缺血。多发生在24小时以内，常见于血容量不足、室温下降、创口疼痛、体位改变以及血管吻合欠佳等原因。表现为再植指苍白、干瘪、皮温下降。处理方法：采用止痛、提高室温、补充血容量、用抗凝药等措施，若仍不能解除危象时，应不失时机探查吻合的血管，如发现吻合口有血栓形成，应剪除栓塞的血管，重新吻合。

（二）肢体肿胀

肢体肿胀是断肢再植术后常见现象。如肿胀呈进行性，就会产生静脉瘀血，加剧肢体肿胀，导致血液循环障碍。识别早期静脉瘀血的方法：检查者用拇、示两指对再植指施压，施压处颜色变白，若逐渐减轻检查指的按压力，就有一种明显的搏动，突然传达到检查指的指尖，再植指重现淡红色。这一体征表明指体有充足的动脉灌注，但静脉回流不足。处理方法：解开包扎绷带，抬高肢体，向心按摩；皮肤张力过大，拆除几针缝线，或做减压性筋膜切开。

（三）感染

伤情严重、断面污染、清创不够彻底等原因，可引起伤口感染。若出现急性感染体征时应加大抗生素用量，或更换敏感抗生素。如有脓液形成，应及时切开引流，清除坏死组织、敞开脓腔，但须注意保护吻合的血管、神经。

（四）出血

术后初期可因血管结扎线松脱、血管吻合口线结松开等引起出血。处理方法：立即加压包扎，至手术室拆开伤口重新止血（包括血管吻合口补针）。手术后期伤口感染，也可累及血管吻合口，造成破裂而致出血，此类出血无法做破裂口修复，如侧支循环已形成，可将破裂血管结扎。如结扎后出现血循环障碍,须在健侧切取一条静脉,避开感染部位做架桥式缝接动脉近、远段,以保证再植肢体的血供。

复习思考题

1. 简述小血管吻合法的方法。
2. 简述血管缝合后血流不畅的原因与处理方法。
3. 简述再植术后的常见并发症与处理。

(孙 权)

第十四章 截 肢 术

学习要点

1. 截肢术的适应证。
2. 截肢术的注意事项。
3. 四肢各平面截肢的切口设计与手术步骤。

第一节 概 述

截肢术是将已失去生命能力、没有生理功能甚至危害患者生命的肢体截除的手术。发生在肢体危及生命或健康的创伤与疾病需要截肢，其目的是挽救患者的生命，并通过体疗训练和安装义肢，使该残肢发挥其应有的作用。这是一种致残的破坏性手术，必须严格掌握其适应证。

一、适应证

1. **肿瘤** 四肢原发性恶性骨、关节及软组织的肿瘤；严重影响肢体功能的良性肿瘤无法局部切除及经治疗后难以恢复功能者。

2. **创伤** 急性创伤造成肢体严重缺损而无法修复者或严重创伤完全丧失功能者；烧伤或冻伤引起肢体组织严重损伤者；肢体严重的电击伤。

3. **感染** 肢体急性或慢性感染经治疗无效可能危及患者生命，如气性坏疽，需立即在正常有生机的平面行高位截肢，伤口保持开放。

4. **周围血管疾病** 血栓闭塞性脉管炎晚期经其他疗法无效时；糖尿病并发肢体慢性溃疡经各种治疗创口长期不愈合或有癌变可能者。

5. **神经损伤** 神经损伤后一切修复方法均失败，致使肢体发生营养性溃疡者。

二、截肢手术要点

（一）皮瓣设计

首先确定截肢平面，在截肢前须设计好皮肤切口和皮瓣的长度，一般截肢的皮瓣切口呈弧形，凸向远侧。截肢残端需要有良好的皮肤覆盖，皮肤要有活动度，要有感觉。用甲紫溶液在该肢体画出上述皮瓣切口的走行，然后进行手术。

（二）止血带使用

除了缺血性疾病之外，一般均可在充气止血带控制之下进行截肢手术，上肢止血带应放置在胸大肌腱止点之下，下肢应放在股长收肌起点之下。感染性疾病及恶性肿瘤截肢术时不可用驱血带驱血。

（三）截肢平面确定

要求截肢残端愈合良好,无瘢痕与骨粘连,无压痛,肌肉与皮肤比例适当,尽可能保留肢体长度。

（四）筋膜处理

截肢后残端筋膜的作用是包裹残端覆盖骨端最主要的组织。因此筋膜应与皮瓣同等长度一起切开,除在必要时可做有限度的剥离外,一般不应使其与皮肤分离。

（五）肌肉处理

截肢术中,肌肉应在截骨平面略远处切断,以便肌肉断端自然回缩时恰好至截骨平面。为了不使残端过于臃肿可将肌肉切成斜行或阶梯形后缝合包裹截骨残端。

（六）肌腱处理

原则上宜在肌腹与腱交界处切断,其断端不必与对侧的肌腱断端缝合。

（七）神经处理

将神经游离后向远端轻轻牵拉至截骨平面,用锐利刀片在神经近端较高平面一次切断,使其近侧断端自动回缩至截骨端较高平面的软组织之内,大神经如坐骨神经有伴行血管应在切断处以上予以结扎。切断神经前可在截断处用2%的普鲁卡因局部封闭,以减轻术后神经疼痛。

（八）血管处理

大血管游离后用丝线分别做双重结扎切断,小血管单一结扎即可。在关闭残端伤口前应放松止血带,结扎或缝扎所有出血点。

（九）骨处理

在截骨端应避免过度剥离骨膜,无软组织覆盖的骨突部分应切除,骨端用骨锉磨成光圆的外形。

（十）引流

手和足部伤口浅小,多用橡皮片引流,并在术后48小时拔出。对腕和踝关节以上的截肢或关节离断术,可在缝合伤口前先放入1~2根有侧孔的硅胶管进行闭式负压吸引引流,硅胶管在距伤口约3~5cm的正常肌肉和皮肤处斜行切口穿出,在出口处予以缝扎固定。依据渗液多少决定拔出时间,一般在术后3~5日。

 知识链接

幻肢感和幻觉痛

几乎所有的截肢患者在术后都会感到被截除的肢体仍然存在。这种感觉常使患者感到很困扰,会伴有针刺样感或麻木感,尤其是在佩戴假肢以后。有少数患者会感到严重的幻觉痛,夜间往往会更加明显。应根据病因采取如手术切除神经瘤、服药、理疗、封闭、针灸、注射、心理疏导等方法进行治疗。

第二节　上肢截肢术

上肢截肢的原则是尽量保存肢体长度,保证残肢有良好的肢体控制能力;残肢关节功能良好,无挛缩畸形;残肢无痛;残肢皮肤良好。

一、截指术

1. **麻醉与体位**　臂丛阻滞或指神经阻滞。仰卧位。

2. **切口**　画线以做成掌侧长和背侧短的皮瓣,其长度比例为2:1,先自一侧指侧方中线做弧线切向远侧,并呈弧形切断掌面,再自其对侧中线作为一与前者相对称和等长的切口,并与前者相遇于掌面,如此形成一个舌状皮瓣。

3. **手术步骤**　在皮瓣回缩的平面切断屈、伸肌腱,并任其自动回缩。结扎两侧指动、静脉后,在血管邻近找出指神经,轻轻地将神经牵拉直截骨平面1cm以下处用锐刀切断,任其自行回缩,以防瘢痕组织粘连。沿预计的截骨平面环形切断骨膜,用骨膜剥离器向远侧剥离。保护近侧软组织,用细齿窄锯在预计的平面上与骨干垂直锯断指骨。锉去骨端的锐利边缘,冲洗伤口,间断缝合皮下组织和皮瓣(图14-1)。

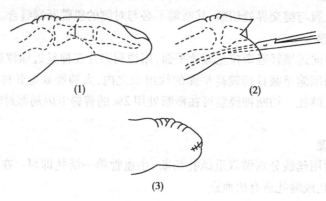

图14-1　截指术
(1)皮肤切口和截骨平面　(2)使神经断端回缩　(3)缝合

二、腕关节离断术

1. **麻醉与体位**　臂丛阻滞麻醉。仰卧位。上止血带。

2. **切口**　按2:1的比例设计掌侧长、背侧短的皮瓣。如因外伤或肿瘤不能按上述比例设计典型的皮瓣,则应在尽可能保留肢体长度的前提下做成不典型的皮瓣。

3. **手术步骤**　分别自腕部尺、桡骨的掌侧找出尺、桡动静脉,并在腕部近侧端予以结扎并切断。分别显露出桡神经、正中神经和尺神经,牵向腕关节远侧,如神经有营养血管出血,应用细丝线结扎。用锐利刀片将神经分别在截骨平面近侧切断,任其自然回缩到高于腕关节离断平面以上。逐一切断所有屈、伸肌腱并任其回缩。环形离断腕关节。切除尺、桡骨茎突并将其断端锉圆滑,要注意不可损伤下尺桡关节和三角韧带等,以便保持前臂旋前和旋后活动功能,同时可预防该关节术后疼痛(图14-2)。

放松止血带彻底止血。冲洗伤口。分层缝合筋膜和皮瓣,用两条橡皮片分别自伤口两侧深部做引流,术后48小时拔出。

三、前臂截肢术

1. **麻醉与体位**　同腕关节离断术。

2. **切口**　前后侧皮瓣的长度是截骨平面前后径的1/2。沿桡侧中线切开下行,经掌侧

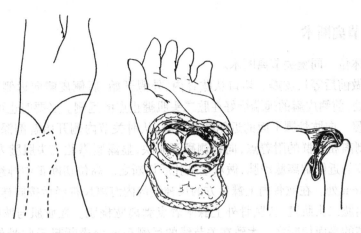

图14-2 腕关节离断术

至尺侧即做成前(掌)侧皮瓣,用同法经背侧做成后(背)侧皮瓣。

3. **手术步骤** 按皮瓣的形状切开筋膜,并分别使其与肌肉分开少许,再翻向近侧。在预计截骨平面远侧2~3cm处用截肢刀环行逐步切断肌肉。

分别用中号丝线结扎所有较大血管。将神经分离后轻轻牵向远侧,用锐利刀片一次性切断,任其自行向近侧回缩。

在预计截骨平面环行切断尺、桡骨骨膜,自切口处向远侧剥离。锯断尺、桡骨后将骨端磨光滑,以改善骨端的外形便于缝合。

松开止血带,彻底止血。冲洗伤口,伤口内外侧分别放入一橡皮引流条,分层缝合筋膜和皮肤(图14-3)。加压包扎伤口,用小夹板固定或石膏托固定。

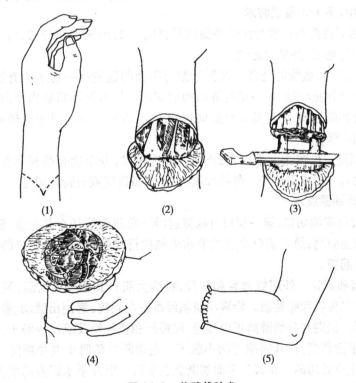

(1)　　　　　　　(2)　　　　　　　(3)

(4)　　　　　　　(5)

图14-3 前臂截肢术

四、肘关节离断术

1. 麻醉与体位　同腕关节离断术。

2. 切口　做前后等长皮瓣。切口从肱骨内、外髁开始,后侧皮瓣向远侧延伸至尺骨鹰嘴远侧2.5cm处,前侧皮瓣的远端恰好在肱二头肌腱止点的远侧。必要时也可做随意皮瓣。

3. 手术步骤　向肱骨髁平面的近侧翻转皮瓣,从肘关节内侧开始解剖深部组织。首先从肱骨内上髁剥离屈肌群的附着点,向远侧翻开肌块,显露紧靠肱二头肌腱内侧的血管、神经束。在肘关节的近侧游离肱动脉,做双重结扎后切断之。高位切断正中神经,使其回缩到关节平面上2.5cm处。在肱骨内上髁后方的尺神经沟内游离尺神经后按同样方法处理。从桡骨附着点剥离肱二头肌腱,从肱骨外上髁附着点剥离肱桡肌。在肱肌与肱桡肌之间游离桡神经并在更高的平面切断之。大致在关节线的远侧6cm处横断起于肱骨外上髁的伸肌群,将近侧断端向上翻转。然后于尺骨鹰嘴附近沿肱三头肌切断后方筋膜,继而切开前关节囊取下前臂。

保留完整的肱骨关节面。将肱三头肌腱转向前方与肱二头肌腱和肱桡肌缝合。将保留在肱骨外上髁的部分伸肌块修剪成肌瓣,翻向内侧与肱骨内上髁残留的肌层相缝合。然后缝合肌瓣和骨膜,覆盖所有的骨突部分和肱骨端暴露的肌腱。松开止血带,止血,冲洗伤口,在无张力下缝合皮肤。放置橡皮片引流或硅胶管负压吸引。

五、上臂截肢术

上臂截肢术是指从肱骨髁上至腋窝皱襞之间平面的截肢。常选在上臂中下1/3段截肢,其次在上1/3段截肢和肩关节离断。

(一)上臂中、下1/3段截肢术

1. 切口　前后皮瓣的长度为截骨平面前后径的1/2,沿画线切开前、后侧等长的皮瓣。按皮瓣的形状切开筋膜,并翻向近侧。

2. 骨、肌肉、神经、血管的处理　在预计截骨平面的近侧逐一切断所有肌肉,处理并切断神经干。双重结扎肱动脉,单一结扎静脉而后切断。用牵开器将肌肉牵向近侧。在预计的截骨平面环行切断骨膜,并自其切口处向远侧剥离,在此平面与骨干纵轴垂直锯断肱骨。锉去骨端的锐利边缘。

3. 缝合与固定　松解止血带、彻底止血。冲洗伤口,分层缝合筋膜和皮瓣(图14-4)。自伤口两侧各放入一橡皮引流条。包扎残端,用小夹板固定或石膏托固定。

(二)经肱骨颈截肢术

1. 切口　设计皮瓣切口,第一切口自喙突起沿三角肌前缘切至其止点,随之转向外侧,沿三角肌后缘切至腋窝;第二切口自肩关节前内侧横行经腋窝与第一切口的末端相连。按皮瓣的形状切开筋膜。

2. 切断肌肉和截骨　处理好血管和神经,将胸大肌自其止点处切断,翻向内侧。在肱骨颈平面切断肱二头肌和喙肱肌。沿胸小肌肌纤维方向剥离,解剖出腋动、静脉,分别钳夹、双重结扎和切断。识别并分别游离正中神经、尺神经和桡神经及肌皮神经干,分别向远侧轻轻牵拉,在不同平面切断,任其回缩至胸小肌下。先切断三角肌止点并翻向上方,依次将大圆肌、背阔肌自止点处切断。在截骨平面切断肱三头肌。牵开手术野内的肌肉断端,截断肱骨颈,处理骨残端。

3. 缝合 自伤口两侧各放入一橡皮条引流,分层缝合筋膜和皮瓣。(图 14-5)。

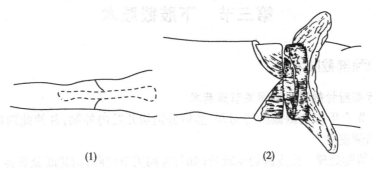

(1)   (2)

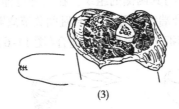

(3)

图 14-4　上臂中、下 1/3 段截肢

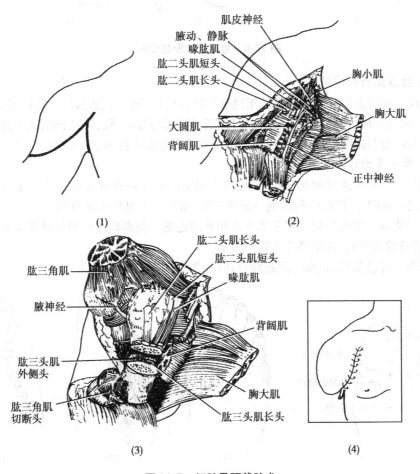

(1)   (2)

(3)   (4)

图 14-5　经肱骨颈截肢术

第三节　下肢截肢术

一、足和踝部截肢术

（一）经远侧趾骨截趾或趾间关节离断术

1. 切口　先自甲床近侧做横行切开,然后分别切开趾内外侧,并使此两切口相遇于趾端,即形成一跖侧皮瓣。

2. 趾骨与肌腱处理　沿皮瓣切至趾骨(如行趾间关节离断,则切断趾长伸、屈肌腱,切开关节囊)。自甲床根部切除趾甲与其两侧的组织。在足趾过伸位剥离趾骨跖侧皮瓣。用细齿窄锯将趾骨锯断。修正或锉去骨端锐利周边(若自趾间关节离断,则软骨关节面不做处理)。

3. 缝合　止血后将皮瓣翻折于背侧做单层缝合(图14-6)。

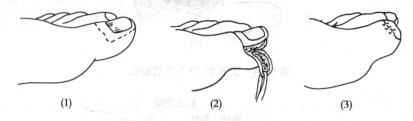

图14-6　经远侧趾骨截趾术

（二）经近侧趾骨截趾术

经任何一趾的近侧趾骨截趾都采用网球拍状的切口,第1、5趾的切口延长部分(网球拍柄部)须斜向足中线,但第2、3、4趾者,应与该趾的跖骨方向一致,球拍柄端止于趾蹼近侧掌侧切口2.5cm处(图14-7)。其余步骤如截趾和缝合等操作技术,基本同上。

（三）第4、5跗跖关节离断术

1. 切口　自第3、4趾间起,分别经足背跖侧斜向第5跖骨基底部切开。足跖侧的切口应较足背侧者偏向足外缘,以利做成一跖侧皮瓣,愈合后瘢痕位于足背侧。

2. 关节离断　沿皮肤切口切至第4、5跖骨的近端。剥离软组织后切断第4、5跖骨与第3楔骨和骰骨的关节囊,离断第4、5跗跖关节。

3. 缝合　冲洗伤口,止血。间断缝合切口(图14-8)。

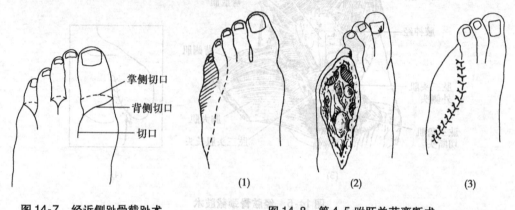

图14-7　经近侧趾骨截趾术　　　　**图14-8　第4、5跗跖关节离断术**

二、小腿截肢术

（一）小腿前、后侧等长皮瓣截肢术

设计小腿前、后侧皮瓣的长度均为胫骨截骨平面小腿直径的 1/2。也可前侧皮瓣增长 0.5cm，后侧皮瓣缩短 0.5cm。

1. 切口 切开前、后侧弧形皮瓣。注意在切开前侧皮瓣时，应同时切开胫骨嵴处的骨膜，并在该处的皮质骨面做一切痕，便于术中准确测量切断肌肉和截骨的平面，借以获得一良好的残端。分别在前、后侧皮瓣之下，按其形式切开筋膜，但不可剥离皮下组织。

2. 切开小腿前外侧肌肉和处理神经血管 先自趾长伸肌和腓骨短肌之间游离切断腓浅神经，而后自胫骨截骨平面的下方约 0.5～1cm 处切断小腿外侧肌肉。游离和双重结扎胫前动、静脉后切断。将胫浅神经轻轻向远侧牵拉，用锐刀切断，任其自行回缩至截骨平面以上。

3. 截骨 分别在胫骨和腓骨截骨平面环行切断骨膜，并向远侧剥离。与胫骨纵轴垂直锯断胫骨后，自胫骨下端前面即胫骨嵴距断端 2cm 处与胫骨纵轴成 30°～40°角斜行锯下一楔状骨块。对腓骨宜用钢丝线锯，在较胫骨截骨平面高 2cm 处锯断。分别锉去胫、腓骨骨端锐利周边。

4. 切断小腿后侧肌肉和神经并结扎血管 在胫骨残端以下 0.5cm 处斜向远侧切断比目鱼肌，此后沿腓肠肌筋膜切向远侧，使其长度能覆盖胫骨残端。结扎胫后动、静脉和腓动、静脉如前切断胫神经。

5. 缝合 将温热的湿棉垫放于残端压迫 3 分钟，如仍有出血点则可用明胶海绵压敷出血点即可迅速止血。分层缝合筋膜和皮瓣（图 14-9）。在切口两侧各放入一橡皮引流条。包扎伤口后用石膏托将膝关节固定在伸直位。

（二）小腿后侧长、前侧短皮瓣截肢术

设计在膝下 10～12cm 胫骨截骨处做一标记，用带尺量出该处小腿周径，将此周径分为三段，以其 2/3 为后侧皮瓣的长度，1/3 为前侧皮瓣的长度。

1. 切口 沿设计的长度和方向弧形切开皮肤和筋膜，将皮瓣翻向上，并用温热纱布垫保护，切断小腿前外侧肌群。

2. 截断胫骨和腓骨 先自趾长伸肌和腓骨短肌之间切断腓浅神经，随之切断小腿外侧肌群。显露和结扎胫前动、静脉，轻轻将胫浅神经牵向远侧，用锐刀片切断，任其自行回缩至截骨平面之上。用骨膜剥离器轻轻压住腓骨周围的软组织，在预计胫骨截骨平面以上 2cm 处环行切开腓骨骨膜和向截骨平面以下做有限度的剥离后，用线锯锯断腓骨。自胫骨外后侧分开肌肉，用骨膜剥离器保护肌肉及神经血管束。在预计的胫骨截骨平面环行切开胫骨骨膜，稍向远侧剥离后，用板锯锯断胫骨，随之在胫骨嵴处与胫骨干成 30°～40°角锯除一楔形骨块。锉去胫腓骨骨端的锐利边缘。

3. 切断小腿后侧肌和神经并结扎血管 将截断的胫骨下段肌肉低于截骨平面处切断。结扎胫后及腓动静脉。向远侧牵拉胫神经，用锐刀片切断，任其自行回缩到截骨平面之上（图 14-10）。

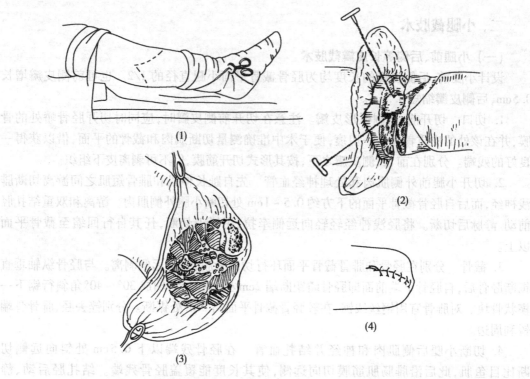

(1)

(2)

(3)

(4)

图 14-9　小腿前、后侧等长皮瓣或前侧皮瓣较后侧长 1cm 的截肢术

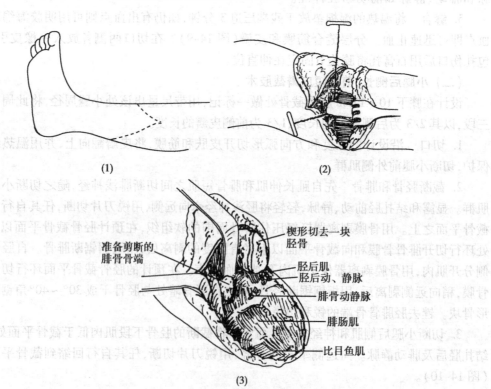

(1)

(2)

楔形切去一块
胫骨

准备剪断的
腓骨骨端

胫后肌
胫后动、静脉
腓骨动静脉
腓肠肌
比目鱼肌

(3)

图 14-10　小腿后侧长、前侧短皮瓣截肢术

4. 缝合和固定 冲洗伤口检查有无出血点,止血。放入硅胶管行闭式引流。分别缝合筋膜及皮瓣。残肢用长石膏托固定。

(三) 小腿后侧长皮瓣截肢术

对闭塞性脉管炎患者采用小腿后侧长皮瓣的设计(图 14-11)。常选择在小腿上 1/3 水平面截肢。除在小腿上段或膝下 10cm 以内截肢者,胫腓骨截断可在同一平面处,其余步骤与以上小腿截肢术同。

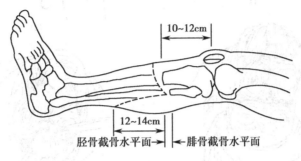

图 14-11 小腿后侧长皮瓣截肢术

三、膝关节离断术

1. 切口 沿设计切开前侧长、后侧短的皮瓣,其长度为 2∶1。为了在缝合皮瓣时使前侧皮瓣能恰当地包裹股骨髁,故前侧皮瓣应较后侧稍宽。按皮瓣形状切开筋膜,分别自前后侧筋膜之远侧从其深面向近侧剥离。前侧筋膜瓣应包括髌韧带和其两侧的肌腱膜。

2. 切断关节囊和韧带 在将前侧筋膜瓣翻向上和逐渐使膝关节屈曲的情况下,切断髂胫束,切开关节囊和切断前、后交叉韧带及两侧副韧带,并自腓骨小头上切断股二头肌腱。

3. 处理腘动、静脉和胫神经 在髋关节前屈和膝关节屈曲位,将小腿向下牵拉,切开膝后侧关节囊和腘肌,显露腘动静脉和胫神经。钳夹、切断和双重结扎腘动静脉,向远侧轻轻牵拉胫神经,用锐刀片切断,任其回缩至股骨髁平面之上。

4. 离断关节 在胫骨上端的水平面后侧切断腓肠肌、半膜肌、半腱肌、股薄肌及缝匠肌后,切开后侧关节囊,使小腿完全脱离。牵开伤口切除股骨髁部的滑膜和髌骨。

5. 缝合 将髌韧带牵向股骨髁间凹缝于交叉韧带的残端和腓肠肌断端缝合。松解止血带,止血,冲洗伤口,分层缝合筋膜和皮肤。在伤口两侧后方各放一橡皮引流条(图 14-12)。

四、大腿截肢术

(一) 股骨髁上截肢术

1. 切口 设计前侧长、后侧短的皮瓣。前侧皮瓣自大腿下部内侧中线呈弧形下行至髌骨上极平面,经大腿前面,在与内侧切口相对称的情况下,切至大腿外侧中线,再上行止于与内侧切口同一平面处。后侧皮瓣起自前侧皮瓣切口的起点,与该大腿纵轴垂直向后切开,并向远侧略呈弧形,经大腿后侧与前侧皮瓣切口的止点相连。

2. 深层组织处理 沿前侧皮瓣回缩的边缘垂直切开股骨髁上部筋膜,从髌骨上极切断股直肌肌腱。将前侧皮瓣和附着于其上的肌腱翻向近侧后,切除髌上滑囊。在后侧皮瓣回缩的边缘以下 0.5cm 处切断筋膜,并在其回缩后的边缘处切断该处肌肉。

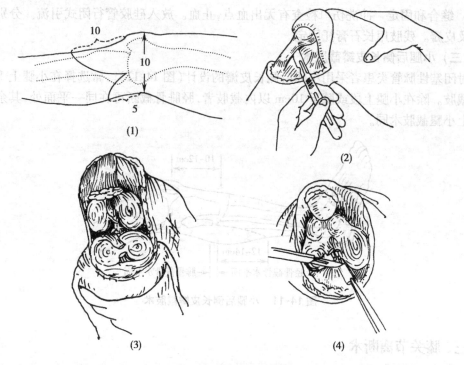

(1)

(2)

(3)

(4)

图 14-12 膝关节离断术

3. 截骨　牵开筋膜瓣和肌肉,在距股骨关节面以上 3cm 处环行切开骨膜,并稍向远侧剥离,在该处与股骨干纵轴垂直将股骨锯断。双重结扎股动脉和股深动脉,结扎股静脉。向远侧牵拉出坐骨神经,用 2% 普鲁卡因液局部封闭后,用锐利刀片一次切断坐骨神经,用细丝线结扎其断端的出血点,而后任其回缩至截骨平面以上,锉去骨端锐利周边。

4. 缝合和固定　松解止血带,彻底止血,冲洗伤口。缝合筋膜(图 14-13)。在伤口内放入一硅胶管进行闭式负压引流。残肢用石膏托固定。

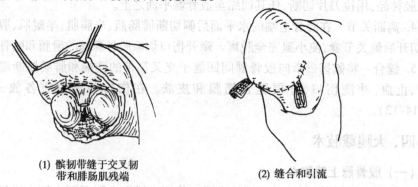

(1) 髌韧带缝于交叉韧带和腓肠肌残端

(2) 缝合和引流

图 14-13 股骨髁上截肢术

（二）经大腿中段或中、下 1/3 交界处截肢术

1. 切口　设计切开前后侧等长的皮瓣,其长度各等于该股骨截断处大腿的半径。前侧皮瓣切口起于大腿内侧中线预计截骨平面以上 2~3cm 处,呈弧形切向远侧经大腿前面至大腿外侧中线,止于与内侧切口起点同一平面处。在大腿后侧做一与前侧皮瓣等长、对称和形状相同的皮瓣。按皮瓣形状切开皮下组织和筋膜。

2. 切断肌肉并处理股动、静脉　在皮瓣回缩的边缘远侧,切断筋膜。在股管内侧牵开缝匠肌,先切断隐神经,而后分别切断和双重结扎股动脉,结扎股静脉。在股骨后面,内收大肌、二头肌与股四头肌的间隙内用上述同一方法处理股深动静脉。因大腿前、内侧肌肉较其外、后侧者丰厚,收缩力亦大,故对大腿前内侧肌肉应自其筋膜回缩处稍下方斜向截骨线切断,但对大腿外后侧肌肉,则自其筋膜回缩处稍下方横行切断。向远侧轻牵出坐骨神经,局部封闭后用锐利刀片一次切断,结扎断端出血点,任其回缩至预计截骨平面之上(图 14-14)。

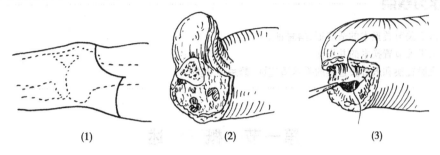

(1)　　　　　　(2)　　　　　　(3)

图 14-14　经大腿中段截肢术

3. 截骨　环行切断骨膜并稍向远侧剥离,在与股骨干纵轴成垂直方向锯断股骨,锉去骨端锐利周边,若有髓腔出血可用骨蜡封闭。

4. 缝合　松解止血带,对出血点逐一予以结扎。冲洗伤口,引流同股骨髁上截肢术。分层缝合切口,加压包扎。用前侧石膏托将髋关节固定在伸直中立位。

❓复习思考题

1. 截肢术的适应证有哪些?
2. 简述截肢术的手术要点。
3. 试述前臂截肢术、小腿截肢术的手术操作步骤。

(刘建崇　孙　权)

第十五章 人工关节置换术

学习要点

1. 人工关节置换术的适应证、禁忌证。
2. 人工关节置换术的并发症。
3. 全髋置换和股骨头置换的手术适应证、禁忌证及操作。

第一节 概 述

人工关节置换术是指采用金属、高分子聚乙烯、陶瓷等材料,根据人体关节的形态、构造及功能制成人工关节假体,通过外科技术植入人体内,代替患病关节功能,达到缓解关节疼痛、纠正关节畸形、恢复关节功能、提高患者生活质量的目的的手术。随着制作人工关节的材料性能不断改进,设计、制造工艺不断完善,以及关节置换的手术技术不断提高,人工关节置换术的适应证有逐渐扩大的趋势。

一、适应证与禁忌证

关节内置入的毕竟是假体,手术中及手术后都有可能出现并发症,还有的可能需多次施行翻修手术,因此应严格掌握人工关节置换术的适应证与禁忌证,尤其对年轻患者。

(一)适应证

人工关节置换术主要用于非手术治疗或其他手术治疗无效,疼痛严重而功能丧失的关节疾病。

1. 关节疼痛 难以控制且明显影响功能的关节疼痛,是人工关节置换术的最主要适应证。如局部伤病所致的关节疼痛、原发性骨关节炎等。

2. 累及关节的肿瘤 施行假体置换是骨肿瘤保肢疗法的一个重要且效果较好的手段。

3. 感染性病变 过去曾被认为是手术禁忌证,近年来人工关节置换术用于感染已被控制的病例有增多趋势。

(二)禁忌证

1. 局部或其他部位有活动性感染者。

2. 局部皮肤、软组织和血供条件很差,术后可能导致切口闭合困难或切口部位软组织和皮肤坏死者。

3. 神经源性关节病者。

4. 严重骨质疏松者。

5. 关节周围肌肉麻痹,难以保持手术后关节稳定或难以完成关节主动活动者。

6. 全身情况或伴发疾病使患者难以耐受置换手术者。

不同部位的关节置换术还有相对不同的适应证与禁忌证。

二、人工关节置换术后常见并发症

随着手术技术的提高与假体的改进，人工关节置换术的成功率越来越高，疗效也越来越好。但是这种手术还是有许多潜在的并发症。这些并发症分为内科并发症和与植入相关的并发症。内科并发症在任何大的外科手术后均可发生，特别是老年患者手术。包括：心律失常、心肌梗死、血栓性静脉炎、肺栓塞等较严重的并发症和小动脉炎、贫血、泌尿系感染等较轻的并发症。充分的术前检查和处理及积极的预防措施，可使这些并发症的发生率减少至最低。人工关节置换术可能导致以下相关并发症。

（一）脂肪栓塞

在较大的人工关节置换手术如人工髋关节手术中，将骨水泥注入股骨髓腔时或将假体柄插入骨髓腔时，挤压骨髓，可能诱发肺脂肪栓塞，或脑脂肪栓塞，严重者造成患者死亡。治疗脂肪栓塞比较困难，手术中应注意减少髓内压的增加及减少髓腔内游离脂肪滴入血。

（二）深静脉血栓形成

深静脉血栓形成的发生率可高达40%～70%，多见于老年患者。其发生的原因主要是由于术后长期卧床，下肢静脉血回流缓慢，血液瘀滞或大手术导致血液处于高凝状态所引发。临床表现为患肢疼痛，呈弥漫性凹陷性水肿，有压痛。发生肺栓塞时，出现呼吸困难、胸痛，重者有休克表现。预防在于术后抬高患肢，鼓励患者尽早主动与被动活动患肢。此并发症早期发现，及时处理则预后较好。内科治疗使用抗凝与溶栓药物。外科治疗主要是静脉血栓取出术。

（三）假体脱位

造成假体脱位的常见原因：一是手术技术错误致假体安装位置不当，如股骨假体安装前倾角大于20°时，就易于脱位；二是外伤，如患者行走时不慎跌倒，可致股骨假体脱位；三是关节周围组织病变，如髋关节周围肌肉萎缩、关节囊松弛等。假体脱位后首选保守治疗，整复后行牵引或外固定。若假体位置明显错误或反复脱位且脱位原因明确者，则可考虑再次手术治疗。

（四）假体周围骨折

术中术后都有可能发生。患者高龄、肥胖，长期服用激素，类风湿关节炎等所致的骨质疏松是假体周围骨折的高危因素。此并发症治疗十分棘手，重在预防。因此，术中应注意谨慎操作，术后应注意精心护理并作好详尽的预防教育。

（五）假体松动

假体松动是人工髋关节置换术后最常见的并发症，其临床表现是疼痛，休息时缓解，负重时加重。假体松动的原因是假体固定界面承受的载荷超过了其界面结合强度以及手术技术缺陷。预防假体松动的措施是术前应充分分析患者状况、选择适合患者情况的假体，以及由有经验的手术医生施术。假体松动的典型X线表现为假体周围透亮区大于2mm，假体移位大于4mm。假体松动须返修治疗。

（六）感染

人工关节置换术后发生感染是非常严重的并发症，治疗困难。根据感染出现的时间，分为三种。

1. 急性术后感染　即术后3个月内发生的感染，未累及关节的为急性表浅感染，及时正确处理，预后甚好。若累及关节为急性深部感染，出现关节严重疼痛，必要时须手术清除假体和骨水泥。

2. 延迟感染 即术后 3 个月至 2 年内发生的感染,这种感染多与手术有关,系一些低毒力细菌经过一定潜伏期而产生的感染症状。

3. 晚期感染 即术后 2 年以上发生的感染,临床表现为低热,关节疼痛,特别是活动或负重时疼痛加重。晚期感染要与假体松动鉴别诊断。

累及关节的深部感染,视患者情况可选择抗生素药物保守治疗、保留假体的关节切开清创引流、关节切除成形以及一期或二期关节再置换术等。

第二节 人工全髋关节置换术

全髋关节置换是可能出现许多并发症的大手术。当需要行全髋关节置换时,必须对患者作全面细致的评估,改善患者的全身状况。

一、适应证与禁忌证

以往认为 60～75 岁患者最适宜做全髋关节置换术,但随着手术技术的成熟,年龄条件已明显放宽。1994 年美国国立健康研究所在针对全髋置换的共识性声明中指出:"全髋关节置换术适用于几乎所有患髋关节疾病而引起慢性不适和显著功能障碍的患者。"

(一) 适应证

1. 各种非感染性髋关节炎,包括原发或继发性骨关节炎、类风湿关节炎、强直性脊椎炎等。

2. 各种原因导致的股骨头缺血性坏死。

3. 股骨颈骨折不连接。

4. 股骨近段或髋臼肿瘤。

5. 先天性髋关节半脱位或完全脱位,有严重疼痛和失稳,且继续加重者。

6. 髋关节固定术后位置不佳或融合不良。

7. 化脓性髋关节炎稳定期或髋关节结核。

(二) 禁忌证

1. 全身情况差或有严重伴发病,难以耐受较大手术者。

2. 髋关节或身体其他部位存在活动性感染。

3. 全身或局部严重骨质疏松或进行性骨量丧失性疾病。

4. 神经营养性髋关节病。

5. 髋外展肌肌力丧失或不足。

6. 髋臼周围及股骨上段严重骨缺损且难以修复者,不宜使用传统全髋假体。

7. 年龄小于 45 岁应慎用。

 知识链接

髋和膝关节置换是人工关节置换术中最常见的手术,其十年成功率已经超过 90%,超过 80% 的患者可以正常使用植入的假体达 20 年以上。此外,肩、肘、踝等关节置换也在不断发展,取得了良好的中、长期结果。腕关节、指间关节、跖趾关节等小关节置换术的开展,则为患有严重小关节疾病的患者带来了希望。

二、麻醉

气管插管全身麻醉或硬脊膜外阻滞麻醉。

三、手术入路

人工全髋关节置换术可采用的手术入路甚多。这些入路各有优缺点,采取何种入路,与手术医师的个人习惯有关,原则上要求手术暴露充分,不必苛求某种入路。选择时,应注意切口最好能上下延伸至髂嵴和股骨近段,尤其是行翻修术或有局部解剖畸形的患者(如先天性髋关节发育不良)。

常用的入路可分三类:即前方入路(Smith-Petersen 入路)、侧方入路(Watson-Jones 入路)和后方入路(Gibson 入路)。

(一)前方入路

前方入路是髋关节手术最常选用的入路。

1. 体位　仰卧位,患侧臀下垫高约20°,铺无菌巾后尚能保持术侧下肢做各个方向活动的空间。

2. 切口与显露　起至髂嵴中点,经髂前上棘,沿股骨干向下10cm。切开皮肤、皮下组织和深筋膜后,外旋下肢,牵张缝匠肌,暴露阔筋膜张肌和缝匠肌间隙,找出股外侧皮神经,向内侧牵开该神经。自阔筋膜张肌与缝匠肌的间隙切开阔筋膜,结扎并切断肌间隙内的血管。用骨膜剥离器自髂骨嵴推开阔筋膜张肌的髂骨止点,暴露股直股及间隙,结扎并切断股外侧动脉的升支。若欲进一步改善暴露,可切断缝匠肌的髂前上棘止点。自髂前上棘、髋臼上部及髋关节囊游离股直肌,分离股直肌和臀中肌,注意仔细保护股动脉。内收外旋髋关节,以髋臼缘为基底,T 形切开关节囊,显露股骨头和髋臼前外缘,切断圆韧带,使股骨头向前脱出髋臼。

(二)侧方入路

此入路经阔筋膜张肌和臀中肌间隙,其中有臀上神经经过,应注意保护。

1. 体位　仰卧位,臀下垫高约20°。

2. 切口与显露　以大转子为中心,做一直切口,跨大转子后部时,切口略偏后,以改善暴露,并防止屈曲内收外旋髋关节引起神经血管损伤。经阔筋膜张肌和臀中肌间隙,切开阔筋膜并向前后分别牵开,结扎切断间隙内的血管,用拉钩向近端及外侧拉开臀中肌,向远端拉开阔筋膜张肌,暴露前关节囊。外旋髋关节,松解股外侧肌止点,用骨膜剥离器游离前关节囊,切断臀中肌大转子止点前部,自关节囊掀起股直肌,注意保护髋臼前上缘的神经血管束,以髋臼缘为基底,T 形切开关节囊,切断圆韧带,外旋外展髋关节,使之脱位。如需改善暴露,可沿股骨方向向远端继续切开阔筋膜,劈开股外侧筋膜和股外侧肌,自股骨游离股外侧肌。

(三)后方入路

1. 体位　侧卧位。

2. 切口与显露　自髂后上棘前6～8cm髂嵴处切开,向远侧经大转子前缘,沿股骨向下15～18cm。切开皮肤、皮下层,向前后两侧钝性游离,沿髂胫束纤维走行方向,自切口远端向近端切开髂胫束至大转子处。外展髋关节,用手指自髂胫束向下探入,牵开切口前后组织,显露出大转子及其上附着的肌肉。将梨状肌腱自臀中肌后缘钝性分开,部分切断臀中、小肌止点并向前翻开,显露关节囊前部和上部。沿股骨颈方向,自髋臼向转子间线切开关节囊,关节囊切口尽量要大。屈膝屈髋、外展外旋下肢,使髋关节脱位。

四、手术步骤

以 Gibson 入路为例。

(一)切除股骨头

髋关节暴露并脱位后,用股骨假体试模确定出股骨颈的截骨线位置。截骨线应位于转子间线的近侧,与术前模板测量确定的截骨平面的距离相符,经截骨线用骨凿或摆锯截断股骨颈。取出股骨头,清除黏附于其上的软组织,置于无菌区以备自体骨移植之用。

(二)清理髋臼

满意暴露髋臼,注意保护股神经、血管及坐骨神经。清理髋臼盂唇、剩余的关节囊等软组织及骨赘,完全暴露髋臼的骨性边缘。清除髋臼内的所有软组织,用髋臼锉磨削髋臼软骨面。磨削过程中髋臼锉应从最小号开始逐步加大,边磨削边冲洗髋臼面,检查磨削量,调整磨削器的方向,既要保证髋臼内所有的软骨均被磨掉,还要尽可能多保留一些软骨下骨板。修整后的髋臼床应呈半球形,若有软骨下骨板的缺损,可用股骨头的松质骨植入其间。最后用髋臼假体试模检查髋臼假体与臼床的对合情况,确定假体的型号及植入方向。选用髋臼假体的规格,一般较清理髋臼时所用最大号髋臼锉略大 1~2mm。

(三)非骨水泥固定的髋臼假体植入

根据所选用的假体,在髋臼相应的位置上做数个骨洞,以容纳髋臼假体上突出的短桩。用髋臼假体定位器,确定假体的倾斜角和前倾角。倾斜角以 40°±10° 为宜,前倾角以 5°~10° 为宜,前倾角不可过大,否则可能导致术后人工关节前脱位。在植入髋臼假体之前,要反复确定假体的位置,植入过程中要经髋臼假体底部的小孔检查假体与髋臼骨面的贴合情况,直至两者紧密贴合。若使用螺丝钉固定髋臼假体,一定要注意螺丝钉的位置,尽量避免经前上象限和前下象限拧入螺丝钉,导致损伤盆腔内外的大血管和闭孔神经。拧入螺丝钉时,可将手指放在坐骨切迹附近保护上述结构。钻孔时钻头要短,力量要轻,以免穿破对侧骨皮质。

 知识链接

人工关节假体设计日趋完善,根据病人术前的 CT 或 MRI 扫描,使用金属 3D 打印技术,可以快速精确地制造出患者个性化的假体,提高关节置换质量。

假体植入后,检查其稳定性,标准是假体与髋臼床之间贴合紧密,没有任何活动。若假体稳定,再修整髋臼边缘突出的骨赘,尤其是前下缘的骨赘。若假体不能稳定,则需改用骨水泥固定的假体。最后冲洗金属臼内面,安上聚乙烯内衬。聚乙烯内衬防脱位角待股骨假体试模植入后复位时,再进行选择并确定防脱位角偏置方向。此角一般定在髋臼上缘或后上缘,以保证人工关节的稳定。

(四)非骨水泥固定的股骨假体植入

清理股骨头后面及外侧的软组织,股骨颈外侧面的残留骨质亦应予以清除。自股骨颈断面上与梨状肌孔相对应的点(即断面略偏后外侧)插入一根最细的髓腔锉扩髓,逐渐增大髓腔锉的型号,但所选用的最大型号须比术前选定的假体小一号,直至髓腔锉触及股骨皮质内面。此时检查髓腔锉的稳定性,要求其头部在髓腔内各方向上均无活动。

扩大髓腔过程中的注意事项:①在横截面上,髓腔锉的横轴应对准股骨颈轴线,以使假体能完全充填股骨髓腔,达到紧密配合,保证有良好的稳定性;②各型号的髓腔锉应能完全打入髓腔内,且每一型号的髓腔锉只能打入一次;③每敲击髓腔锉一次,均应有所前进,若髓腔锉敲击不动,要检查原因,不可强行重击;④最后一个髓腔锉完全打入后,锉的上缘应正好达到股骨截骨线,且再次敲击时,髓腔锉不应有任何移动;⑤若打入最大号的髓腔锉后,其在股骨髓腔内仍不稳定,则需改用骨水泥固定的股骨假体。

取出髓腔锉,修整股骨颈截面。根据选定的股骨头直径和高度,在髓腔锉上安装股骨头。股骨头安放后要求恢复正常的股骨颈长和股骨头中心点,以及股骨头中心至大转子尖部的垂直距离。轻度屈髋,牵引下复位。复位时不能在股骨头上施加暴力或在股骨上施加过大的旋转力量,以避免造成股骨上端骨折。检查下肢长度、人工关节活动度以及活动时股骨和髋臼是否相碰击。人工髋关节的活动度与稳定性要求是屈曲大于90°、完全伸直、外旋40°、内旋45°,人工关节不脱位。

经检查调整后,如人工关节活动度及稳定性良好,屈曲内旋髋关节,使之再次脱位,取出试模和髓腔锉。安上聚乙烯内衬,植入股骨假体,均匀用力敲击使假体柄完全进入髓腔,直至假体不能再向下移动为止。敲击时用力不可过猛,以免造成股骨干骨折。

最后检查假体稳定性,局部冲洗,安上股骨头假体,重新复位,检查其稳定性及活动情况。

五、术后处理

非骨水泥型人工全髋关节置换术后3天卧床,患肢置于外展位。3~7天后可依靠助行器做床边活动,2~6周持双拐不负重活动,并逐渐过渡至部分负重活动,6~12周使用单拐,以后逐步弃拐活动。

第三节 人工股骨头置换术

人工股骨头置换术的历史要早于全髋关节置换术,由于多年来全髋关节置换术迅速发展,人工股骨头置换术的适用范围大大缩小,目前主要用于治疗高龄患者的股骨颈骨折。其术后并发症基本上与全髋关节置换术相同。特有的并发症是术后继发髋臼磨损、穿透,常出现疼痛、关节间隙狭窄等症状。

一、适应证与禁忌证

(一)适应证

1. 年龄大于65岁以上的股骨颈骨折 Garden Ⅲ型、Garden Ⅳ型,髋臼无病损,且以后很有可能出现骨折不愈合者。

2. 股骨颈骨折复位失败或骨折不连接或股骨头缺血性坏死并明显变形,出现严重疼痛症状者。

3. 股骨颈良性肿瘤出现病理性骨折,且骨折不愈合者。

（二）禁忌证

1. 手术绝对禁忌证　髋关节感染、骨髓炎者。

2. 手术相对禁忌证

（1）患者年纪较轻，小于40岁。

（2）髋臼破坏严重或已有严重退行性变。

（3）有心、肺等其他系统严重疾患，患者不能耐受手术。

二、麻醉

气管插管全身麻醉或硬脊膜外腔阻滞麻醉。

三、手术入路

参阅人工全髋关节置换术的手术入路。由于无须置入髋臼假体，故手术切口可较全髋关节置换略小。

四、手术步骤

与全髋关节置换术股骨侧操作步骤相似。显露髋关节后，用拔头器取出股骨头，修整股骨颈远侧残端，保留股骨颈内侧皮质1cm左右，其外侧皮质修整到大转子窝处。测量取出的股骨头直径，选择大小合适的股骨头假体，再根据选定的假体柄大小，逐级扩大股骨近端髓腔。然后插入假体，用骨水泥固定。股骨头置换用骨水泥固定假体的远期效果要优于非骨水泥型。而且此类患者多为老年骨质疏松者，髓腔条件不适合使用非骨水泥型假体。

为使术后患者获得满意功能，延长假体使用寿命，减少并发症发生，股骨假体安装应达到以下标准：①截除股骨头颈后股骨距应根据假体的要求保留1～1.5cm；②股骨假体柄的轴线与股骨干轴线应重合一致；③股骨假体应保持5°～10°前倾角；④股骨假体头的中心应与大转子顶点在同一水平。

五、术后处理

与人工全髋关节置换术相同。

❓复习思考题

1. 简述人工关节置换术的手术适应证。

2. 试述全髋关节置换术的禁忌证。

3. 简述人工关节置换的常见并发症与处理。

（刘建崇　黄振元）

第十六章　关节内窥镜术

学习要点

1. 关节镜的器械设备组成。
2. 关节镜的应用特点。
3. 膝关节镜手术的适应证及围术期处理。

第一节　关节镜的基本知识

关节内窥镜术在临床上通常简称为关节镜术。关节镜外科是随着现代骨科手术学的进展而发展起来的一门学科,虽然其历史可以追溯到19世纪,但是现代关节镜外科只有近30年的发展史。随着光学、电子学和图像技术的发展,关节镜技术在医学临床上的实践促进了关节镜透视系统、光纤系统、小型化和辅助手术器械等方面的逐步完善,因此关节镜的临床应用领域不断拓展。目前,关节镜已经从仅仅作为一种辅助的关节检查技术手段,而演变成为关节外科和运动医学领域中一个不可或缺的重要组成部分。

知识链接

> 关节镜手术是通过在皮肤上切开几个小孔(直径5～10mm),将摄像头、手术器具伸入关节内,在显示器监视下,由医生操作,诊断和治疗各种关节疾病的技术。目前,临床可以诊治的关节包括:膝、肩、踝、肘、腕、颌、髋、掌指关节,甚至胸、腰椎关节。

一、器械和设备

(一) 关节镜

关节镜是一种光学仪器,分为硬体关节镜和光学纤维关节镜两种。硬体关节镜有三类基本光学系统:即传统的复透镜系统、杆状透视系统、分度指数透视系统。光学纤维关节镜由多束光导玻璃纤维围绕一个杆状透镜系统组成,这两个系统都被封闭在固定的金属鞘中。

关节镜的物理特性决定了关节镜本身的光学性能。影响关节镜光学性能最重要的因素是其自身的直径、倾斜角度和视野。关节镜的直径从1.7～7mm不等,最常用的关节镜直径大小为4.0mm、1.9mm和2.7mm直径的关节镜通常用于小且紧的关节,如腕和踝关节。倾斜角是指关节镜镜轴与垂直于透镜表面的平面间形成的角度,倾斜角度一般为0°～120°。最常用的关节镜的倾斜角通常是25°和30°。视野是指透镜所包括的视角,且随关节镜的类型而变化。1.9mm镜有65°视野,2.7mm镜为90°视野,4.0mm镜视野是115°。较大的视角使手术医师易于定位。旋转有一定倾斜角的关节镜可使观察范围增大。

（二）光导纤维的光源

在关节镜技术引入电视系统之前，关节镜使用 150 瓦白炽灯泡作为光源。电视系统被引入关节镜技术后，使用 300～350 瓦钨灯、卤灯或氙灯作为光源。光导纤维光源的产生与发展更大程度上解决了关节镜的光源问题。纤维光缆由一束固定在保护性套管中的特制玻璃纤维组成。使用过程中，它的一端连接在光源上，另一端连接在关节镜上。玻璃纤维脆性大，应当注意保护，不能令其过度弯曲，也不能缠绕或被重物挤压。光缆的长度对光的传导有衰减作用，每增加 25cm，光传导衰减约 8%。随着材料科学的进步与发展，光源系统的性能仍在明显增强。

（三）电视摄像机

电视摄像装置被固封在关节镜中，可操作性强，手术人员视野更清晰，操作体位更舒适，也减小了手术者面部对术野污染的可能性。另外，专用录像监视系统也进一步扩大了关节镜的功能。

（四）辅助设备与器械

1. 电动刨削系统　电动刨削系统由中空外鞘和中空内套管组成。中空内套管与中空外鞘具有相应窗口，并且可以旋转。内鞘窗内有可旋转的双刃型圆筒状刀片，当负压吸引将组织吸进窗口后，刀片旋转时即可切断这些组织，组织被吸出并被收集在吸引瓶中。不同型号的刨削头适用于不同部位和功能的需要，，如用于半月板切除或修整、滑膜切除、关节软骨的刨削，这几种手术操作中使用的刨削头特性是不同的。刨削头的直径通常为 3～5.5mm。刨削系统使用足踏板或手控控制动力，可自动变换旋转方向进行顺时针或逆时针旋转刨削，以提高切削效果并减少碎屑的堵塞。

2. 冲洗系统　关节的灌注和扩张在关节镜操作过程中是必不可少的，这一任务由冲洗系统完成。常用的灌注液是生理盐水或乳酸林格氏液，它经关节镜鞘或经套管注入。乳酸林格氏液较之生理盐水符合生理环境，引起滑膜和关节面改变的可能性更小，因而临床使用更为常见。近年来，符合关节镜技术需要的灌注液在逐步增多。

冲洗系统进行持续灌注保持了术野洁净而有利于观察，灌注液注入量与流出量一致可以维持静水压和关节内扩张。在负压吸引或使用动力器械操作时，关闭出水口可以防止可能被污染的液体逆吸引再进入关节内。

泵系统可以保证关节镜技术操作中液流恒定和关节膨胀压。启用泵系统时，膝关节的扩张压一般维持在 60～80mmHg，肘和踝关节扩张压一般维持在 40～50mmHg。

3. 有关手术器械　关节镜手术的常用配套器械有探针、剪刀、篮钳、抓取钳、关节镜刀、电动半月板切削器械、电刀和激光器械等。

（1）关节探针：探针是关节镜技术最常用和最重要的器械。使用探针触碰关节内结构使手术者对正常的或异常结构产生触觉，有助于手术者更好地判断操作的实际效果。多数探针弯曲成直角，尖端 3～4mm。使用探针时应当注意，探针肘部是触碰关节内结构的正确部位。

（2）剪刀：关节镜剪的直径一般为 3～4mm，剪的齿板分直型和钩型两种。另外还有辅助剪，辅助剪包括左弯剪、右弯剪和直角剪。弯剪的剪柄微弯，以方便左右两侧位置的操作。角形剪常带旋转型的齿板，其剪切方向与剪刀体成一定角度，临床手术方面在切除难取性半月板碎块时常使用这种剪刀。

（3）篮钳：篮钳也称为冲孔活检钳。标准的篮钳底部有开口，可以使咬下的组织自动掉入关节内,而不需要在每次操作中退出器械来加以清理,掉入关节内的组织碎块可以通过冲洗或吸引去除。通常使用的篮钳直径为 3~5mm,它有直形或弧形的体部,可用于修整半月板的边缘,也可替代剪刀切割半月板或其他组织。操作篮钳咬除组织时,咬除的组织块要小,以免对关节产生过大的压力,也可防止篮钳上轴销承受过大的负荷而断裂。

(4)抓取钳:抓取钳主要用于取出关节内的物体,也可在切割时作为辅助器械使半月板瓣及其他组织处于张力状态,便于切割器械的操作。大多数抓取钳具有不同类型的咬合齿,以便于抓牢齿板内的组织。抓取钳的齿板可能是单动的也可能是双动的,还有规格交错的小齿或 1~2 个尖齿可以保证抓牢组织。

(5)刀片:目前使用的多数关节镜刀是一次性器械,其形状各异,有钩形、直形和弧形几种,另有一些异型刀片。使用刀片切割时,在关节镜的视线内才露出刀片,切割间隙则将其装在可伸缩的鞘样装置中,以免误操作。刀片有磁性,在关节内不慎折断,易于取出。

(6)电刀和激光器械电刀:用于关节镜下切割组织和止血,因其切割和止血的效果更好,显示出术后疼痛较轻和渗血较少的优点。

 知识链接

目前,关节镜下激光器械多型多样,如 CO_2 激光、YAG 激光、钬钕激光、准分子激光等。镜下使用激光器械,切割组织更精确,周围组织热损伤更小,但费用高是其弱势。

(7)其他器械:如转换杆,是置于套管中的简易棒,便于在更换不同尺寸的套管时保持手术入路。

二、关节镜手术的有关问题

(一) 麻醉的选择

关节镜诊断性检查可以在局部浸润麻醉、区域阻滞麻醉或全身麻醉下进行。

对全身状况较好的患者行膝、踝及一些小关节等关节镜手术时,使用局麻也有较好的效果;只在必要时使用局部麻醉加用镇痛剂。若手术时间较长或手术过程相对复杂,就可选择硬脊膜外阻滞麻醉或全身麻醉。

(二) 止血带的准备和应用

在膝、踝、肘等关节进行关节镜操作时,需要准备止血带。一般情况下,在切口处注射局麻药和肾上腺素,保持足够的关节内静水压,关节内出血较少。使用止血带会造成组织相对缺血,从而影响疾病的鉴别诊断,也可能使肌肉和神经组织产生缺血性损伤。过长时间使用止血带,患者因组织缺血缺氧可能出现"止血带痛"。使用止血带的禁忌证有血栓性静脉炎和明显的周围血管疾病。

(三) 术前准备和术后处理

1. 术前准备 关节镜是一项侵入性操作技术,对人体会产生一定的不利影响,甚至会造成关节功能障碍。所以,在进行这项操作之前,必须作好充分的术前准备。术前准备包括患者的心理准备、患者全身状况和局部准备三个方面。

首先要向患者说明关节镜手术的目的、意义和基本操作程序,让患者对将要进行的手术有充分的认识,从而减轻其心理负担,减轻其对手术的恐惧感,促使其积极配合医生进行手术操作,便于手术顺利地进行。患者对手术的理解与配合也有益于术后的功能恢复。

虽然关节镜术对患者全身性影响较小,但是在手术前对患者进行全身情况评估仍有必要。患者体质过于肥胖或营养不良易于出现术后感染,并且对术后功能恢复多有不利。术前必须进行心电图、胸透和肝、肾功能检查以及乙肝表面抗原检查,以确认患者是否有血液系统疾患特别是凝血功能障碍,是否有精神系统疾病,是否存在严重的全身性感染,是否存在重要脏器的严重器质性病变,是否有糖尿病等。

局部准备包括手术区域的准备和手术关节功能的相关准备。前者包括检查手术区及邻近皮肤有无伤口或感染灶及备皮等;后者包括关节和肌肉的功能锻炼。

2. 术后处理 手术操作成功意味着治疗成功迈出了坚实的一步,要获得手术关节的功能良好恢复,正确的术后处理显得很重要。

首要的问题是预防感染。在术前半小时预防性使用抗生素一次,术中进行严格的无菌操作,手术时间较长时有必要加用抗生素一次,术后再应用抗生素 2 ~ 3 天。

术后要注重观察和处理关节内出血。少量的关节内出血可自行吸收,较多的出血可能引起明显的关节肿胀,影响其功能恢复。有必要时须做关节穿刺抽出积血,然后加压包扎,还可能根据情况在穿刺抽血时向关节内注入适量肾上腺素生理盐水进行止血处理。

术后进行关节功能锻炼越早越好。关节镜术后患者一旦麻醉清醒,就应当开始功能锻炼。功能锻炼要循序渐进,首先做肌肉的等长收缩,然后逐渐开始进行关节活动。膝关节镜手术后,一般要求股四头肌肌力恢复到四级以上才可下地负重行走。

(四)器械的维护和消毒

对纤维关节镜和光缆最好的消毒方法是用环氧乙烷或低温灭菌消毒,这主要是因为两者都不能耐受蒸气高压灭菌。环氧乙烷消毒需要几个小时,而低温灭菌仅 30 分钟。经实践证明,使用活性戊二醛进行冷灭菌是安全有效快捷的消毒方法。关节镜刀、抓取钳、篮钳和套管等手术器械可用高压灭菌消毒。

三、关节镜基本技术与手术评价

(一)三角技术

在进行关节镜手术操作之前,医生必须熟练掌握关节镜下的三角技术,这要求医生进行较长时间的训练。三角技术涉及三个顶点,使用一种或多种器械通过不同的入口进入关节镜视野时,器械的顶部和关节镜就形成了三角的顶点。关节镜和手术器械分开操作,增加了镜下的深度感,亦放大了关节镜下观察对象,同时增加了视野。变换倾斜角也可以增加关节内的可视范围。

在进行三角技术的简单训练时,保持关节镜与探查区的距离,可以提供较大的视野。放入器械时,应当使镜头和器械一起前进至预定部位,另要注意当视野缩小时放大率会增加。维持恒定观察范围所必需的较大视野,是训练中的医生难以把握的操作,这要求医生要把镜头放到离目标适合的距离。

(二)关节镜手术评价

关节镜手术与关节切开手术相比,具有较大的优势。

1. 减少后遗症 患者术后几乎可立即恢复坐姿下的工作,术后 1 ~ 2 周可恢复体力活动。

2. 切口小且炎症反应轻 只需在关节附近切多个小切口作为器械的通道就可进行关

节镜手术,并且动作幅度较小,因此手术损伤造成的炎症反应轻,术后疼痛轻,康复快。

3. 诊断更趋全面 关节内疾病的临床诊断常较困难,通过镜下直接观察,并可切除组织进行即时活检,因而诊断正确率明显提高。通常地,关节镜的诊断正确率可达97%。

4. 合并症少且继发影响小 只要正确规范地操作,就少有并发症发生。关节镜术后的继发影响,如神经瘤形成、瘤性瘢痕、关节功能失衡等明显低于关节切开术。

5. 实用性强 关节切开手术难以或无法完成的手术操作,可能在关节镜下则较为容易完成。如半月板内后缘修整用切开方法就较为困难,而镜下修整较为容易。

四、关节镜手术并发症

关节镜手术较之关节切开手术具有明显的优势,术后并发症较少。但关节镜手术需经小切口在狭小的关节内用细而尖的器械操作,因此有可能损伤关节内结构,特别是关节软骨面划痕多见。为了预防和避免多数并发症,术前术后必须充分了解病情,操作中严格遵循规程,动作精细而轻柔。

(一)关节内结构损伤

1. 关节软骨面损伤 这是最为常见的损伤,多数情况下是由于关节镜的尖端或辅助器械造成的划伤和磨损所致。小的浅表损伤可完全自行愈合而不留下任何后遗症;严重损伤则可引起关节软骨进行性软化,甚至导致退行性骨关节炎。选择正确的进路,避免粗暴使用器械,是避免严重损伤的主要预防措施。

2. 半月板损伤 关节镜在膝关节的应用最多,临床上出现半月板损伤的几率亦大。若术者经验不足、辅助切口进路不当、操作粗暴,都会引起半月板的损伤。关节镜下膝关节手术时,如果前方进路定位过低,就可造成半月板前角的割伤或穿透伤。如造成损伤,可行镜下半月板部分切除术。

(二)关节内血肿

关节内血肿是术后最常见的并发症之一。施行膝外侧支持带松解或外侧半月板切除术时,前者易损伤膝上外侧血管,后者则常出现膝下外侧血管撕裂。如果出现血管损伤而造成出血,除在术中电凝止血之外,术后还应当加压包扎3~5天。术后关节内明显积血时,可在术后1~2天穿刺抽血。

(三)创伤性滑膜炎

手术时间过长时,因频繁的操作可致滑膜的创伤性充血肿胀,其临床表现为关节肿胀。多数创伤性滑膜炎患者可自行恢复,不需要进行特殊处理。

(四)关节外结构损伤

1. 血管损伤 多是因为手术者对相关解剖不清楚,操作中手术切口定位和进路不当所致。术中关节腔内液体压力过大时,也可压迫血管引起损伤。膝关节后方操作时,进路不当可能损伤腘动脉、隐静脉;踝关节前正中入路则易损伤胫前动脉,后内侧进路易损伤胫后动脉;肩关节前方进路不当时可损伤头静脉;肘关节前方辅助进路不当可致肱动脉损伤。

2. 神经损伤 这类损伤发生较少。其约占所有并发症的0.6%~10.6%,多见于皮神经分支的损伤,主要是因为进路不当或操作不当所致。膝关节镜术时可能造成股神经的髌下支或缝匠肌神经支的损伤;半月板修补或切除术时可致腓总神经的损伤;踝关节后外侧进路可致腓肠神经损伤;肩关节进路定位过低,易损伤腋神经而引起三角肌功能障碍,牵引不当则可导致臂丛或腋神经损伤;肘关节前外进路可伤及桡神经,前内侧可伤及尺神经。严重损伤神经后,需行神经探查修复术。

3. 韧带和肌腱损伤　镜下膝关节手术时,术中强力内、外翻膝关节可致副韧带损伤,器械操作粗暴易损伤髌韧带。镜下肩关节术进路不当可致冈上或冈下肌损伤。镜下踝关节术前方进路时应避免损伤胫前肌、腓骨肌及趾伸肌。

4. 滑膜疝及滑膜瘘管　关节滑膜及脂肪组织可通过手术进路向外突出形成滑膜疝,症状主要是关节疼痛及活动困难等。当疝体较小时,多数可自行回纳,不需要特殊治疗。若症状持续存在,则需切除疝体,关闭关节囊。滑膜瘘管主要由局部缝线反应或轻度感染而致,一般用抗生素治疗,并固定关节1~2周至瘘管愈合,多不需手术治疗。

5. 关节、肌肉功能障碍　复杂的关节镜手术,由于手术时间长,损伤范围及程度较大,若术后长期固定而缺乏锻炼,可致肌肉粘连萎缩而引起关节功能障碍。因此,复杂的关节镜手术后,也应当鼓励患者尽早进行关节功能锻炼。

6. 血栓性静脉炎和深静脉血栓形成　此类并发症罕见,发生者较多为下肢静脉栓塞,但肩关节镜检也可致上肢发生栓塞。关节镜术中,使用止血带和外固定亦会增加血管栓塞的可能性。

7. 感染　关节镜术后感染发生率很低,但一旦发生后果严重,可致关节功能不同程度的障碍。因此,手术必须严格按无菌原则操作,必要时术前和术后预防性应用抗生素。

8. 器械折断残留　关节镜手术器械多细长且尖锐,易折断或损坏。若器械断裂,应立即在镜下将断端取出,以免残留在关节引起相应的疾患。

第二节　膝关节镜手术

一、膝关节的相关解剖

膝关节是人体最大而复杂的关节,其骨性部分由股骨下端、胫腓骨上端和髌骨构成。膝关节在伸屈过程中,由不同的关节面与股骨滑车接触,使伸膝装置能有效地发挥作用。

股骨髁的关节面呈倒"V"形,股骨滑车凹陷,以容纳髌骨关节面,两髁呈椭圆型,前后径较大。内髁关节面的长度及曲率半径比外侧髁大,且呈螺旋形,故屈膝运动时,在韧带制导下,股骨髁在胫骨平台上轻微内旋。伸膝最后20°时,外髁运动由滑动变为滚动,最后10°时,内髁也变为滚动。胫骨上端有两个椭圆形关节面,外侧髁的关节面较小。髌骨后面有一纵嵴将髌骨分为内、外两部分。

半月板位于股骨髁与胫骨髁之间,为半月形的纤维软骨。内侧半月板的内缘3/4无血管供应,周缘1/4由膝下动脉获得血液供应。半月板约遮盖胫骨上部关节面的2/3。内侧半月板较大,呈"C"型,前角薄而尖,位于前交叉韧带和外侧半月板前角的前方。后角宽而厚,位于外侧半月板后角附着点及后交叉韧带之间。外侧半月板几乎为圆形,前后两角距离较近,较内侧半月板小而略厚。

交叉韧带位于膝关节深部,牢固地连接股骨和胫骨。前交叉韧带可制止胫骨向前移位,后交叉韧带可制止胫骨向后移位。

膝关节囊由纤维层及滑膜层构成。关节囊薄而坚韧,近端附着于股骨关节面的近侧缘,远端附着于胫骨。滑膜起于关节软骨边缘,然后反折于关节囊纤维层的内面,在股四头肌腱下形成囊状隐窝,其上端与髌上囊相通。隐窝往往是关节内游离体的滞留部位。

二、膝关节镜检查的适应证与禁忌证

（一）适应证

1. 急性膝关节损伤　如胫骨平台骨折及骨软骨骨折、半月板损伤、交叉韧带损伤、关节内创伤性血肿等。

2. 膝关节机械性紊乱　如关节内游离体、盘状半月板损伤等。

3. 膝关节疼痛　如髌骨半脱位、滑膜皱襞综合征、关节内粘连带等。

4. 膝关节炎　如化脓性关节炎、类风湿关节炎、退行性关节炎等。

（二）禁忌证

1. 膝关节周围皮肤有创口或软组织感染。

2. 膝关节僵硬、强直，关节间隙过于狭窄，关节镜无法进入关节内者。

3. 心血管疾病严重、糖尿病全身病变严重时应慎用。

三、膝关节镜手术要点、体位及入路

（一）膝关节镜手术要点

1. 关节扩张　关节扩张良好，在有利于顺利操作关节镜和各种器械的同时，关节内液体压力适当能减少毛细血管的渗血。

2. 关节松弛　关节松弛适当，可以尽可能扩大关节间隙，特别有利于半月板后角的手术操作。如果关节松弛不够，操作空间相对狭窄，会增加手术困难。这尤其以肥胖患者为明显。

3. 助手辅助　根据手术需要，助手做膝关节的内翻、外翻和前拉等动作，可以扩大关节间隙。

4. 摄像头方位　随时调整摄像头的方位，使图像画面符合手术者的操作习惯，有利于解剖定位。

5. 动作协调　要把手术器械顺利地置于关节镜的视野内并熟练操作，需要经过专门的三角技术训练。当左右手操作协调时，术者才能完成手术。

6. 熟悉图像　从监视器上看到的画面是一个透视图。所看到的组织，其放大的程度依镜头与组织的距离不同而不同。熟识放大的比例和观察方向，是开展关节镜下手术的基本技能。

7. 镜下检查顺序　完整地系统地观察是顺利进行关节镜手术的保证。术中一般的观察顺序如下：髌上囊、髌股关节、内侧沟、内侧室、髁间窝、后内侧室、外侧室、外侧沟和后外侧室。如果通过前外侧入路进行检查不完全或不充分，还可从前内侧入路进行观察。

（二）体位

患者仰卧，双膝伸直位或屈曲位。

1. 双膝伸直位　患者仰卧，膝关节平放在手术台上。这种体位比较方便进行髌上囊和髌股关节检查。在做外侧半月板手术时，可将膝关节置于"4"字位，有利于手术操作。

2. 双膝屈曲位　患者仰卧，用下肢固定器固定大腿，屈膝90°。升高手术床，双小腿下垂。选择后内侧入路时必须取这种体位。在施行前交叉韧带重建、胫骨平台骨折复位固定、髁间嵴撕脱骨折内固定及内侧半月板后角切除等手术时，选择此体位，手术操作更方便。

（三）手术入路

精确定位手术入路是关节镜手术成功的前提条件。入路不当可能造成关节面及半月板等正常组织的损伤、观察视野有限且手术操作困难，甚至于造成手术器械断裂。

膝关节入路有标准入路和可选择性入路两类，共有十余种。标准入路有前外侧入路、前内侧入路、后内侧入路、髌外上入路。

1. 前外侧入路　前外侧入路位于髌腱外缘外侧 0.5cm，胫骨平台上缘上方 1cm 处，是由髌腱外缘、股骨外侧髁缘和胫骨平台缘三条边构成的三角形之中心点，即"膝眼"。患肢置于手术台侧，屈膝 70°～80°，使髌腱轮廓清晰。在定位点用尖刀切开皮肤、皮下组织及关节囊，形成长约 0.5cm 的切口。用关节镜套管带上钝芯对准髁间窝方向进行穿刺，旋转进针。感觉穿刺到进入关节时，要检查套管在关节内转动是否灵活。然后拔除针芯插入关节镜。

2. 前内侧入路　前内侧入路位于髌腱内缘内侧 0.5cm，胫骨平台上缘上方 1.0cm。前内侧入路一般是在经前外侧入路置镜并进行关节内常规检查后，需施行相应手术时置入器械的入路。其操作方法同前。

3. 后内侧入路　当屈膝 90° 时，后内侧入路在内侧副韧带后方的后内关节间隙和股骨内髁后缘下方。后内侧入路适用于内侧半月板后角探查及后交叉韧带的检查、后内关节腔的游离体摘除。其操作方法是，在前外侧入路成功后，注入液体扩张关节，用穿刺针穿过透光的软组织，当有液体流出时，提示针头已在关节内；沿针刺方向纵向切开皮肤，用蚊式钳纵向分离皮下组织后，再用带锐芯的套管指向髁间窝方向，刺入后内侧关节囊。此法可避免隐神经损伤。

4. 髌外上入路　在髌骨上缘上方 1cm，水平向外至股四头肌联合腱外缘线交叉点。此入路可作为入水口或用于观察内侧滑膜皱襞、髌股关节和脂肪垫等前膝结构，也可作为外侧支持带松解术的定位标志。

四、膝关节镜下手术

（一）半月板损伤的镜下手术治疗

半月板手术是膝关节镜的基本手术。其与关节切开手术相比，优点在于处理半月板损伤时切除的范围更适当，还可以进行修补术。常规下取前外侧入路，按先后顺序检查内侧半月板前角和体部、内侧半月板后角、外侧半月板。

半月板损伤在必要时需做切除术，但尽可能保留半月板是处理半月板损伤的基本原则，因为切除半月板将加速膝关节的退行程度。几种半月板损伤的处理方法如下。

1. 半月板纵裂　根据半月板撕裂部分的大小和半月板的完好程度确定治疗方法。对较长的桶柄状撕裂，可将撕裂瓣前后两端剪断后取出。半月板后角小于 1cm 的未穿透全层的纵裂可以不予处理。靠近半月板滑膜边缘的纵裂应当尽量缝合。

2. 半月板横裂　切除相应的两个三角形撕裂瓣，使断面呈弧形。

3. 半月板斜裂　从撕裂瓣的基底部做弧形剪切。撕裂瓣常折叠于半月板下方，操作中可用探针钩出。分次剪切大块撕裂瓣时，不要分次做完全切断，每次剪切都保留少许连接，最后一次才做完全切断，这有利于用有齿血管钳整块取出，以免半月板碎片在关节内飘浮藏匿，术后遗留在关节腔中。

4. 半月板水平撕裂　当撕裂未达周缘时，只用篮钳咬除质地相对较差的一个层面，而保留另一个层面。

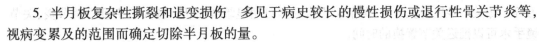

5. 半月板复杂性撕裂和退变损伤 多见于病史较长的慢性损伤或退行性骨关节炎等，视病变累及的范围而确定切除半月板的量。

半月板撕裂累及后角并抵达周缘者，可选择次全切除术，即切除后角和一小部分体部。当复杂性损伤延伸到后角和体部周缘时，视情形可做全部切除术。

（二）膝关节滑膜炎的镜下手术治疗

切除炎症滑膜对患者的关节具有保护作用，滑膜切除术是治疗滑膜炎的一个标准手术。

1. 手术入路 膝前外侧入路、前内侧入路，有必要行关节腔冲洗时可加选髌上外或髌上内入路置管以便于冲洗。

2. 手术要点 关节镜置入关节腔后，先从髌上囊及髌骨周缘至两侧沟，再至髁间窝及半月板表面，逐一进行检查。进行滑膜刨削应先难后易，便于时间和精力的分配。可先做髁间窝及两侧沟的滑膜刨削，清理干净这些部位的滑膜后，再做髌上囊的滑膜刨削。至少有20%的滑膜在后关节腔，如不切除之，则疗效不佳，所以有必要从后方入路观察后关节腔，从前侧入路置70°镜经髁间窝进入后方，从后外及后内侧置入刨削刀刨削。采用髓核钳进行撕扯的办法，可以缩短一些特殊操作的手术时间，如取活检及大块肥厚或结节状增生的滑膜。

术中常规取典型滑膜做病理切片检查以明确诊断。

3. 术前及术后处理 化脓性关节炎术前应静脉点滴抗生素至少3天；滑膜结核术前应抗结核治疗至少1个月；类风湿关节炎及其他一些关节炎患者术前遵医嘱服用非甾体消炎药，不必因手术而停用。术后常规放置负压引流管48小时，一般可引流出50~100ml血性液体；化脓性关节炎术后进行关节灌洗1周，每天2000~3000ml液体，每1000ml生理盐水中加庆大霉素8万单位；色素绒毛结节性滑膜炎术后，应行局部放疗，防止复发。术后当日即行股四头肌收缩锻炼，第3天开始练习膝关节伸屈活动，1周后下地行走。

（三）膝关节游离体的镜下手术治疗

膝关节游离体是指膝关节内可以移动的骨性或软骨组织，又称"关节鼠"，可引起膝关节疼痛和交锁等一系列关节紊乱症状。膝关节镜手术既要取出游离体，又要探查游离体的成因，并予以治疗。

1. 手术入路 取前外侧入路进行全面的关节检查。取前内侧入路置入辅助器械。如游离体在髌上囊，可在髌上外侧或内侧做穿刺口。如在后关节囊，则做后内侧或后外侧入口。

2. 手术要点 游离体通常停留在髁间窝、腘肌管、髌上囊皱褶处或顺水流漂动，小的可隐匿在半月板下方。镜检要按顺序、全面、反复、彻底，以免遗漏。较小的游离体可用活检钳或髓核钳夹住取出，直径超过1cm的游离体，先按游离体的大小相应地扩大切口，然后再用髓核钳或有齿血管钳取出。当游离体较多时，应先小后大地取出。在取游离体时，为防止游离体漂动，必要情形下可停止向关节内注水。

3. 术后处理 置引流管24~48小时，加压包扎。

（四）膝关节骨关节炎的镜下手术治疗

膝关节骨关节炎病损以关节软骨的损害为主，常伴有滑膜炎、骨赘形成、半月板损害、游离体、关节囊挛缩和关节裸露骨面硬化等继发病变。关节镜治疗应结合症状和体征，采用个性化方案，因人施治。

1. 常用手术方法 镜下关节腔冲洗以去除组胺、5-羟色胺及前列腺素等致病因子和酶类；切除影响关节功能的骨赘；修整退行性变的半月板；松解髌骨支持带，减小髌股关节的压力等。膝关节轻度骨关节炎,关节镜手术后多可明显缓解症状。膝关节中度骨关节炎,关节镜手术可以推迟关节置换的时间。

2. **手术入路** 膝前外侧入路及前内侧入路。

3. **手术要点** 按顺序检查关节腔。根据病变范围及程度进行滑膜切除、游离体摘除、半月板修整或部分切除、骨赘切除,对于软骨的破坏根据分级进行刨削、钻孔减压等。

4. **术后处理** 术后常规放置负压引流管48小时;继续服用非甾体消炎药;术后当日开始股四头肌收缩锻炼,第3天练习膝关节伸屈活动,1周可下地行走;还可辅以按摩、理疗等治疗。

复习思考题

1. 关节镜的基本技术是什么?
2. 关节镜手术的优势有哪些?
3. 膝关节镜手术的适应证及注意事项有哪些?

(黄振元)

下篇　骨伤科手术临床应用

第十七章　骨与关节感染的手术治疗

学习要点

1. 急性化脓性骨髓炎的穿刺抽吸及抗生素注入术、切开钻孔及开窗引流术、慢性骨髓炎病灶清除术、闭式冲洗吸引术的适应证、手术步骤和术后处理要点。
2. 四肢主要关节穿刺部位的选择。
3. 化脓性关节炎穿刺吸引术、关节闭式灌洗引流术、关节切开引流术的适应证、手术步骤和术后处理要点。

　　骨与关节感染以化脓性多见,包括化脓性骨髓炎和化脓性关节炎,前者远多于后者,有时两者可同时发生。

　　骨与关节化脓性感染的致病菌包括一般的化脓菌,如金黄色葡萄球菌、乙型链球菌等,也包括特殊的致病菌如布氏杆菌、伤寒杆菌等,甚至包括螺旋体、真菌、寄生虫等。所有的致病菌中,以金黄色葡萄球菌和乙型链球菌最为常见,前者占75%~80%以上,后者占15%左右。

　　化脓性骨髓炎非常多见,其慢性骨髓炎常经久不愈,反复发作,给患者带来沉重的经济压力,更可造成肢体功能障碍和慢性消耗、中毒,严重影响患者身心健康。化脓性关节炎则往往因诊治不及时而造成滑膜、关节软骨破坏,以及关节囊周围软组织粘连,导致关节功能障碍甚至残废。两者常选用以手术治疗为主的方法,有效控制其发展,从而不断提高治愈率。

第一节　化脓性骨髓炎

一、急性化脓性骨髓炎

　　化脓性骨髓炎是指由化脓性细菌引起的骨膜、骨质和骨髓的化脓性感染。本病起病急骤,病情多较严重,如能在早期得到及时有效的治疗,症状可消退,病变吸收痊愈。如治疗不彻底或得不到正确的治疗,则转为慢性骨髓炎,严重者可致败血症或脓毒败血症,甚至危及生命。本病应早期应用抗生素、全身支持治疗及对症治疗。同时在发病初期可行穿刺吸引术,作为抽吸减压、试验诊断和局部注射抗生素的手段。当病变进展、局部症状明显,髓腔内压力增高,或已经穿破骨皮质形成骨膜下脓肿和软组织内脓肿时,则应行钻孔开窗引流术或闭式冲洗吸引术。

（一）穿刺抽吸及抗生素注入术

急性化脓性骨髓炎一般要在发病后 10～14 天才能在 X 线片上显示出局部骨质破坏、骨膜下脓肿或新骨形成等阳性特征。但在此时才开始治疗则为时过晚，化脓性感染已在骨内广泛扩散，因此，早期诊断和早期治疗是提高疗效的关键。而早期对病灶进行穿刺吸引，既能减轻骨髓腔内的压力，防止感染扩散，又能向病灶内注入有效的抗生素，增强治疗效果，因此，穿刺抽吸及抗生素注入术是急性化脓性骨髓炎早期简单易行、安全有效又具诊断作用的手术治疗方法，应常规应用。

1. 适应证

（1）急性化脓性骨髓炎发病后，经抗生素等对症治疗 2～3 天，全身症状无明显改善，局部症状加重者。

（2）病程较长，起病已 1～2 周，全身及局部症状仍未减轻，炎症感染现象严重，X 线片显示异常者。

（3）对准备施行切开引流者，应先行穿刺抽吸，以明确诊断和决定切开部位；或病情危重，全身状况极差，不宜施行切开引流者，可先行穿刺抽吸，待条件允许，再切开引流。

2. 术前准备　与骨髓穿刺术大致相同。包括皮肤消毒用碘酒、酒精、无菌棉球和棉签、生理盐水、无菌纱布块，无菌巾、手套，0.5%～1% 的普鲁卡因或利多卡因溶液，22～24 号的注射针头 1～2 个，14～16 号的穿刺针头 1～2 个，5ml 及 20ml 注射器各 1 个，前者用于局麻，后者用于穿刺。玻璃片及培养管各 2 个，量杯 1 个，以及准备注入关节腔内的抗生素。

术前可适当应用镇静剂或镇痛剂，以缓解患者的紧张情绪和恐惧心理。

3. 麻醉与体位　婴幼儿可用基础麻醉，或较浅而短暂的静脉全身麻醉。成人一般用局部浸润麻醉，必要时可行神经干阻滞麻醉。根据不同穿刺部位，可选择仰卧位、俯卧位或侧卧位，以便于穿刺抽吸和患者配合。如胫骨上下端骨髓炎可采取仰卧位，髂骨前部病变采取仰卧位，后部病变则为俯卧位，股骨病变一般取侧卧位。

4. 手术步骤

（1）穿刺点定位：确定进针部位，并作出标志。一般在压痛和炎症表现最明显、B 超检查阳性处，且无重要血管神经的表浅位置穿刺。

（2）穿刺抽脓：先在皮肤表面进针点做成皮丘并向深处软组织及骨膜下注射麻药进行局部麻醉。再选用 14～16 号粗针头，从皮丘向软组织深层和骨膜进针，试行抽吸，如未抽出脓液，可将穿刺针刺入干骺端的髓腔内继续抽吸（图 17-1）。当穿刺抽吸有炎性渗出液或脓液时，应尽可能抽吸干净。

（3）应用抗生素：抽吸结束后，将抗生素注射于病变处。

（4）包扎：将穿刺点无菌包扎。

5. 术后处理

（1）穿刺抽吸的脓液或渗出液立即送检，包括细菌涂片、培养及药物敏感试验。

（2）继续进行全身和局部的治疗，包括全身支持疗法，静脉注射抗生素和患肢制动等。同时严密观察，必要时可再次穿刺抽吸和注入抗生素。如脓液增多或多次抽吸仍有脓液，或全身、局部症状无明显好转时，可行切开引流术。

6. 注意事项

（1）急性化脓性骨髓炎早期病变处骨皮质仍较坚实，穿刺针不易刺入，注意不可使用暴力，以防止穿刺针折断，并且应保留一段针体于体外。

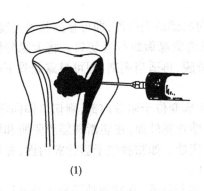
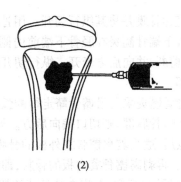

(1)　　　　　　　　　　　　　　(2)

图 17-1　急性血源性骨髓炎穿刺抽吸治疗示意图
(1)穿刺抽吸骨膜下脓肿　(2)穿刺干骺部病灶

(2)本病的早期,一般只能抽吸出浆液血性液体。

(3)在穿刺抽吸过程中,注意不可将针刺入关节内,也不可随意改变针的穿刺方向,以免使感染扩散。如遇针头阻塞可用生理盐水冲洗或更换穿刺针。

(二)切开钻孔和开窗引流术

切开钻孔和开窗引流术是通过在病变积脓的部位进行切开,并对骨皮质钻孔和开窗,以促使脓液引流和髓腔内压力降低,从而控制炎症扩散,并使病变修复和痊愈的一种手术方法。

1.适应证

(1)急性化脓性骨髓炎经穿刺抽吸及局部和全身使用抗生素后,症状无明显好转甚至加重者。

(2)髓腔内有较多脓液,且多次穿刺难以吸尽者。

(3)X线片显示骨质已有破坏,骨膜阴影局限性增宽或两侧不对称者。

2.术前准备　除一般用于切开引流的手术器械外,还应准备骨钻、骨刀、骨凿、电锯、吸引器,以及闭式冲洗装置如硅胶管、水封瓶等,备气囊止血带。

3.麻醉与体位　婴幼儿、儿童采用全身麻醉,成人上肢可采用臂丛阻滞麻醉,下肢可采用硬脊膜外阻滞麻醉等。体位与急性化脓性骨髓炎穿刺抽吸术者基本相同,髂骨及股骨病变者可采取患侧在上的侧卧位,胫骨上下端病变者采取仰卧位。

4.手术步骤

(1)定位:根据病变部位确定手术切口及入路。

(2)切口与显露:沿肢体纵轴纵行切开。特殊部位如髂骨骨髓炎,可循髂骨嵴弧形切开。逐层切开皮肤、皮下组织、筋膜,循肌纤维方向钝性分开肌肉直至病变的骨皮质表面。

现将各个部位骨髓炎切开与显露的具体操作方法简介如下。

股骨上端骨髓炎从大转子开始,向下沿股骨方向做纵行直切口。沿切口方向切开阔筋膜及臀筋膜,并切断髂胫束。将阔筋膜张肌向前方牵开,臀大肌向后方牵开。再将股外侧肌和骨膜纵行切开,并用骨膜剥离器在骨膜下适当剥离,即可显露大转子和股骨上端骨干。

股骨下端骨髓炎一般均采用大腿下 1/3 外侧纵行直切口。切开皮肤及皮下脂肪后,将髂胫束切断。纵行分开股外侧肌,切开股骨干骨膜,再用骨膜剥离器在骨膜下适当剥离,即可显露股骨下端外侧。

胫骨上端骨髓炎在肿胀最明显处做胫骨上端前内侧纵行直切口。因此处无肌肉覆盖,切口可直达骨膜并将其纵行切开。用骨膜剥离器向两侧适当剥离,即可显露胫骨上端。

胫骨下端骨髓炎在胫骨下端前内侧,沿胫前肌内侧缘做纵行直切口。将大隐静脉的分支结扎、剪断,并向后方牵开。纵行切开胫骨下端骨膜,再适当剥离,即可显露胫骨下端骨干及干骺部。

髂骨骨髓炎采用沿髂骨嵴走行的弧形切口。如病变位于髂骨前部,则切口偏向前方,如病变位于髂骨后部,则切口偏向后方。如脓肿位于髂骨翼外面,在切断阔筋膜张肌和臀中小肌附着点后,适当剥离髂骨翼外板的骨膜即可显露病灶。如脓肿位于髂骨翼内面,先切断腹肌附着点,再剥离髂骨翼内板的骨膜,即可显露病灶。

(3)钻孔与开窗:在病变最显著的部位,用骨钻先行钻孔,在脓液外溢最多处进行骨皮质开窗。钻孔前注意保护周围组织,以防脓液涌出时将其污染。钻孔应按照开窗所需范围及轮廓,依次进行,并须深达髓腔,孔与孔之间的距离一般为 1.0~1.5cm 左右(图 17-2)。然后在各孔之间用骨刀或骨凿将骨皮质完全切开并撬起,形成一骨窗(图 17-3)。骨窗一般为与骨干纵轴方向一致的长方形,其范围根据化脓病灶的大小而定,一般以长约 2~4cm、宽约0.5~1.5cm 为宜,不宜过大或过小,过大易引起病理性骨折,过小则引流不通畅。钻孔和开窗都应避开骨骺板,以免将其损伤。

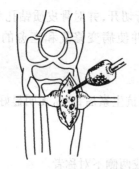 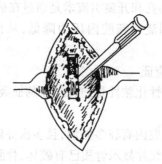

图 17-2 急性化脓性骨髓炎切开 钻孔引流术示意图   图 17-3 急性化脓性骨髓炎切开 开窗引流术示意图

(4)髓腔处理:开窗完成后,用吸引器彻底吸尽髓腔内脓液和坏死组织,并用大量生理盐水反复冲洗脓腔,注意不要用刮匙在髓腔内搔刮,以防感染扩散。彻底冲洗后,置放油纱条或碘仿纱条,或置硅胶管一端于髓腔,另一端置于切口外。

(5)缝合与固定:若炎症较轻、病变范围较小时,可局部注入敏感抗生素,并将手术切口全层粗疏而无张力地缝合,术后48小时拔出引流条或引流管。若炎症较重,病变范围广泛,可暂时不缝合切口,术后充分引流和及时更换敷料,争取伤口二期愈合。

5. 术后处理　术后用石膏托保护和固定患肢,或持续牵引制动;密切观察切口引流情况,包括引流量、引流液的性质、引流管是否通畅等;继续使用抗生素和其他对症治疗。

6. 注意事项　术中若切开深筋膜即流出脓液,则应先彻底清除脓液,反复用生理盐水冲洗,仔细查找有无与骨骼相通的窦道。如未发现窦道,则不可盲目钻孔,以免将脓液引入髓腔。确认为骨髓炎所致时再钻孔开窗引流。在骨髓炎早期,有时钻孔也无脓液流出或仅有少量渗液,可不必凿开骨窗,此时钻孔即足以达到引流和减压的目的。

二、慢性骨髓炎

慢性骨髓炎(慢性化脓性骨髓炎)是发病率高、不易根治而经常急性发作的骨化脓性感染。因多数化脓菌潜伏隐蔽在被硬化骨组织包围的骨小腔内,抗体或抗生素均难达到其中,容易再度生长繁殖,使炎症再发。治疗比较困难。

慢性骨髓炎的治疗原则是尽可能彻底清除病灶,摘除死骨,清除增生的瘢痕和肉芽组织,消灭无效腔,改善局部血液循环,为愈合创造条件。为达此目的,单纯使用药物常不能奏效,必须采用手术和药物综合治疗。

慢性骨髓炎的手术治疗方法有病灶清除术、清除术后填充遗留无效腔的带蒂肌瓣转移填充术、松质骨移植填充术、修复皮肤及骨缺损的转移皮瓣或复合皮瓣修复术,以及闭式冲洗吸引术等。

(一)慢性骨髓炎病灶清除术

彻底的慢性骨髓炎病灶清除术应包括死骨取除、不健康肉芽和瘢痕组织切除及骨碟形术三个组成部分。

1. 适应证 慢性骨髓炎有死骨形成并已分离清楚,有无效腔并伴有窦道溢脓,且新骨增生形成替代原有骨干的包壳。

2. 术前准备 除常规的手术准备外,还需作好以下准备。

(1)术前应用抗生素 1~2 周控制感染,使局部炎症得到控制。

(2)术前以支持、输血等治疗改善患者的全身状况,纠正水肿、贫血、营养不良等。

(3)术前通过 X 线片、窦道造影或 CT 等检查确定死骨、无效腔的存在,了解其部位、形状、大小和范围,以及窦道的方向和深度,同时了解新生骨的情况。

3. 麻醉与体位 根据患者的年龄、病变部位分别选用全身麻醉、臂丛神经阻滞麻醉、硬脊膜外阻滞麻醉或下肢神经干阻滞麻醉等。一般采取仰卧位。

4. 手术步骤 慢性骨髓炎手术出血较多,应使用气囊止血带。

(1)切口与显露:一般选择窦道所在处并沿肢体纵轴走行的纵行切口。首先自窦道口插入导管,并由此注入亚甲蓝 3~5ml。然后以窦道口为中心,向上下做一梭形切口,逐层切开,同时循亚甲蓝着色的范围和方向彻底切除或刮除窦道及周围的病变和瘢痕组织,由于窦道周围瘢痕较多,解剖关系不易辨认,要注意仔细操作,防止损伤神经、血管。再切开骨膜,稍向两侧分离,即可显露病灶。

(2)清除病灶与摘除死骨:显露病灶后,根据死骨和无效腔的部位和大小决定钻孔、开窗的位置和面积,开窗的方法与急性骨髓炎钻孔和开窗引流术相同。根据术前的 X 线片及术中观察,明确死骨的部位和数量,将死骨一一取出,必要时可用咬骨钳咬除少许周围骨组织,对大块的死骨可分段取出,不可随意扩大无效腔。注意不要累及关节或损伤骺板和骨骺。对细小的死骨片,可通过加压冲洗、搔刮等方法全部取出,不可遗漏。取出死骨后,用刮匙在无效腔内反复搔刮、反复冲洗,彻底清除髓腔和无效腔中的炎性肉芽组织、瘢痕组织和异物。

(3)伤口处理:按骨碟形手术的方法,用骨刀和骨凿修整无效腔四周边缘,使其成为便于引流的口阔、腔浅、底小的碟形骨腔,其底和壁均为新鲜的渗血面,但需注意不可过多切除健康骨组织。充分清理和冲洗手术部位后,如骨腔小而浅,可局部放入抗生素后,一期缝合伤口。如骨腔较大,可放入闭式引流装置,术后持续冲洗引流,伤口全层疏松缝合。如有需要,可根据情况选择不同的填充术。

5. 术后处理

(1)抬高患肢并制动,可用石膏或皮肤牵引,防止病理性骨折。

(2)观察手术区局部的疼痛、肿胀情况以及引流是否通畅,发现异常及时处理。

(3)继续使用抗生素,控制感染。并加强患者营养,必要时适当输血或补充蛋白质,促进病灶愈合。如术后 3～5 日体温降至正常,伤口渗出物极少,则为手术成功的征象。

(二)带蒂肌瓣转移填充术

1. 适应证　慢性骨髓炎病灶清除后遗留有较大的缺损及骨腔,窦道经久不愈或局部炎症多次复发,而邻近又有健康壮实的肌肉可以利用时,常选择带蒂肌瓣转移的方法填充修复。例如位于肱骨干上 1/3 段病变可用三角肌肌瓣,下 1/3 段可用肱三头肌肌瓣;位于股骨干上段病变可用阔肌膜张肌肌瓣填充,其中段病变可用股内、外侧肌肌瓣;位于胫骨干近段前外侧或后内侧的病变,可分别选用胫前肌肌瓣和比目鱼肌内侧肌瓣等。

带蒂肌瓣填充虽具有较多优点,例如在病变处就近取材填充,保留血供良好,不需用显微外科技术吻合血管的肌肉组织,肌肉本身有较强的抗感染力,适宜于填充感染病灶,但也具有一定缺点,比如在一定程度上影响供区健康肌肉的功能,特别是在肌瓣填充后,由于机化的肌瓣仅能消灭空腔而无益于骨的生长,有时肌瓣反可阻碍骨缺损的修复。因此,必要时可选用其他组织如松质骨等替代填充。

2. 术前准备、麻醉及体位　同病灶清除术。

3. 手术步骤　先按慢性骨髓炎病灶清除术的方法彻底清除病灶,使之形成碟形骨腔,成为肌瓣移植的受区。再解剖、显露选用的肌肉,沿肌纤维方向纵向分开肌肉 1/3～1/2,在其远端切断形成带蒂肌瓣,注意肌瓣近端蒂部宽度应不小于其长度的 1/4。游离该肌瓣并在无张力的情况下填入骨腔,然后在骨腔边缘钻孔,用肠线缝合固定肌瓣,以防肌肉收缩时将肌瓣拉出。注意在填充肌瓣时蒂部不能扭转且不能填充过紧,固定肌瓣时张力不可过大,以免影响血供(图 17-4)。最后彻底清理和冲洗创腔后全层疏松缝合,同时放置引流。

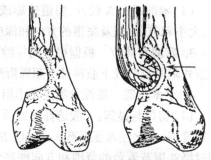

图 17-4　带蒂肌瓣转移填充术
股骨远端慢性骨髓炎病灶清除术后带
蒂肌瓣转移填充骨腔

4. 术后处理　同病灶清除术。

(三)游离松质骨移植填充术

1. 适应证　病变较局限和稳定的慢性骨髓炎,在行病灶清除术后病灶范围较大、容易发生病理骨折者,或因邻近部位无合适肌肉做肌瓣者,如病变位于胫骨远端、桡骨远端、跟骨和掌(跖)骨等处。

2. 禁忌证　病变尚未完全局限和稳定者。

3. 术前准备　与一般慢性骨髓炎病灶清除术及植骨术者相同。

4. 麻醉与体位　麻醉同慢性骨髓炎病灶清除术。但在髂骨嵴处取骨时,可用局部浸润麻醉。一般取仰卧位。

5. 手术步骤　与肌瓣转移填充术者基本相同。首先,自髂骨嵴凿取松质骨,并剪切成 0.3cm×1.0cm×2.0cm 的小片备用,可用敏感抗生素溶液浸泡。然后进行彻底的病灶清除术,除完全清除死骨、不健康肉芽和瘢痕组织外,还须将骨腔内缺血硬化的骨质刮除,直至出现血运良好的健康骨组织。充分清理和冲洗后,放松止血带,止血。然后将松质骨碎片掺和抗生素置入骨腔,缝合切口。

6. 术后处理　同肌瓣转移填充术。

（四）骨髓炎病灶清除和闭式冲洗吸引术

1. 适应证　各种类型的骨髓炎，其瘢痕面积较小，周围软组织条件较好，病灶清除后，伤口皮肤边缘能无张力缝合者，均可采用闭式冲洗吸引疗法。有时对急性骨髓炎开窗后，也可用此法处理。

2. 术前准备　除病灶清除术的准备外，还需准备内径 3~4mm 硅胶管 2~4 根和负压引流装置。

3. 麻醉与体位　同病灶清除术。

4. 手术步骤

（1）切口：根据病变部位，一般选择沿肢体纵轴走行的梭形切口，以便同时切除浅层的瘢痕和窦道，并沿切口方向逐一切除深层的瘢痕和窦道，直到病灶。

（2）病灶清除：按慢性骨髓炎病灶清除术的方法彻底清除病灶，修整无效腔的四周边缘使其成为碟形骨腔，并使骨面有新鲜渗血。松止血带，温盐水纱布压迫止血，对术野的活跃出血点予以电凝止血。这一步骤是本手术成功的关键之一，应在不损伤该骨承重能力下尽量做到彻底清除病灶（具体操作参阅病灶清除术）。

（3）安放冲洗和吸引管：根据骨髓腔及病灶的大小，选用内径 3~4mm、长度适宜的硅胶管两根，分别作为冲洗管和吸引管。病灶较大且较深者如股骨上端或肩部，可用 4 根硅胶管（两套）。在每根硅胶管的一端，约与病灶同等长度的一段上剪 6~8 个侧孔。分别将两管有侧孔的一段平顺地放入骨髓腔底，另一端经肌肉、筋膜、皮下组织，分别在距伤口皮缘远近端约 5cm 处斜行穿出皮肤，此时即可开始用生理盐水从硅胶管冲洗和吸引，调整两管使液体流动通畅后，将两管缝扎固定在皮肤上（图 17-5），注意固定时务必保证硅胶管无扭转或堵塞。一般以靠近切口近端的管子作为冲洗管，切口远端的管子作为负压吸引管。

（4）缝合伤口：冲洗和清理髓腔内的组织碎屑、血凝块等，以防造成管腔堵塞。伤口全层间断缝合，缝合后试行冲洗吸引，要求各管通畅无阻且伤口不漏水（图 17-6）。最后以油纱覆盖，使伤口呈密封状态。

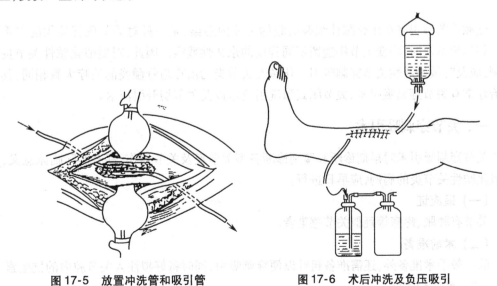

图 17-5　放置冲洗管和吸引管　　　　图 17-6　术后冲洗及负压吸引

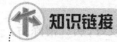**知识链接**

小儿慢性骨髓炎的处理

小儿处于生长旺盛期，骨腔易生长愈合，因此对于小儿慢性骨髓炎，只要清除死骨和不健康肉芽组织，将骨腔边缘稍加修整即可，不必凿成碟形，配合全身和局部使用抗生素，伤口可较快一期愈合。局部应用抗生素时可通过术中置入的细硅胶管每日滴注。

5. 术后处理

（1）最初 2 天可仅用生理盐水冲洗，速度可略快。根据患者对伤口的感觉调整冲洗速度，每日用量约 5000~10 000ml，以防止管腔被很快形成血凝块的伤口渗血阻塞。同时，负压吸引力不宜过大，注意伤口渗血和血压改变情况，预防休克。术后第 3 日即可用敏感抗生素溶液冲洗，每日用量 1500~2000ml 左右。冲洗和吸引持续约 2 周时间，此时骨腔已经被肉芽组织充填，即可拔出冲洗管，在拔管前一天停止冲洗，并应继续吸引 1~2 天，吸尽残留的冲洗液后拔出吸引管。

（2）保持冲洗和吸引的通畅。应密切注意引流管是否通畅。引流管阻塞的原因多为血凝块、组织碎屑或脓液，也可为吸引管的扭转，发现堵塞要及时排除。遇此可先检查冲洗管和吸引管有无扭转，位置高低是否合适，并予以调整，如果仍不通畅，可先加大吸引力，并相应加快冲洗速度，用以冲出管腔内的阻塞物，如还不能解决，可在无菌条件下用 10~20ml 注射器从吸引管口将阻塞物吸出。一般在术后 2~3 日内吸出液为血红色，可杂有组织碎屑和小血凝块等，随后吸出液呈淡红色再到清亮透明液体。

（3）抬高和固定患肢，并注意观察伤口的渗血和渗液情况，防止液体渗漏导致皮肤糜烂和继发感染。

（4）术后根据细菌培养和药敏试验结果继续全身使用抗生素。

第二节 化脓性关节炎

化脓性关节炎是指由化脓性细菌引起的关节内感染，是一种对关节危害甚大的严重疾患。如诊治不及时，病变关节将遗留不同程度的永久性残疾。因此，对疑似化脓性关节炎的病例，应及时做诊断性关节穿刺吸引。化脓性关节炎的治疗与骨髓炎的治疗大致相同，其手术治疗常有关节穿刺吸引术、关节闭式灌洗引流术以及关节切开引流术。

一、关节穿刺吸引术

关节穿刺吸引术对早期诊断和鉴别诊断各型关节炎及关节损伤，都有实际临床意义，对疑似化脓性关节炎的病例，应早日进行。

（一）适应证
关节有肿胀、疼痛等疑似关节感染者。

（二）术前准备
除一般手术准备外，还需准备粗针以便穿刺吸引，同时备好拟注入关节腔内的抗生素。

（三）麻醉和体位
一般采用局部浸润麻醉，取便于操作及患者配合体位，多为仰卧位。

（四）手术步骤

1. 选择合适的穿刺吸引部位 必要时可在皮肤穿刺点做一标记。在进针和刺入途中，注意避开主要血管、神经和腱鞘。

2. 消毒、铺巾及麻醉 常规消毒，铺无菌巾，局部分层浸润麻醉。

3. 穿刺抽吸 用20ml注射器连上14～16号针头自皮丘处刺入关节腔。在针头刺入关节时，可感觉阻力消失或有刺入充气球囊感。轻轻移动注射器，如感觉针头也随之移动，则为进入关节腔的指征。将针头固定后开始抽吸，如脓液黏稠或组织凝块较多，针头被阻塞不能吸出脓液时，可注入少许生理盐水，解除阻塞后再抽吸。要尽可能将关节内的脓液、分泌物和血液吸尽，必要时可自关节一侧向穿刺侧进行挤压。将吸出的液体放入无菌容器中，观察其颜色、黏稠度、透明度以及液体量，并将备好的抗生素溶液1～3ml注入关节腔，注意抗生素溶液的浓度不可过高。由于关节内注射可引起刺激性反应，加重炎症，或带入细菌而发生混合感染，故必须严格无菌操作。

4. 包扎 拔出针头，无菌敷料覆盖穿刺点，弹力绷带加压包扎受累关节。

（五）术后处理

1. 穿刺液立即送检，做细菌学检查、细菌培养和药物敏感实验。

2. 患肢制动，上肢可用三角巾悬吊前臂，下肢可用支架托起患肢，以利于局部炎症的控制，防止发生畸形和非功能位强直。

（六）注意事项

1. 严格遵守无菌技术。

2. 穿刺针头进入关节腔后不宜再深刺，防止刺伤关节面。

3. 尽量吸出关节内积液或者积脓，同时注入有效抗生素。既可减低关节内张力，缓解疼痛，又可早期治疗，防止关节软骨面被破坏。

（七）四肢主要关节的穿刺部位

1. 肩关节 常用的穿刺部位为肩关节前侧，次为后侧，因肩关节的脓液或分泌液易积于前方。患者仰卧，薄枕垫高患肩，患侧上肢放于躯干侧面。找到肱骨头内侧的皮沟，在喙突下2～3cm的皮沟处进针，向后、外方刺入，约深入2～3cm即可进入关节腔（图17-7）。

2. 肘关节 常用的穿刺部位为肘关节后外侧，穿刺时患者仰卧，屈肘90°，患臂放于胸前。在肱桡关节和尺骨鹰嘴之间进针，向前、内侧刺入约1～2cm即可进入关节腔（图17-8）。

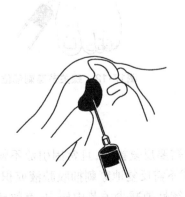

图17-7 肩关节穿刺部位

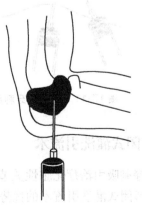

图17-8 肘关节穿刺部位

3. 腕关节　　常用的穿刺部位为腕背侧,腕背向上,由桡骨下端示指伸肌腱及拇长伸肌腱之间进针,向掌侧刺入约1cm即可进入关节腔(图17-9)。

4. 髋关节　　常用的穿刺部位为髋关节前侧,次为外侧和后侧。髋关节腔积脓或积液均易自前侧发现,且在操作时不必过多改变患者体位,故最常选用前侧。患者仰卧,患髋尽量伸直。由耻骨联合向大转子做一直线,再由髂前上棘向髌骨中点画一直线。在两线的交点处进针(股动脉位于进针点的内侧约2cm处)。穿刺针向后、上方刺入,一般约刺入5~8cm即可进入关节腔(图17-10)。

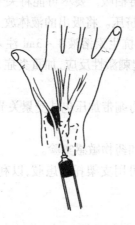 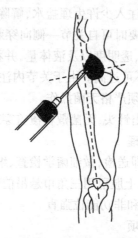

图 17-9　腕关节穿刺部位　　　　　图 17-10　髋关节穿刺部位

5. 膝关节　　常用的穿刺部位为膝关节前侧。患者仰卧,患膝尽量伸直。从髌骨外缘和股骨外髁之间进针,向内、后方刺入,一般刺入约2~3cm即可进入关节腔(图17-11)。

6. 踝关节　　常用的穿刺部位为踝关节的前侧。患者仰卧,由内踝前缘和胫前肌腱之间进针,并向后方刺入,一般约刺入2~3cm即可进入关节腔(图17-12)。

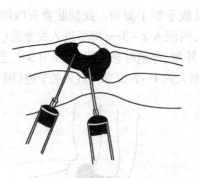 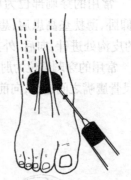

图 17-11　膝关节穿刺部位　　　　　图 17-12　踝关节穿刺部位

二、关节闭式灌洗引流术

采用关节穿刺吸引治疗化脓性关节炎常常需要反复操作,且常因引流不畅而另行关节切开引流。关节闭式灌洗引流术的优势在于:①不需反复地穿刺抽吸脓液或积液,可减少关节内继发感染的几率;②持续性灌注和引流,持续性地减少关节内压力,有效减轻关节面的破坏,并膨胀了关节囊,可防止和减少关节内的粘连,利于关节功能的恢复;③通过冲洗管不断注入的抗生素控制和杀灭关节内细菌。主要适用于四肢大关节化脓性关节炎经抗生素治疗或穿刺抽吸治疗未能控制感染者;或在关节切开引流术的同时,放置引流管,缝合伤口行闭式灌洗引流。

下面以膝关节化脓性关节炎为例进行阐述。

（一）术前准备

除常规术前准备,另需管径 3~4mm 硅胶管 2~4 根,胸或腹腔套管穿刺针 1~2 套。

（二）麻醉与体位

多选用局部麻醉,对不合作者可用全麻。仰卧位,患肢伸直或轻度屈曲位(在膝关节后侧垫薄枕)。

（三）手术步骤

1. 选择穿刺途径　明确髌骨位置和膝关节内外侧间隙,一般选择髌骨外侧上方 2~3cm 作为入口,髌骨内侧上方 2~3cm 作为出口,并用亚甲蓝液作出标志。

2. 套管针穿刺　消毒铺巾并局部麻醉后,用套管针或关节镜套管针自选定的入口或出口处刺入关节腔,一手固定好套管针,另一手拔出针芯,此时可见脓液流出,立即取标本送检做细菌涂片、培养及药物敏感试验。

3. 插管和留管　将准备好的硅胶管由套管内插入,并根据需要调整套管和硅胶管的方向和深度,保证脓液顺利流出,而后拔出套管,留置硅胶管并用缝线将其固定在皮肤上。用相同方法置入另一硅胶管。若套管针穿刺不成功,可做一小切口,置入硅胶管。

4. 冲洗和引流　一般将高位的硅胶管作为冲洗管连接灌洗液吊瓶,低位的作为吸引管连接负压吸引装置。冲洗液可选择生理盐水加抗生素,调节好进管与出管的流速后即可开始灌洗和引流(图 17-13)。

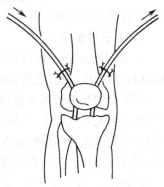

图 17-13　膝关节闭式灌洗引流

（四）术后处理

1. 冲洗　冲洗液的流速在术后 1~2 天可稍大,以患者不感觉关节胀满和无明显不适为宜。为使关节囊和滑膜适当膨胀,增大抗生素溶液的吸收面和防止滑膜粘连,可每隔 1~2 小时交替将冲洗液流速加大或将吸引力减小,注意患者有无不适,并防止皮肤穿刺口漏液。持续约 1~2 日后,脓液或吸出液即逐渐变为清晰透明。闭合灌洗引流的时限一般为 1~2 周。

2. 拔管　拔管指征是患者体温恢复正常,伤口局部无感染征象,引流出的液体清晰透明。拔管前 1 天冲洗管停止冲洗,吸引管继续吸引,观察患者体温是否上升和关节有无炎症复发现象,如无异常,吸尽关节腔内液体后拔管。

3. 抗感染与全身营养　根据细菌涂片、培养和药物敏感情况,选择使用抗生素,积极改善全身营养状况。

4. 功能锻炼　对于下肢各关节病变的患者,在刚开始下地时应拄双拐,随着关节和肌肉功能的恢复,逐渐弃拐行走,上肢各关节病变可用三角巾将前臂悬吊,尽早开始关节功能锻炼。

三、关节切开引流术

关节切开引流术是将感染关节的关节囊切开,暴露关节腔,放置引流物,或切开引流同时放入冲洗管和吸引管进行闭式灌洗和负压引流疗法,将关节腔内的分泌物引出体外的一种手术。

关节切开引流或切开后施行闭式灌洗和负压引流疗法,可以达到以下的目的:①控制感染和防止关节软骨面被破坏;②通过释放关节囊压力而止痛;③防止肌肉挛缩和关节畸形。

(一)适应证

化脓性关节炎经抗生素治疗无效者;或通过穿刺吸引等治疗后,脓液仍黏稠不易抽吸和引流者。尤其对化脓性髋关节炎更宜早用,以防股骨头和股骨颈被破坏或发展成为髂骨及股骨上端骨髓炎。

(二)术前准备

常规手术前准备。

(三)麻醉与体位

根据患者具体情况,选择使用神经干阻滞麻醉、硬脊膜外阻滞麻醉或全身麻醉,某些情况也可选择局部麻醉。除髋关节和肩关节后侧切开引流术需俯卧位,一般可仰卧位。

(四)手术步骤

1. 切口与显露　选择切口部位的原则是:易于获得充分引流以控制感染,便于关节早日活动以防粘连;避开主要的血管、神经;切口应与肢体纵轴方向一致。

肩关节切开引流术多选用前侧和后侧入路;肘关节切开引流可选用内侧和外侧入路;腕关节切开引流可在腕尺、桡侧或背侧入路;髋关节切开引流最常采用的是髋后侧入路;膝关节切开引流可选择膝前髌骨内、外侧和膝后内、外侧入路;踝关节切开引流可选择踝前内侧、前外侧,踝后内侧、后外侧入路。

切开皮肤、皮下组织后,沿肌腱膜的侧旁,钝性分离显露关节囊。如关节内有大量积脓(液),关节囊明显膨胀,可先穿刺或戳口吸尽脓液,再扩大关节囊切口,以防污染周围组织。注意关节囊的切口应与皮肤切口相垂直。

2. 关节腔处理　尽可能吸尽脓液,如脓液黏稠,可反复冲洗。如关节内已经有肉芽组织或坏死脱落的软骨,应予刮除或切除。并根据细菌学检查,向关节内注入有效抗生素。

3. 引流放置与切口处理　施行闭式灌洗引流,将引流管的近端留置在关节囊内,缝合关节囊和皮肤切口。采用其他引流方式,缝合关节囊,将引流管近端留置在关节囊外,不可置入关节腔内;若不缝合关节囊,也不要将引流管放入关节腔内,更不可放入两骨端关节面之间,可将其近端放在关节囊的开口处,远端置于切口外。一般早期的化脓性关节炎切开引流后,可用铬制肠线缝合滑膜和关节囊,对较晚期的切开引流术则不缝合关节囊。

(五)术后处理

1. 继续使用有效抗生素,改善全身状况。

2. 保持关节于功能位,可采用石膏托、皮肤牵引等固定。

3. 注意切口情况,如发现关节肿胀、切口感染时,及时对症处理。切口未缝合者,条件成熟后可行二期缝合。

4. 炎症消退后,早期活动,促进关节功能最大限度的恢复。下肢关节病变者开始步行时应扶拐。

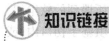

骨关节结核手术

　　骨关节结核手术包括病灶穿刺、局部注射药物、病灶清除、关节融合、切除等。病灶穿刺排脓时从脓肿范围外健康皮肤进针,在皮下斜行一段后刺入脓肿排脓。病灶清除术是在抗结核药物配合下,手术显露病灶,彻底清除脓液、干酪样物质、死骨、肉芽组织及坏死的组织。关节融合是切除病灶并将关节的两端骨组织固定在一起,形成骨性强直愈合。关节切除是切除患病的关节。

四、四肢各关节切开引流术

(一) 肩关节切开引流术

　　1. 前侧切开引流术　自肩峰的前缘向下经肱骨头纵行切开 5～8cm,切开筋膜,钝性分开三角肌纤维,注意避免伤及位于三角肌深面的腋神经。直视下切开关节囊,吸出脓液后放橡皮引流条或引流管于关节囊口,用油纱松松填于伤口内(图 17-14)。

　　2. 后侧切开引流术　自肩胛冈基部沿三角肌纤维方向切开 6～8cm,切开筋膜,钝性分开三角肌纤维,显露附于肱骨大结节上的肩外旋肌群,而后自肱骨大结节内侧沿冈下肌与小圆肌之间分开,显露关节囊后将其切开,吸出脓液,放入橡皮引流条,用油纱填塞于伤口内,或行闭式冲洗负压吸引疗法(图 17-15)。

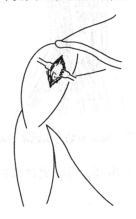 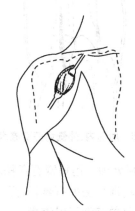

图 17-14　肩关节前侧切开引流术切口　　　　图 17-15　肩关节后侧切开引流术切口

　　以上二法中最好选后侧入路,因为患者仰卧时引流比较方便。

　　3. 术后处理　患肩和上肢可用外展支架(45°～75°)固定,继续使用抗生素及支持疗法。患者尽量仰卧,以利引流。每日换药 2～3 次,待脓液消失后创口自行愈合,在脓性分泌物减少后即可开始肩关节功能锻炼。

(二) 肘关节切开引流术

　　1. 肘外侧切开引流术　自肱骨外髁上 5cm 处起纵行向下端切开,止于外髁下 2cm 处。沿切口方向切开筋膜,自肱三头肌腱与桡侧腕长伸肌之间向肘关节远端分开,并将后者自骨膜外分开,注意不可过于偏前,以免伤及桡神经。切开关节囊,吸出脓液后,放入橡皮引流条,用油纱填塞于伤口内。

　　2. 鹰嘴(肘后)内、外侧切开引流术　在肘后鹰嘴部的内、外两侧各向肘近端做一 7～8cm 长且彼此平行的切口,外侧切口由伸肌总腱和肱三头肌腱之间进入,内侧切口由屈肌总腱和肱三头肌腱之间进入,要避免伤及尺神经。沿切口方向分别钝性分离所遇到的软组织,即可显露肿胀的关节囊,切开关节囊并吸出脓液后,放橡皮引流条,用油纱填塞于伤口内,或行闭式冲洗负压吸引疗法(图 17-16)。

3. 术后处理　用长臂石膏托将肘关节固定于屈曲 90°位。每日换药 2～3 次,待脓液消失后创口自行愈合,在脓性分泌物减少后即可开始关节功能锻炼。

(三)腕关节切开引流术

可在腕背的尺侧和桡侧做纵行的直切口切开引流,注意避免伤及尺神经和桡神经的皮支,也不可损伤或切开腱鞘,以防发生腱鞘炎。

1. 腕背尺侧切开引流术　以尺骨茎突为中心,沿尺侧腕伸肌腱与小指固有伸肌腱之间纵行切开 3～4cm,钝性剥离,即可显露膨隆的尺腕关节囊。在尺骨茎突下方纵行切开关节囊,吸出脓液,放入橡皮引流条。

2. 腕背桡侧切开引流术　以桡骨茎突为中心,沿拇长伸肌腱与示指固有伸肌腱之间纵行切开 3～4cm,钝性剥离,即可显露膨隆的桡腕关节囊。沿切口方向切开桡侧韧带和关节囊,吸出脓液,放入橡皮引流条(图 17-17)。

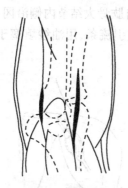
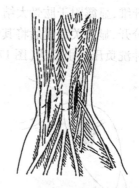

图 17-16　肘后内、外侧切开引流术切口　　　图 17-17　腕关节切开引流术手术切口

3. 术后处理　用短臂石膏托将腕关节固定在背伸 10°～20°位,定时更换敷料,如分泌物迅速减少,即可去掉石膏托,开始腕关节功能锻炼。

(四)髋关节切开引流术

髋关节切开引流的途径有四,即髋的前、后、外、内侧切口。最常用的是髋后侧途径,其次是外侧途径。

1. 髋关节后侧切开引流术　患者侧卧位,患髋在上。自股骨大转子后外侧稍后方斜向髂后上棘做约 7～10cm 长的切口。逐层切开皮下组织和筋膜,沿臀大肌纤维方向钝性分离臀大肌,并将其向髋上、下两端牵开,必要时可在臀大肌切口的后上端,结扎切断臀动、静脉的分支,钝性分离脂肪组织并保护坐骨神经,同时注意勿损伤自梨状肌上、下缘穿出的臀上、下动、静脉和神经。于外旋肌处行关节穿刺,若抽出脓液,可自梨状肌下缘牵开髋外展肌群,或自股骨大转子后侧缘切断并向内侧牵开外旋肌群,显露髋关节囊。沿皮肤切口方向切开关节囊,必要时十字切开,吸出脓液后,用生理盐水彻底冲洗关节腔。若脓液较少,可缝合关节囊及皮肤,皮下放置橡胶片引流条;若脓液较多,可自关节囊切口两端各放入一烟卷引流条。为敞开关节囊切口,可将关节囊切口的边缘间断缝于臀筋膜,用油纱填塞伤口内,包扎伤口。也可在吸出脓液或清除病灶后行闭式冲洗和负压吸引疗法(图 17-18)。

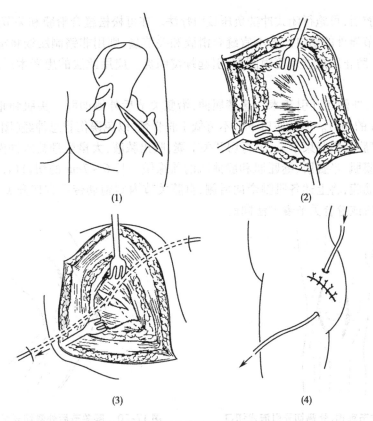

(1)　　　　　　　　　(2)

(3)　　　　　　　　　(4)

图17-18　髋关节后侧切开引流术

(1)皮肤切口　(2)沿肌纤维走行方向钝性分开臀大肌,显露并切
开髋外旋肌群　(3)牵开髋外旋肌群,显露并切开髋关节囊,放入
冲洗与吸引管　(4)缝合皮肤

2. 髋关节外侧切开引流术　患者侧卧位,患髋在上。沿股骨大转子前缘纵行切开皮肤、皮下组织和阔筋膜,自大转子基部纵行切开股外侧肌,并将其前部起点切断,显露大转子前部,剥离股骨上端前侧软组织并牵开,显露关节囊。沿股骨颈方向切开关节囊,吸出脓液并冲洗干净,放入软橡皮管或烟卷式引流物。

3. 术后处理　术后用皮肤牵引或髋人字石膏将患肢固定于伸直、稍外展中立位。继续使用抗生素及支持疗法。术后头几天,每天换药2~3次。分泌物逐渐减少时,减少换药次数,此时即可让患者坐起并进行髋关节功能锻炼。

（五）膝关节切开引流术

膝关节因位置表浅,穿刺吸引及闭合插管灌洗引流均比较方便,因而较少进行切开引流。此手术仅适用于经上述治疗方法不见好转,或已转为亚急性或慢性的病例。

膝关节切开引流的途径有四,即膝前髌骨内、外侧和膝后内、外侧。前者适用于膝关节后侧无明显积脓积液者。倘膝关节前、后侧的脓液潴留量大,则宜采用膝后内、外侧途径进行引流,或采用闭式灌洗疗法。

1. 膝前内、外侧切开引流术　沿髌骨上极平面的内侧旁切向远端,至髌骨下极平面时斜向内侧,止于胫骨结节平面。沿切口方向切开皮下组织和筋膜及髌骨旁支持韧带。纵行切开关节囊,吸出脓液。再自髌骨外侧做一与其内侧相对称的切口,吸出脓液(图17-19)。

彻底冲洗关节腔后,可施行闭式冲洗负压吸引疗法。亦可松松缝合滑膜和关节囊,用油纱或橡皮片引流关节囊外的伤口。若不宜缝合滑膜和关节囊,则用非铬制肠线将滑膜和关节囊缝于皮肤边缘,防止脓液进入筋膜间隙,引起蜂窝织炎。应用此法的患者术后需经常俯卧,以利于引流。

　　2. 膝后内、外侧切开引流术　患膝屈曲,沿膝关节后外侧即股二头肌和腓骨小头前侧做一长 6~7cm 的切口。注意切口下端不可低于腓骨颈,以免误伤腓总神经(图 17-20)。切开皮下组织、筋膜及髂胫束下端,纵行切开关节囊,吸出脓液,大量生理盐水冲洗。另沿膝关节后内侧即半膜肌、半腱肌、缝匠肌和股薄肌的前缘做一长 6~7cm 的切口(图 17-21)。切开皮下组织和筋膜,将上述各肌腱牵向后侧,自膝关节内侧副韧带后方切开关节囊,吸出脓液并冲洗。引流或缝合关节囊方法同前。

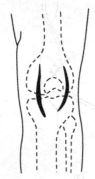
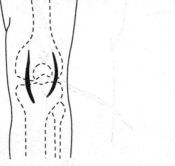

图 17-19　膝关节前内、外侧切开引流术切口　　　　图 17-20　膝关节后外侧切开引流术切口

　　3. 术后处理　术后患侧小腿行皮肤牵引。继续使用抗生素及支持疗法。术后头几天,每天换药 2~3 次。分泌物逐渐减少时,减少换药次数,并让患者逐渐开始膝关节功能锻炼。

　　(六)踝关节切开引流术

　　踝关节常用的切开引流途径有四:踝前内侧、踝前外侧、踝后内侧和踝后外侧。

　　1. 踝前内侧切开引流术　在踝关节前方自胫前肌腱内侧缘做一长 5~6cm 的纵切口,由胫前肌腱内侧缘进入,注意勿切开胫前肌腱鞘。沿切口方向切开皮下组织和筋膜,即可见到膨隆的关节囊。纵行切开关节囊,吸出脓液,彻底冲洗,放入橡皮引流条,逐层缝合。术后患者应经常俯卧,以利于引流(图 17-22)。

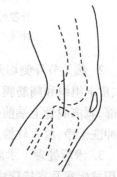

图 17-21　膝关节后内侧切开引流术切口

　　2. 踝后内侧切开引流术　自跟腱内侧缘纵行做一长 6~7cm 的切口,切开皮下组织,分别将踇长屈肌和跟腱牵向内、后侧,纵行切开关节囊,注意勿伤及胫后动脉和屈肌腱。吸出脓液,生理盐水冲洗,放入橡皮引流条,逐层缝合(图 17-22)。

　　3. 踝前外侧切开引流术　自外踝前外侧沿趾长伸肌腱外侧做一长 5~6cm 切口,沿切口方向切开皮下组织和筋膜,纵行切开关节囊,吸出脓液,冲洗关节腔,放入橡皮引流条,逐层缝合(图 17-23)。

　　4. 踝后外侧切开引流术　在踝关节背伸位,沿腓骨后侧与跟腱之间切开约 5cm,再自外踝尖以下 2cm 处做弧形切口走向前方。沿切口方向切开皮下组织和筋膜。注意勿伤及足背外侧皮神经和小隐静脉。向后牵开脂肪组织和向内牵开踇长屈肌腱,自跟腓韧带以上纵行切开关节囊,吸出脓液,冲洗关节腔,放入橡皮引流条(图17-23)。

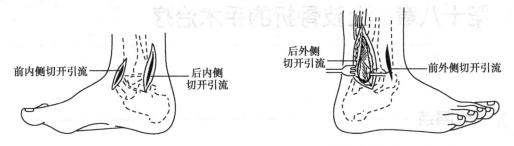

图 17-22　踝关节前内侧和后内侧切开引流术切口　　图 17-23　踝关节后外侧和前外侧切开引流术切口

5. 术后处理　术后用短腿石膏托将踝关节固定于90°位,继续使用抗生素及支持疗法。分泌物逐渐减少时,减少换药次数,并让患者逐渐开始踝关节功能锻炼。

❓复习思考题

1. 急性化脓性骨髓炎的手术治疗方式有哪些?各自的适应证是什么?
2. 慢性骨髓炎病灶清除术的主要步骤是什么?
3. 四肢关节的常用穿刺部位是怎样的?
4. 如何操作膝关节闭式灌洗引流术?
5. 简述化脓性关节炎切开引流术的手术适应证。

（熊　华）

第十八章　上肢骨折的手术治疗

学习要点

1. 上肢骨折手术的适应证与禁忌证。
2. 上肢骨折手术术前准备、术后处理。
3. 上肢骨折手术操作步骤与解剖细节。

第一节　锁骨骨折

锁骨骨折可为间接暴力或直接暴力所致,多见于幼年患者,常为青枝骨折,成人常为横断、斜形或粉碎性骨折。对幼年患者仅用三角巾悬吊或"8"字绷带固定 2～3 周即可。对少年或成年人骨折有重叠移位或成角畸形者可先行手法整复,"8"字石膏绷带外固定,若手法整复失败或合并神经血管压迫症状时应行手术开放复位内固定术。

（一）手术适应证

1. 锁骨骨折经手法整复治疗失败者。
2. 锁骨骨折合并神经、血管压迫或损伤者。
3. 粉碎性锁骨骨折。

（二）麻醉与体位

局部浸润麻醉或颈丛阻滞麻醉,小儿不合作者可选用全身麻醉。仰卧位,健侧肩背部后垫枕。

（三）手术步骤

1. 切口及入路　以骨折处为中心,沿锁骨做横形切口,长约 6～8cm。切开皮肤、皮下组织及筋膜。沿切口方向,切开骨膜做骨膜下剥离,即可显露骨折端。如需显露肩峰段,可将斜方肌和三角肌向两侧牵开。如显露胸骨段,应将胸锁乳突肌锁骨头和胸大肌向上下推开。

2. 内固定及缝合　牵开骨折端,探查神经及血管,如有受压应予解除。再探查骨折端,清除凝血块及骨痂。用手摇钻夹住 1 枚克氏针由骨折远侧断端自内向外逆行钻出皮肤外,松开手摇钻,用钢丝钳夹住该克氏针皮外段,缓缓拔出,至针尾部平骨折远断端。骨折复位后,再将克氏针用手摇钻由外向内顺行钻入近侧骨折段固定(图 18-1)。

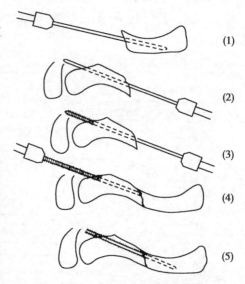

(1)

(2)

(3)

(4)

(5)

图 18-1　锁骨骨折的克氏针固定

或骨折复位后,用接骨板内固定(图18-2)。固定稳固后,清洗伤口,逐层缝合骨膜、筋膜、皮下、皮肤切口。剪短过长之克氏针针尾并将针尾弯成钩状埋于皮下,以免克氏针向内移动。

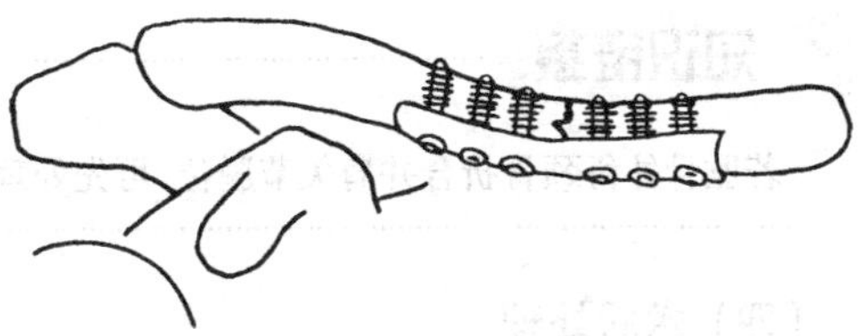

（四）术后处理

术后用三角巾悬吊患肢前臂3~4周,即可进行功能活动。骨折端骨性愈合后可拔除内固定之克氏针。

图18-2 接骨板固定锁骨骨折

第二节 肱骨外科颈骨折

肱骨上端主要骨结构为肱骨头及头下的大结节与小结节,肱骨头与大小结节之间的环状沟称解剖颈。肱骨大小结节与肱骨干之间稍微缩细部分称外科颈。外科颈处于上端松质骨与骨干的皮质骨交界处,易发生骨折,尤其是老年人因骨质疏松,此处骨折更为多见。外科颈骨折后,因近折端很短,远折端长,远、近端肌肉附着点多,剪力大,造成骨折端移位明显,手法复位有一定难度,复位后外固定困难且不牢固,所以复位失败或畸形愈合并有肩关节功能障碍者,需行手术治疗。

（一）手术适应证

1. 肱骨外科颈骨折手法整复失败者。

2. 肱骨外科颈骨折内收、外展型严重移位者。

3. 肱骨外科颈骨折合并肩关节脱位者。

（二）麻醉与体位

臂丛阻滞麻醉或全身麻醉。仰卧位,患肩后侧稍垫高。

（三）手术步骤

1. 切口及入路 采用肩关节前上内方切口,以喙突为标志,向上外延长经锁骨到肩锁关节,向下沿三角肌前缘和胸大肌交界处到上臂中部前内侧,长约12cm。切开皮肤、皮下组织,游离皮瓣并向外翻转显露三角肌与胸大肌联合处之头静脉及三角肌起点,分离三角肌前缘,将少许肌纤维及头静脉向内侧拉开。在锁骨与肩峰下1cm处,横形切断三角肌锁骨部并向外牵开,向内牵开肱二头肌短头和喙肱肌,即可暴露骨折部。

2. 内固定及缝合 先探查骨折部是否有软组织夹在骨折断端间或将骨折断端绕住而阻碍复位,松解骨折断端,清理积血,在对抗牵引下使骨折端复位,维持

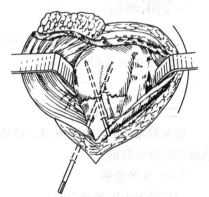

图18-3 肱骨外科颈骨折克氏针交叉固定

良好对位,将2枚克氏针从远折段向上内方斜形钻入肱骨头交叉固定(图18-3)。也可用2~3枚松质骨螺丝钉自骨折远段钻入肱骨头内固定。或选用普通钢板、异型钢板、L形钢板内固定。如果有肱骨头脱位,应先顺肱二头肌长腱切开关节囊,于关节盂下找到光滑的肱骨头使其纳入关节囊内,而后再使骨折复位并固定骨折端,检查肩关节功能。仔细止血,冲洗伤口,逐层缝合。如用克氏针固定则剪断针尾弯成钩状埋于皮下。

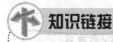

若肱骨外科颈骨折合并肩关节脱位,可先处理肩关节脱位,再处理骨折内固定。

(四) 术后处理

术后三角巾悬吊患肢前臂或弹力绷带固定 2 周,切口拆线后可改用超关节夹板固定,并早期进行手指及腕关节的活动,术后 3 周逐渐做肩关节的功能锻炼。

第三节　肱骨干骨折

肱骨为一管状骨,上部较粗,呈圆柱形,中部以下逐渐变细,呈三棱形,下部逐渐变扁。桡神经由腋部发出后,绕肱骨中段后侧,沿桡神经沟,紧贴肱骨干,由内后向前外斜形而下。因此肱骨中、下 1/3 交界处骨折易合并桡神经损伤。肱骨干周围肌肉附着较多,由于肌肉的牵拉作用,在不同平面的骨折可造成不同方向的移位。

肱骨干的滋养动脉主要有两条,一条自肱骨中段的外侧进入,另一条自肱骨干中、下 1/3 交界处的内侧进入。因此肱骨干在这两个部位骨折时,如处理不当,易影响骨折愈合。手术时应保护好骨膜、血管,避免损伤过大,造成骨折不愈合。常用的手术方法为切开复位钢板内固定或髓内针固定,其中以应用钢板内固定为多。

(一) 手术适应证

1. 各段肱骨干骨折经手法整复或其他非手术治疗失败者。

2. 肱骨干骨折合并神经、血管损伤者。

3. 肱骨干骨折不愈合或骨折后畸形愈合有功能障碍者。

肱骨干开放性骨折,若伤口污染严重,清创后估计伤口感染可能性大者,不宜采用钢板内固定术;如伤口已感染者,则不采用手术治疗。

(二) 麻醉与体位

臂丛阻滞麻醉或全身麻醉。仰卧位,患侧肩后及腰部垫扁枕,使背部与手术台呈 30°角,患肢屈肘放于胸前。

(三) 手术步骤

以肱骨干中段骨折为例。

1. 切口及入路　采用上臂前外侧切口,以骨折部为中心上下延长 10~12cm。切开皮肤,皮下组织,保护头静脉,将三角肌、肱三头肌外侧头与肱二头肌分开,把三角肌和肱三头肌牵向外侧,肱二头肌连同头静脉牵向内侧,显露肱肌,纵行分开肱肌纤维,注意避免损伤桡神经。将分开的肱肌外侧肌纤维连同桡神经一起牵向外侧,暴露骨折部。

2. 复位内固定及缝合　清除骨折端间积血,松解嵌入之软组织,探查桡神经或肱动脉。若桡神经完全断裂,则修整断端,于骨折内固定后行神经端端吻合,当桡神经有缺损不能直接缝合时,可将骨折断端适当缩短,内固定后再吻合桡神经。切开并剥离骨折端外侧骨膜后,用持骨钳夹住两骨折端提起折顶使其复位,然后将四或六孔钢板放在复位后的骨折端外侧并用三爪持骨器固定,手摇钻钻孔,选择长度粗细合适的螺丝钉固定。检查骨折端固定是否牢固,彻底止血,清洗创面,逐层缝合切口,加压包扎。

(四) 术后处理

术后患肢长臂石膏托屈肘90°功能位固定2周,伤口拆线后,更换长臂管形石膏固定8～12周。每月摄X线片一次,待骨折临床愈合后方可除去外固定。术后要加强患肢肌肉舒缩活动,促进患肢血液循环,帮助肢体消肿,促进骨折愈合。

第四节　肱骨髁上骨折

肱骨髁上骨折多发生在10岁以下的儿童,根据暴力形式和受伤机制的不同可分为:伸直型骨折、屈曲型骨折、粉碎型骨折三种。其中伸直型最为常见,占90%以上,并容易合并血管神经损伤,粉碎型多发生在成年人。

肱骨髁上骨折,大多数可手法整复后用小夹板或石膏外固定治疗,因此新鲜骨折较少采用手术切开复位。若合并神经及血管损伤或局部血肿、软组织水肿,再加上肱二头肌腱膜的紧束,压迫神经、血管,有导致前臂严重缺血而发生缺血性肌挛缩或肢体坏死的危险时,应手术治疗。

(一) 手术适应证

1. 肱骨髁上骨折手法整复失败者。

2. 肱骨髁上伸直型骨折严重移位者。

3. 肱骨髁上骨折合并神经血管损伤者。

4. 肱骨髁上骨折骨折端可能有软组织嵌入者。

5. 陈旧性肱骨髁上骨折对位不佳,又失去闭合复位时机者。

(二) 麻醉与体位

臂丛阻滞麻醉或静脉全身麻醉。仰卧位,患肢置于胸前。

(三) 手术步骤

1. 切口与入路　取肘关节外侧切口,以骨折部为中心上、下延长约5～6cm。切开皮肤、皮下组织,分离肱三头肌向后牵开,肱桡肌及桡侧腕长伸肌牵向前方,切开骨膜并剥离,充分暴露骨折部。为保护尺神经,可在肘后深筋膜表面剥离至肘内侧尺神经沟处,将尺神经游离并牵开,加以保护。

2. 复位内固定及缝合　首先清理骨折端的积血、碎骨片、肌纤维等,游离上、下骨折端并用刮匙轻轻搔刮,然后屈肘纵向牵引,使骨折复位。在维持良好复位下用手摇钻从肱骨外上髁斜向内上方钻入一枚克氏针,通过骨折线达近折段并穿出内侧骨皮质少许,注意穿出的克氏针尖不可过长,以免伤及尺神经。将另一枚克氏针在肱骨内上髁部经皮肤斜向外上方钻入近折段,同时穿出外侧骨皮质少许与前者交叉固定(图18-4)。处理神经、血管的损伤后,剪断克氏针,针尾留皮外1cm或弯曲针尾留置皮下,清洗伤口,逐层缝合。

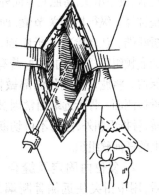

图18-4　肱骨髁上骨折克氏针交叉固定

知识链接

肱骨髁上骨折复位固定后应检查远折段是否有旋转,如有变位,应重新复位与固定,否则易造成肘内翻畸形。

（四）术后处理

术后患肢屈肘 90°功能位长臂石膏托固定,4 周后摄 X 线片,若骨折部骨痂生长良好,可去除外固定,开始患肢功能锻炼。

第五节　肱骨外髁骨折

肱骨外髁骨折较常见,骨折远端可以包括肱骨外上髁、一部分滑车骨骺及干骺端骨质。有时骨折仅为肱骨小头骨骺,常称为肱骨小头骨骺分离。肱骨外髁骨折系关节内骨折,要求解剖复位,否则会影响骨骺发育及造成肘外翻畸形,甚至发生尺神经慢性损伤。对无移位的肱骨外髁骨折,可在肘关节屈曲 90°位用石膏托固定 4 周即可。根据关节囊和肌筋膜的撕裂范围和伸肌的收缩程度,骨折远端可有不同程度的旋转移位,严重者可达 90°～180°的旋转,手法整复较困难,若试行手法复位失败,宜尽早进行手术切开复位内固定。

（一）手术适应证

1. 肱骨外髁骨折手法整复失败者。

2. 肱骨外髁陈旧性骨折未复位者(伤后 4 周以上)。

3. 肱骨外髁骨折可能影响肱骨外髁生长或骨骺被吸收后可能产生肘外翻畸形和晚期尺神经麻痹者。

（二）麻醉与体位

臂丛阻滞麻醉。仰卧位,肘关节屈曲 90°,患肢置于胸前或手术台侧台上。

（三）手术步骤

1. 切口与入路　取肘关节外侧切口,以肱骨外髁为中心,做弧形切口,长约 5～8cm。切开皮肤、皮下组织,将肱肌牵向外侧,注意不要损伤桡神经。纵行切开关节囊,即可见到血肿及骨折断端。认真检查骨折断面,清除骨折断端间的嵌顿组织、关节内血肿,若有骨折碎片应尽量保留。将肱骨下端外侧部做骨膜下剥离,显露骨折侧面。骨折远端面常因被伸肌群牵拉而旋转,骨折面朝外,注意不可切断附着在骨折远端上的任何软组织。

2. 复位内固定及缝合　将两断端清理后,用巾钳夹住远侧骨断端,放置复位,使两断面对合紧贴。然后用 1～2 枚克氏针将外髁骨折块固定,其方向由外下向内上呈 45°～60°角(图 18-5),或用螺丝钉固定骨折块。若

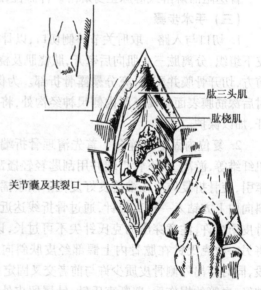

肱三头肌

肱桡肌

关节囊及其裂口

图 18-5　显露外髁骨折与克氏针内固定

用克氏针固定,则将留于骨外的钢针弯成钩形,并剪去多余部分,可留 3~5mm 于骨外,以便日后拔出。检查伤口,放松止血带,彻底止血,冲洗伤口,逐层缝合破裂的关节囊及皮下筋膜、皮肤。

(四) 术后处理

患肢屈肘 90°位小夹板或石膏托固定 3 周,此间可以练习手指的屈伸、握拳及肌肉的舒缩活动。术后必须摄 X 线片,观察骨折复位情况。3 周后拆除夹板或石膏外固定,开始练习肘关节的屈伸活动,4~6 周后摄 X 线片复查,若骨折临床愈合,可拔出克氏针。

第六节　肱骨内上髁骨折

肱骨内上髁骨折常见于儿童,根据骨折块移位的程度可分为 4 度。第 1 度:骨折块无移位或仅有轻度移位;第 2 度:骨折块被前臂屈肌群拉到肱尺关节水平位置;第 3 度:骨折块被嵌入肱尺关节内;第 4 度:肘关节向桡侧脱位,骨折块随之移到肱骨关节面下方(图 18-6)。在后两种情况下,尺神经常被牵拉、挫伤或嵌入关节内。第 1 度只需外固定。第 2 度骨折可行手法复位后外固定。第 3、4 度骨折,可先试行手法复位,将骨折块从关节内解脱出来,并将肘关节脱位整复,使其成为第 2 度骨折,然后按照第 2 度骨折处理。一般来说,新鲜骨折手法整复易成功。少数手法复位失败者可行手术切开复位内固定术。如骨折伴有尺神经损伤,应根据神经损伤的程度做不同的处理。较轻的尺神经挫伤或牵拉伤,应予观察,一般 1~2 个月内可望恢复,若不能恢复需行神经探查减压术。如尺神经断裂,应行尺神经吻合。为预防迟发性尺神经麻痹,必要时可做尺神经前置。

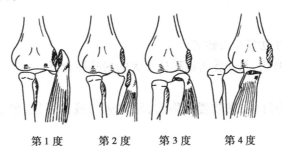

第 1 度　　　第 2 度　　　第 3 度　　　第 4 度

图 18-6　骨折块移位的程度

(一) 手术适应证

肱骨内上髁骨折第 2 度至第 4 度骨折,经手法复位失败者,或严重旋转移位者。

(二) 麻醉与体位

臂丛阻滞麻醉或全身麻醉。仰卧位,患肢放于胸前或手术台旁侧桌上。

(三) 手术步骤

1. 切口与入路　取肘关节内侧切口,以肱骨内上髁为中心,做弧形切口,长约 4~6cm,切开皮肤、皮下组织和深筋膜。显露肘关节,清除关节内积血和血凝块,即可见到近端骨折面和旋转移位的骨折块。用巾钳夹住骨折块并将其向上牵拉复位。如骨折块进入关节间隙内,应将肘关节外展,以加大内侧关节间隙并将其提出复位。

2. 复位内固定及缝合　骨折复位后,利用周围的软组织与骨膜,将骨折块缝合固定。亦可用克氏针或螺丝钉斜向上方钻入,固定骨折块。必要时游离尺神经,将其牵拉至肘前方保护。清理伤口,逐层缝合。用克氏针固定时,针尾留 3~5mm 于皮下或皮外均可,留于皮下则须将针尾弯成钩状。

 知识链接

肱骨内上髁后侧为尺神经沟,如肱骨内上髁骨折复位不理想,可在肘关节后内侧形成坚实的瘢痕,影响肘关节的活动,并可刺激尺神经,引发尺神经炎,对3、4度肱骨内上髁骨折可行尺神经前移术。

(四)术后处理

患肢屈肘 90°位石膏托固定 4 周。术后摄 X 线片观察骨折复位情况。4~6 周后摄 X 线片复查,若骨折临床骨愈合,去除石膏托及内固定克氏针,逐渐练习肘关节的屈伸活动。

第七节 尺骨鹰嘴骨折

尺骨鹰嘴骨折的治疗必须注意两点:第一是要将骨折准确复位,恢复光滑平整的关节面。若骨折对位对线不好,愈合后关节面会高低不平,可能后遗创伤性关节炎。如骨折对位对线好,并早期进行功能锻炼,骨痂在生长过程经过塑形使关节面平整光滑,则可避免创伤性关节炎的发生。第二是要恢复正常的伸肘功能。在尺骨鹰嘴横形骨折,骨折端两侧的肱三头肌扩张部分和软组织可能有不同程度的撕裂。骨折移位越明显,肌肉和软组织的撕裂越严重,此必将影响伸肘的功能。因此在骨折准确复位的同时还要修复撕裂的软组织,才能恢复正常的关节功能。

(一)手术适应证

1. 尺骨鹰嘴骨折手法复位失败者。

2. 尺骨鹰嘴横形骨折、斜形骨折或移位不大的粉碎性骨折。

(二)麻醉与体位

臂丛阻滞麻醉。仰卧位,患肢置于胸前,屈肘 90°;或俯卧位,患肢外展置于手术台侧台上。

(三)手术步骤

1. 切口与入路 采用肘后纵行切口,起至尺骨鹰嘴上方 2~3cm 处,沿其桡侧缘向远侧延伸 5~6cm 长。切开皮肤、皮下组织,并向两侧游离牵开,即可见到断裂的深筋膜和骨折端。屈曲肘关节,彻底清除关节内积血,冲洗伤口。

2. 复位、内固定及缝合 伸直肘关节,以松弛肱三头肌。用巾钳夹住近侧骨折块向远侧牵拉,使骨折复位。

螺丝钉内固定法:在肱三头肌止点(鹰嘴突部)稍上方做一纵行小切口,直达鹰嘴突面,由此面中点用细钻头向尺骨纵轴稍前的方向钻孔,然后用一枚长短合适的螺丝钉按钻孔方向拧入,直达远折段对侧骨皮质止(图18-7)。

钢丝固定法:在远近两骨断端用细钻头各钻一横形骨孔,钻孔的部位均在尺骨鹰嘴前后径的中后 1/3 交界处,距骨折线约 1.5cm 处,由外向内钻出对侧骨皮质外。然后将钢丝从一孔穿入,经另一孔穿出,并将钢丝两端拧紧。钢丝打结的尖端扭弯埋于筋膜下(图18-8),也可将钢丝打结成"8"字形固定(图18-9)。止血,冲洗伤口。逐层缝合筋膜、皮下及皮肤。

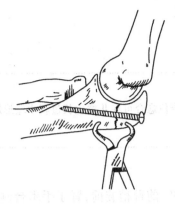

图 18-7 螺丝钉固定

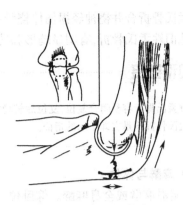

图 18-8 钢丝环扎法

钢丝张力带内固定法的效果也很好(图 18-10)。

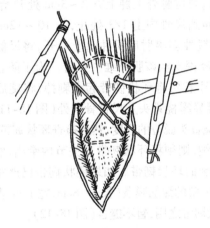

图 18-9 "∞"字形钢丝固定

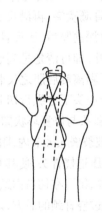

图 18-10 钢丝张力带内固定法

(四)术后处理

术后患肢屈肘 90°位长臂石膏托固定 4 周。同时进行早期的手指、手腕的功能活动。术后摄 X 线片以了解骨折及内固定情况。术后 4 周摄 X 线片复查,若骨折已经临床愈合,拆除石膏,开始肘关节的功能锻炼。

第八节 尺骨上 1/3 骨折合并桡骨小头脱位

尺骨上 1/3 骨折合并桡骨小头脱位又称孟氏骨折(Monteggia)。根据暴力方向及骨折移位情况可分成两种类型,即伸直型与屈曲型。伸直型为尺骨骨折合并有桡骨小头向前脱位,屈曲型为尺骨骨折合并有桡骨小头向后脱位。目前对孟氏骨折的诊断概念有所扩展,认为凡是尺骨骨折,不论上、中、下段任何一个平面伴有桡骨小头脱位均可称为孟氏骨折。此类骨折桡骨头脱位时环状韧带多被撕裂,部分患者还可合并桡神经损伤或桡骨头、颈骨折,常需手术治疗。儿童孟氏骨折的治疗以闭合复位石膏固定为主,手术治疗为辅。

(一)手术适应证

1. 孟氏骨折,手法复位失败或复位后骨折、脱位不稳定者。

2. 孟氏骨折,尺骨为粉碎性骨折、多段骨折者。

3. 孟氏骨折合并桡神经损伤伴桡骨头、颈骨折者。

4. 陈旧性孟氏骨折,有明显畸形和功能障碍者。

知识链接

　　儿童孟氏骨折容易闭合复位,复位后较稳定,且轻度的错位愈合可在儿童生长过程中塑形矫正,故而儿童孟氏骨折不是立即手术的指征。

（二）麻醉与体位

臂丛阻滞麻醉或全身麻醉。仰卧位,患肢外展90°,前臂稍旋前,置于手术台侧桌上,也可置于胸前。

（三）手术步骤

1. 切口与入路　采用前臂背侧上段切口,自肱骨外上髁上方2~3cm处开始,沿肱三头肌外侧缘至尺骨鹰嘴突,再沿尺骨嵴向下延伸到尺骨中上1/3处止,长10~12cm。切开皮肤、皮下组织及深筋膜后,于尺骨上端骨膜外锐性剥离肘后肌并向上牵开,将尺侧腕伸肌向前外侧轻轻拉开,即可清楚见到旋后肌,桡神经深支从该肌纤维中穿行。为了防止损伤桡神经,应在骨膜下剥离旋后肌之尺骨附着部,但注意勿将环状韧带起点剥掉,将旋后肌向下方牵开后,在肱骨小头下方纵行切开关节囊即可显露桡骨头及尺骨骨折处(图18-11)。

2. 整复桡骨头与修复环状韧带　先检查桡骨头脱位的程度,然后检查环状韧带损伤情况。如因环状韧带破裂嵌入关节内,阻碍桡骨头还纳,则须将环状韧带自关节内牵出,然后牵引前臂,术者用拇指压迫桡骨头,使其复位,缝合破裂的环状韧带。如果环状韧带已严重破坏而不能直接缝合修复,则可在切口内适宜部位切一带蒂的深筋膜条(长6~8cm,宽1cm)其蒂部在近侧,将筋膜条绕过桡骨颈的后方,以备重建环状韧带之用,暂不缝合(图18-12)。

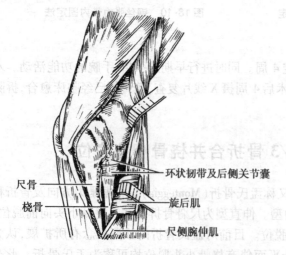
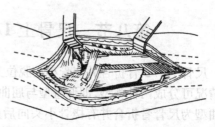

图18-11　显露尺骨上1/3及桡骨上1/4　　　　图18-12　带蒂筋膜条绕过桡骨颈

3. 骨折复位与固定　牵引前臂,利用骨膜剥离器的杠杆作用撬拨骨折端,使尺骨骨折复位。然后在尺骨鹰嘴部做一纵行切口长1cm,显露尺骨鹰嘴突中央部。用骨钻由该部沿尺骨纵轴钻一骨孔,直达髓腔,然后由此骨孔向尺骨髓腔内钉入一枚斯氏针或三棱针,以固定尺骨骨折(图18-13),也可用4孔钢板和螺丝钉固定尺骨骨折。但螺丝钉应以穿透对侧骨皮质为度,不宜过长,否则将阻碍桡骨头的复位或影响前臂的旋转功能。

4. 重建环状韧带　将环绕桡骨颈的深筋膜条与蒂部重叠,间断缝合,固定桡骨头(图18-14)。缝合筋膜条时应松紧合适,以不影响桡骨头的旋转为度。

放松止血带,彻底结扎止血,用生理盐水冲洗切口,分层缝合。

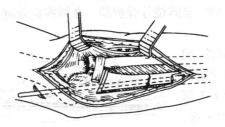

图18-13　髓内针固定尺骨骨折

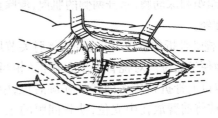

图18-14　重建环状韧带

(四)术后处理

1. 术后患肢屈肘90°位长臂石膏托固定,2周后拆线,换管形石膏继续固定。术后4~6周,摄X线片复查,证实骨折愈合良好后,拆除管形石膏,拔除尺骨内髓内针。

2. 抬高患肢,注意手指的血液循环及肿胀情况。术后第2天即可开始练习手指的活动,并尽早练习肩关节的活动。

3. 解除固定后,主动练习肘关节的自主屈伸活动及前臂的自主旋转活动。并可配合理疗、药物熏洗以促进关节功能的恢复。

第九节　尺、桡骨干双骨折

尺、桡骨干双骨折临床上常见,此骨折对复位、愈合及功能的恢复要求较高。若治疗不当,可发生一系列并发症,影响手和上肢的功能。多数患者经手法复位、石膏或小夹板固定可获得满意效果。

(一)手术适应证

1. 尺、桡骨干双骨折,手法复位失败或复位后不稳定者。

2. 尺、桡骨干双骨折,其中一骨或双骨多段骨折,移位严重者。

3. 陈旧性尺、桡骨干双骨折不愈合或畸形愈合,影响功能者。

(二)麻醉与体位

臂丛阻滞麻醉。仰卧位,屈肘90°,患肢前臂置于胸前。

(三)手术步骤

1. 尺骨骨折处理

(1)切口与入路:以尺骨骨折部为中心,在前臂尺背侧做一长6~10cm的切口。切开皮肤、皮下组织和深筋膜,牵开两侧的肌肉,清除血肿,显露尺骨断端并清理之。

(2)尺骨骨折的复位与内固定:牵引前臂,利用骨膜剥离器的杠杆作用,使骨折试行复位。然后屈曲肘关节,于骨折近端逆行将一骨圆针或V形髓内钉(适用于尺骨上1/3骨折)打入髓腔,从尺骨鹰嘴部穿出。在此处再做一小皮肤切口,使针继续穿出,直到针尖仅有少许露于近断端时止。整复骨折复位后,再将针顺行打入远折段髓腔中,其长度以骨折固定较稳且不超出远端关节面为准。克氏针针尾留于皮外1.0~1.5cm或筋膜下2~3mm并弯成钩状。因三棱针具有一定的防骨折断端旋转的作用,亦可用三棱针做尺骨骨折内固定。将尺骨骨折固定牢靠后,用无菌生理盐水纱布保护切口,然后行桡骨骨折内固定。

2. 桡骨骨折处理

(1)切口与入路:以桡骨骨折部为中心,在前臂桡背侧做一长约8cm的切口。切开皮肤、皮下组织和深筋膜,牵开两侧的肌肉,清除血肿,显露桡骨骨折端。在暴露桡骨时要注意保护桡神经。

(2)桡骨骨折的复位与内固定:将肘关节屈曲,使肌肉松弛便于复位。对桡骨上1/3骨折(相当于旋前圆肌止点以上骨折),应将前臂放在旋后位,中1/3部的骨折,应将前臂放在中立位,使骨间膜的张力平衡,克服肌肉牵拉所引起的骨折段的旋转移位,从而有利于复位与内固定。骨折准确复位后,将四孔钢板弯成

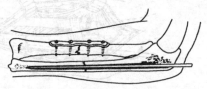

图18-15　尺骨髓内针、桡骨钢板骨固定

与桡骨干相应的弧度使骨间膜的张力平衡,并置于桡骨骨折部的外侧面,钢板的中点与骨折线对齐,用长短合适的螺丝钉固定之(图18-15)。

检查尺骨与桡骨的固定牢固后,松开止血带,彻底止血。用生理盐水冲洗切口,然后分层次缝合两处切口及鹰嘴部的小切口。

有条件时也可应用加压钢板固定尺、桡骨干双骨折。

 知识链接

对陈旧性尺、桡骨干双骨折和骨折不愈合者,术中应取髂骨植骨,以促进愈合,植骨块应置于骨折端的背侧、掌侧及外侧,不能置于骨间膜处,以免形成骨桥,影响前臂旋转。

(四)术后处理

1. 术后患肢长臂石膏托屈肘90°位固定。摄X线片了解骨折复位及内固定情况。2周后拆线,改用管形石膏固定4~6周,骨折临床愈合后拆除石膏外固定,骨性愈合后才予以拔除髓内针。

2. 术后即可开始练习手指屈伸活动及握拳活动;去除外固定后逐步加强肩、肘、腕关节的功能锻炼。

第十节　掌骨骨折

掌骨骨折多由直接暴力造成,常为横断或粉碎性骨折。若由间接暴力所致,多为斜形或螺旋形骨折。由于骨间肌、蚓状肌的牵拉,骨折一般多向背侧成角移位。横形或螺旋形骨折多数均能采用手法复位外固定治疗,斜形不稳定骨折常须手术治疗。

(一)手术适应证

1. 掌骨骨折经手法复位失败者。

2. 掌骨开放性骨折或有皮肤缺损及肌腱损伤而需修补者。

3. 掌骨骨折畸形愈合需矫正者。

(二)麻醉与体位

臂丛阻滞麻醉或局部浸润麻醉。仰卧位,患肢外展位置于手术台侧台上。

（三）手术步骤

1. 切口与入路 于骨折处背侧,沿掌骨做纵行切口,长约 2 ~ 3cm。切开皮肤、皮下组织,注意保护手背较大的静脉及皮神经支,切开筋膜,牵开指伸肌腱,稍剥离骨间肌,即可显露骨折端(图 18-16)。

2. 复位与内固定

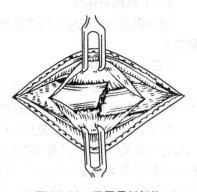

图 18-16 显露骨折部位

（1）克氏针内固定:首先用骨膜剥离器将骨折远端撬起,并用 Kock 齿钳夹住掌骨,于掌指关节屈曲位,用手摇钻将粗细合适的双头尖的克氏针插入骨折远端髓腔内,徐徐摇转克氏针从掌骨头的桡侧或尺侧掌面边缘经皮肤穿出。松开手摇钻,将手摇钻换到克氏针远端,使克氏针向远端徐徐退出,直至克氏针尾端正好进入髓腔内。撬起近侧骨折端,使骨折远、近断端对正复位后,将克氏针由远端向近端方向徐徐摇转,从掌骨基底部穿出皮肤外。再将手摇钻换到克氏针近端,缓缓退出,到克氏针远端退入掌骨头内,掌指关节能自如活动为准。将克氏针近端剪断,并将针尾弯成弧形,残端埋于皮下。

 知识链接

掌骨骨折钢针固定时,钢针必须由掌骨头关节面的掌桡侧 1/4 边缘穿出,使得回穿的钢针能准确从掌骨基底部的背尺侧穿出,从而避免伤及掌指和腕掌关节的软骨面。

（2）钢板内固定:选用合适规格的钢板(一般为 2 ~ 4 孔钢板),在暴露骨折端后,复位骨折,将钢板置于骨折掌骨的背侧,用持骨钳夹住钢板与掌骨干,检查骨折部复位情况后,用小钻头分别钻孔,依次拧紧螺丝钉,固定骨折。冲洗伤口,分层缝合。

多发性不稳定性的斜形掌骨骨折,可采用交叉克氏针内固定或在骨折远端横向穿入一根克氏针与邻近掌骨固定。

（四）术后处理

术后用前臂石膏托固定,将拇指置于外展、对掌功能位。摄 X 线片了解骨折复位情况。3 ~ 4 周后拆除石膏,6 周左右拔出克氏针,并进行功能锻炼。

第十一节 指 骨 骨 折

指骨骨折,以近节指骨骨干最易发生骨折,骨折断端因受骨间肌、蚓状肌及伸指肌腱的牵拉而向掌侧成角移位。中节指骨骨折,如骨折发生在屈指浅肌止点的近端,则骨折断端多向背侧成角,如骨折发生在屈指浅肌腱的远侧,则骨折断端多向掌侧成角。骨折以横断型较多,其次为斜形骨折。指骨骨折一般都用手法复位,铝板或小夹板外固定,不稳定骨折等可以考虑手术治疗。

（一）手术适应证

1. 指骨骨折手法复位外固定失败者。

2. 指骨斜形骨折不稳定者。

（二）麻醉与体位

臂丛阻滞麻醉或患指指蹼根部两侧局部阻滞麻醉。仰卧位，患肢外展前臂置于手术台侧桌上。

（三）手术步骤

1. 切口与入路 以近节指骨为例，沿指骨侧方正中切口，长约2cm。切开皮肤、皮下组织、筋膜及骨膜，向两侧牵开显露骨折端。

2. 整复固定与缝合 复位骨折后用齿钳固定，选用两根克氏针，分别自骨折远端内、外侧钻过骨皮质，斜行经过骨折线钻入骨折近端对侧骨皮质，使克氏针与指骨成一锐角。此两根克氏针要交叉通过骨折线，否则需重新调整钻入的克氏针角度。交叉固定后骨折处不能有分离，克氏针不宜通过关节面。如指骨为斜形骨折，将骨折复位后，选用两根克氏针平行与骨折线垂直钻入骨折两断端固定，针尾均留在皮外。冲洗伤口，分层缝合。

（四）术后处理

患指用铝夹板外固定于功能位，2周后拆线，去除外固定，鼓励患者练习手指屈伸活动，6~8周骨折临床愈合后拔出克氏针。

❓复习思考题

1. 肱骨干骨折、肱骨髁上骨折、尺骨鹰嘴骨折的手术适应证有哪些？

2. 简述锁骨骨折、肱骨外髁骨折、尺桡骨干骨折的手术入路。

3. 手术治疗肱骨干骨折、肱骨髁上骨折、尺骨鹰嘴骨折及尺桡骨干双骨折时分别应注意哪些问题？

（孙 权）

第十九章 下肢骨折的手术治疗

学习要点

1. 下肢骨折手术的适应证与禁忌证。
2. 下肢骨折手术术前准备、术后处理。
3. 下肢骨折手术操作步骤与解剖细节。

第一节 股骨颈骨折

股骨颈骨折后，股骨头的血液供应可严重受损，因此股骨颈骨折应早期复位及内固定，以利于使扭曲与痉挛的血管尽早恢复。选择内固定物，应以对血液供应损伤小、固定牢固为佳。因股骨头血供较差，虽经各种相应措施治疗，仍然有相当部分患者发生骨不愈合，乃至后期发生股骨头缺血性坏死。

按治疗和预后的不同，临床上可将股骨颈骨折分成外展型、中间型和内收型三型（图 19-1）。成人外展型及中间型股骨颈骨折，一般可做患肢牵引，适度外展。如有并发症或骨折移位可能时，需手术治疗。内收型股骨颈骨折原则上手术治疗。

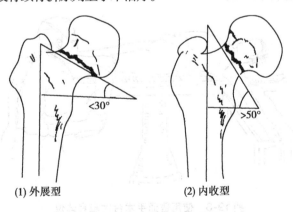

(1) 外展型   (2) 内收型

图 19-1 外展型和内收型骨折

一、闭合复位三翼钉固定术

（一）手术适应证

成人新鲜关节囊内股骨颈内收型及中间型股骨颈骨折有移位或有移位倾向者，外展型股骨颈骨折有移位者。

（二）手术禁忌证

患者全身情况不能耐受手术或股骨颈粉碎性骨折。

（三）术前准备

对老年人必须注意其一般情况。患者需做患肢牵引（皮肤牵引或骨牵引）3～5天，并做全面检查。根据X线照片，选备长短合适的三翼钉一枚，同时另备较之长0.5cm及短0.5cm的三翼钉各一枚。有刻度的导针3～4枚，导针直径为2.2mm，长22cm。可移动的C型臂X线机。

（四）麻醉与体位

硬脊膜外阻滞麻醉或气管插管全身麻醉。对于老年患者，手术中需进行心肺功能监护。患者仰卧。经手法整复骨折复位后，将患侧下肢在外展30°、内旋15°的位置进行固定（图19-2）。

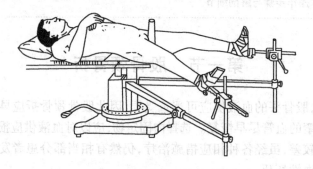

图19-2　特制手术台及患肢外展内旋固定体位

若用普通手术台，可使膝关节屈曲，小腿下垂于手术台的侧方，并需有一人保持牵引和使大腿内旋15°的位置（图19-3）。

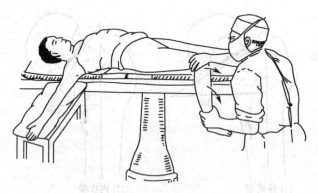

图19-3　使用普通手术台时患者体位

（五）手术步骤

1. 放置定标器与C型臂X线透视定位　经复位固定后，按腹股沟韧带的方向放一金属定标器，其一端放在髂前上棘，另一端置于耻骨联合上，用氧化锌膏布条固定之。使用C型臂X线机透视骨折部正位及侧位。

根据透视了解骨折复位状况，同时按照透视上定标器小孔的位置与股骨头的关系，确定插入导针的方位。亦可以用下面方法定位：在腹股沟韧带的中心定一点，并于其内、外约1cm处各定一点分别用甲紫药水标记，在此三点处各放置一小铅块，再用一根骨圆针放在股部前侧皮肤上,约相当于所需钻入导针的投影位置上,也用甲紫药水标记骨圆针位置。于患髋部用 C 型臂 X 线机正位透视,根据透视所见三个铅点及骨圆针与股骨头、颈、大转子的关系,确定入针位置和方向。

2. 钻入导针　通过透视定位后,如骨折复位满意,保持患肢定位时的位置,常规消毒铺无菌巾后,在股骨大转子下极之下方 1cm、2cm、3cm 处,向股骨头关节面的中点,经皮肤分别钻入 3 枚导针。先在 3cm 处根据定位骨圆针角度调整方向钻入第一枚导针,再依次钻入第2、第 3 枚导针。然后 C 型臂 X 线机再次透视正、侧位,了解导针位置。选择一枚位置最好的导针,作为打入三翼钉的导针,其他 2 枚做固定针用,若可能妨碍三翼钉进入者,需拔除。另在所选定导针旁 1cm 外的上、下方处,平行再钻入 1~2 枚针,且需深达髋臼,做固定针用(图19-4)。在钻入导针的同时,可随时用 C 型臂 X 线机从患髋正侧等位置进行透视,以了解骨折复位情况及导针进入情况,并及时给予纠正,保证导针钻入的准确性。

3. 打入三翼钉　导针与固定针安置完毕后,以导针为中心做 2~3cm 的纵行切口。切开皮肤、皮下、阔筋膜,分开肌肉直达导针穿入骨皮质处。并在该处以导针为中心,把骨皮质凿一小于三翼钉横截面的三角形小骨洞。按导针进入骨质的深度情况选择长度合适的三翼钉,并套上三翼钉打入器,顺导针从三角形骨洞打入(图19-5)。

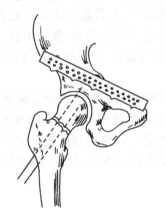

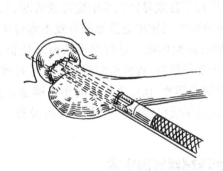

图 19-4　导针旁钻入固定针　　　　图 19-5　打入三翼钉

在三翼钉进入过程中,每前进 1~2cm,需将打入器退下,观察导针外露长度是否改变,若导针与三翼钉一同进入,需将其退回,避免导针进入盆腔。待三翼钉按预定长度进入后,再做股骨颈正、侧位的 X 线透视,以了解三翼钉进入的位置、深度是否恰当。若进入长度不够可再击入,若进入过多可用拔钉器将三翼钉退出一些。一般以三翼钉的尖端距股骨头关节面约 0.5cm、钉尾(钝端)留在骨皮质外 0.5cm 为宜。最后做 X 线透视,确定骨折复位,固定正确后拔除导针和固定针,再用嵌插器将股骨颈的两折端嵌紧(图19-6)。切口冲洗后依层缝合。

（六）术后处理

术后患者需继续行皮牵引 4~8 周,卧床时需穿"丁"字鞋 3~4 周,以防止患肢旋转。术后 24~48 小时可坐起,防止发生肺部并发症和压疮。6~8 周可持双拐不负重离床活动,而后逐渐用患肢负重。在骨折愈合前不侧卧,不盘腿,下肢不负重,直至经 X 线照片证实骨折已临床愈合为止。三翼钉可不取出,如需取出应在骨折愈合坚固愈合后方可取出,一般一年半到两年取出为妥。

（七）注意事项

1. 对于年老患者,术中要行心电监护。

2. 正骨复位时,手法要轻巧,以免增加局部血管损伤,进一步加重股骨头血运障碍。

3. 术前导针选择须严格,应选粗细适合、钢质优良、笔直无裂纹的导针。避免在三翼钉进入时产生阻力使导针弯曲、折断或导针进入骨盆。

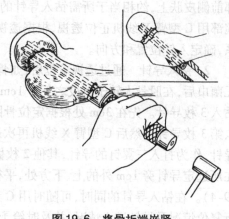

图19-6 将骨折端嵌紧

（八）术后并发症

术后注意股骨头缺血性坏死、骨折不愈合或延迟愈合、创伤性关节炎、伤口感染等发生。其中骨折不愈合及股骨头缺血坏死是常见的并发症。

1. **骨折不愈合** 影响股骨颈骨折愈合的因素有年龄、骨折类型、压缩缺损和移位程度、骨折复位情况、手术时间及手术操作技术等因素。年龄越大骨折愈合率越低。股骨颈骨折移位越严重,或股骨头后部压缩越多,其不愈合率就越高。复位的质量直接影响骨折的愈合,若复位时过度牵引,致骨折端明显分离者,骨折不愈合率可显著升高。手术时间原则上不应超过伤后2周,若超过2周不愈合率增加。手术操作技术对骨折愈合有明显影响,如过度牵引致骨折端明显分离、复位不佳、反复多次复位、导针位置不佳或导针在术中变弯或折断、三翼钉进入过浅、三翼钉入口处骨皮质劈裂、术中打钉不合要求而拔出更换等都可致不愈合率升高。

2. **股骨头缺血坏死** 对股骨头缺血坏死仍无有效的防止方法。股骨头缺血坏死率不受年龄、骨折部位影响,骨折移位或复位发生过度牵引都是促使股骨头坏死的因素。股骨头是否会发生缺血坏死,在发生骨折时多已确定。正确的治疗可使局部血液供应不再进一步损伤,但对血液供应已经受到严重破坏的股骨头,尚缺乏防止发生股骨头缺血坏死的有效措施。

二、加压螺丝钉固定术

股骨颈骨折,用加压螺丝钉内固定,也是较常用的方法之一,手术前后的处理同三翼钉内固定术,只是术中安置旋入螺丝钉的操作方法不同。

（一）手术适应证

股骨颈骨折有移位或有移位倾向,患者全身情况良好者,而骨折线垂直于股骨颈纵轴者更为适宜。

（二）手术禁忌证

不能做床旁X线透视、照片等检查的医疗机构,不宜闭合做加压螺丝钉内固定术。股骨颈粉碎性骨折也不适合用加压螺丝钉内固定。

（三）术前准备

除一般准备外,选好长短大小合适的加压螺丝钉,同时另备较之稍长及稍短的各一枚,旋入加压螺丝钉的配套工具。

（四）麻醉与体位

硬脊膜外阻滞麻醉或气管插管全身麻醉。患者仰卧,患侧臀部略垫高。患肢在复位后固定于外展内旋位。

（五）手术步骤

手法复位、定位、钻入导针、临时固定针等过程和三翼钉内固定术同。选定位置适合的导针，以导针为中心做2～3cm的纵行切口，切开皮肤、皮下、深筋膜，分开肌肉，显露股骨大转子下方导针进入处的骨质，以导针为中心，把皮质骨凿一小骨孔，再用专用打孔器旋打一骨洞，超过骨折线，达到近折端。然后，把选定的加压螺丝钉套进导针，用专用旋入器，把加压螺丝钉旋入即可（图19-7）。拔出导针及临时固定针，用生理盐水冲洗手术伤口，分层缝合。

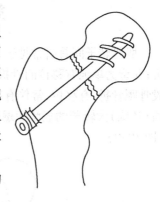

图19-7 加压螺丝钉内固定

如用细的空心加压螺丝钉，一般可旋入2～3枚，在骨内的位置应以三角形排列为宜。

（六）术后处理

同三翼钉内固定术。

（七）注意事项

1. 用加压螺丝钉内固定，可使骨折端相互挤压靠紧，有利于愈合，在旋入操作时，必须让钉头的螺纹全部进入近折端内，钉尾增粗部分，一定要紧贴骨皮质，才能产生加压作用。

2. 单一加压螺丝钉，不能防止骨折端旋转，所以，可加一枚细的加压螺丝钉以防骨折端旋转。

3. 粗大的加压螺丝钉，也可以配合鹅头钢板使用。其手术过程同三翼钉内固定术。

三、多根钢针固定术

多根钢针内固定术和三翼钉内固定术及加压螺丝钉内固定术在技术上有相似之处，可变通使用。

（一）手术适应证

各种类型的股骨颈骨折，尤其是儿童股骨颈骨折及外展型无移位的骨折。

（二）麻醉与体位

硬脊膜外阻滞麻醉。体位同三翼钉内固定术。

（三）手术步骤

1. 复位、定位同三翼钉内固定术。

2. 钻入钢针固定 一般做闭合钻针。在大转子下极之下2～3cm处按三角形选择三个点，分别将三枚钢针从皮肤打入，穿过股骨外侧皮质骨及股骨颈，到达股骨头内。经C型臂X线透视检查，证实骨折复位好，钢针的位置正确，便可将进针处的皮肤切开，并把软组织分开，显露骨质。把钢针尾弯曲，剪除多余部分，让弯曲的针尾深埋于肌肉下（图19-8）。钢针在股骨头内亦可相互交叉。冲洗伤口，逐层缝合。

（四）术后处理

同三翼钉内固定术。

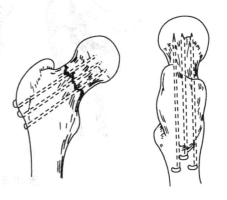

图19-8 多根钢针内固定

第二节 股骨转子间骨折

股骨转子间骨折常见于老年人,参照 Evans 分类法可分成五型:Ⅰ型为单纯无移位的骨折;Ⅱ型为单纯有移位的骨折,可有小转子撕脱,但股骨距尚完整;Ⅲ型为合并小转子骨折及股骨距骨折,有移位,常伴有后部的粉碎骨折;Ⅳ型合并有大、小转子间骨折,并可伴有股骨颈和(或)大转子的冠状面爆裂骨折;Ⅴ型为大转子下外向小转子内上走行的反转子间骨折(图 19-9)。

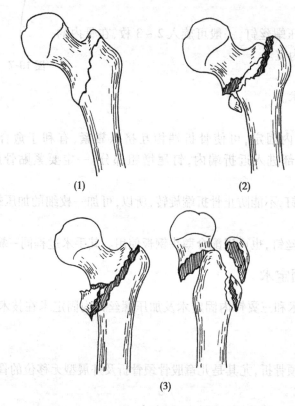

(1)　　　　　　　　(2)

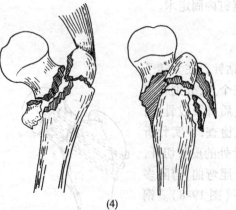

(3)

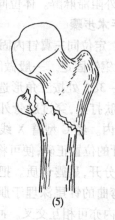

(4)　　　　　　　　(5)

图 19-9　股骨转子间骨折分型

该部位骨质较疏松,股骨头及颈部受力时,在转子间形成一较大的弯矩,易于造成骨折。特别是在Ⅲ、Ⅳ型骨折,内外侧骨性支撑均被破坏,治疗比较困难。固定不牢固,易形成髋内翻。采用牵引等闭合方法治疗,需长期卧床,易引起坠积性肺炎等并发症,死亡率高,骨折畸形愈合多。采用切开复位内固定治疗,可以迅速恢复肢体功能,减少全身并发症。

 知识链接

股骨转子间骨折内固定器材

常见的有 Jewett 钉-板、Mclaughlin 鹅头钉、L-角钢板(L-AP95°及130°)和 Richards 滑动加压螺钉-板(RSCS-P),还有 γ-髓内针-钉(γ-IMP-N)及 Ender 钉等,临床应用各有特点。目前临床多采用 L-梯形钢板(L-TCP)治疗Ⅲ、Ⅳ、Ⅴ型骨折。

一、L-梯形钢板固定术

(一)手术适应证

股骨转子间Ⅲ、Ⅳ型骨折。

(二)术前准备

常规摄双髋及股骨上端正侧位 X 线片。根据健侧髋关节选择适当 L-梯形钢板及螺丝钉 2~3 套。L 端长度应过股骨头下,松质骨螺丝钉长度以钉尖达股骨头内距关节面 1.5cm 处为宜。

(三)麻醉与体位

硬脊膜外阻滞麻醉或气管插管全身麻醉。仰卧位,患侧髋部垫高。

(四)手术步骤

1. 闭合复位 麻醉后牵引患肢,随后外展、内旋,在 X 线透视下证实骨折复位满意,即将足固定于外展牵引架的足托上。

2. 切口与显露 自股骨大转子上 2~3cm 向下做外侧直切口,至大转子下 10~12cm 处止。切开皮肤及阔筋膜,分离股外侧肌后,充分暴露骨折部位。

3. 切开复位与固定 在大转子下缘钻入一克氏针,沿股骨颈上缘,经股骨头至髋臼内壁,于针下 1cm 处以 4.5 号钻头开槽,将 L 端贴股骨颈上方皮质下打入,直达股骨头下。经近端第二皮质钉孔以 3.2 号钻头钻透钢板下及小转子皮质骨,再以 4.5 号钻头扩大钢板下骨皮质孔,取 4.5 号丝锥攻透小转子,拧入一 4.5 号皮质骨螺丝钉,使小转子充分复位固定。再于近端第一松质骨钉孔以 4.5 号钻头钻孔,6.5 号丝锥攻丝至骨折线,拧入 6.5 号松质骨螺丝钉一枚,使骨折部嵌插加压,再拧满远侧各螺丝钉(图 19-10)。

Ⅳ型骨折的复位与固定更为复杂。Ⅳ型骨折系大小转子均有骨折,如有冠状面爆裂粉碎骨折,则切开复位固定更加困难,术后负重活动后易发生髋内翻。术中可先整复远近骨片及小转子,将钢板 L 端弯成 135°~145°,贴远端骨折片上端,沿股骨颈上方皮质下直接打入近折端。使远折端适当内移,整复的小转子以拉力螺丝钉固定,拧满钢板远侧各钉,再整复移位的大转子骨片,用拉力螺丝钉和(或)钢丝固定(图 19-11)。

检查固定良好,逐层缝合伤口,放置橡皮管接负压引流。

(五)术后处理

除一般术后处理外,Ⅰ、Ⅱ型稳定骨折经复位固定后可卧床活动肌肉关节,3~5 天坐

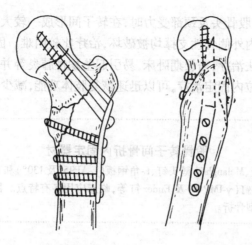

图 19-10　股骨转子间Ⅲ型骨折 L-梯形钢板固定

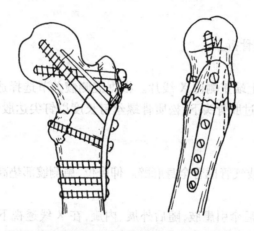

图 19-11　股骨转子间Ⅳ型骨折 L-梯形钢板固定

起,2~3周持拐下地不负重活动,6~8周逐渐负重。Ⅲ~Ⅴ型骨折如复位固定满意,术后功能锻炼基本同前,骨折临床愈合后方能负重行走。定期摄 X 线片,如发现颈干角变小,则应停止负重行走,待骨愈合良好后再负重。

二、L-角钢板固定术

(一)手术适应证

股骨转子间Ⅲ型骨折。

(二)术前准备

常规摄双髋正侧位 X 线片。选95°L-角钢板比130°L-角钢板的稳定性好。根据正位 X 线片从股骨头下缘与颈交接处做水平线,与股骨干垂直,至大转子外侧,长度减10%~15%,即所需 L 端长。准备钢板2~3块。

(三)麻醉与体位

硬膜外阻滞麻醉或气管插管全身麻醉。仰卧位,患侧髋部垫高。

(四)手术步骤

1. 切口与显露　自大转子上3~5cm 向下做外侧直切口至大转子下8~12cm 处止。切开皮肤及阔筋膜,分离股外侧肌,向前后剥离,显露骨折部。

2. 复位、定位与固定　将骨折复位后,以持骨器固定颈干角于约130°,在远位骨折片距近端1.5cm处骨皮质,以AO特制槽形骨刀凿一凹形口,取与股骨干95°成角方向打入骨刀,通常可以L-角钢板与股骨干平行方向打入,在C型臂X线电视监视下随时调整,如无电视透视,可行股骨颈上下缘囊外剥离,插入骨膜剥离器做标志,并在股骨颈前方插入一克氏针,以确定骨刀和L端打入的方向及深度。打入部分骨刀后,应再次用C型臂X线机从正侧位透视,确定无误时,方可打入L-角钢板,以L端贴近股骨头颈内侧皮质为宜。上端第一枚皮质骨螺丝钉应通过股骨颈下方骨皮质,小转子骨片以另一拉力螺丝钉通过钢板或前方骨将骨折块固定,再拧满其余螺丝钉。

活动髋关节无异常。最后做X线透视,证实骨折固定良好后,逐层闭合伤口,放置橡皮管接负压引流。

（五）术后处理

同L-梯形钢板内固定术。

三、滑动加压螺丝钉-板固定术

（一）手术适应证

股骨转子间Ⅲ型骨折。

（二）麻醉与体位

硬脊膜外阻滞麻醉或气管插管全身麻醉。仰卧位,患侧髋部垫高。

（三）手术步骤

1. 切口与显露　同L-梯形钢板内固定术。

2. 复位、定位与固定　根据健侧髋关节正位X线片选择适当的Richards滑动加压螺丝钉,准备不同长度的2~3枚。显露骨折部,以球头骨钻于远位骨折端上端外侧适当位置钻孔,以能顺利通过钉板的套筒为宜,随后整复骨折。经套筒中央钻入一带刻度克氏针,用C型臂X线机观察正侧位,证实与套筒中心线一致,即可拧入加压螺丝钉,螺丝钉头部进至股骨头距关节面约1cm处为宜。钉尾的轨道部向下,套入钉尾固定套,拧紧固定螺丝钉。再拧入钢板上其余各皮质骨螺丝钉。小转子及股骨距应以一枚经骨或钢板拉力螺丝钉固定(图19-12)。

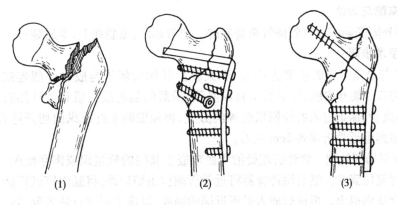

(1)　　　　　　(2)　　　　　　(3)

图19-12　股骨转子间Ⅲ型骨折滑动加压钉-板固定

（四）术后处理

同 L-梯形钢板内固定术。

第三节　股骨干骨折

股骨干骨折一般经非手术疗法可收到较好的效果，但非手术治疗患者卧床时间较长，目前多倾向于手术治疗。切开复位内固定主要用于有适应证的成人各类股骨干骨折。少年儿童及婴幼儿的股骨干骨折绝大多数可采用非手术方法达到治疗目的。股骨干骨折内固定的基本原则：①解剖复位是内固定的基础，对粉碎性骨折片的复位固定要确切，恢复骨结构的完整性。如留有间隙或骨缺损，内固定物承受的应力将成倍增加，易发生疲劳弯曲、断裂。②早期坚强固定，中后期弹性固定。骨折固定后，应能立即进行患肢的肌肉和关节的非负重活动。③功能活动要循序渐进，早期非负重的肌肉、关节活动，中后期逐渐恢复正常的负重活动。股骨干的内固定治疗要求主要是减少术后并发症，特别是减少粉碎性骨折内固定的并发症；内固定治疗关键是要修复骨缺损，避免在骨折端出现间隙，否则就不可能满足骨折在功能锻炼和愈合中的要求。常用的有梅花形或 V 形髓内钉固定术和钢板螺丝钉内固定术。

一、梅花形、V 形髓内钉固定术

（一）手术适应证

成人股骨干中、上 1/3 处骨折经非手术疗法失败者；股骨干中、上 1/3 处陈旧性骨折不愈合、畸形愈合或骨折合并有神经、血管损伤者。

（二）手术禁忌证

骨骺未完全闭合的儿童及青春期的患者；因骨病而致骨髓腔大部分闭塞者；股骨干有两个弯曲畸形者；患肢局部肿胀及发生张力性水疱时。

（三）术前准备

除一般术前准备外，还要根据 X 线片选择合适规格的髓内钉，其长度以大转子顶至髌骨上缘为宜，远端至少要达到骨折线以下 10cm；宽度应比 X 线照片上股骨干髓腔最窄处的横径小 2mm 左右。并须多选备较之粗 1mm 和细 1mm 的髓内钉各 1 枚。

（四）麻醉与体位

硬脊膜外阻滞麻醉或气管插管全身麻醉。患者侧卧，患髋在上，半屈膝位。

（五）手术步骤

1. 切口与显露　以骨折部为中心，于大腿前外侧大转子与股骨外髁连线上做一 8 ～ 12cm 纵行切口。切开皮肤、皮下组织和深筋膜，沿肌间隔将股直肌和股外侧肌分开。结扎并切断所遇血管，保护进入股外侧肌的神经分支，再顺股间肌纤维纵向切开达骨膜，剥离骨折端骨膜，显露远近骨折端各 2cm 左右。

2. 骨折端局部处理　将骨折端处的积血或嵌于其间的软组织或肉芽组织、骨痂等清除干净，先试行复位满意。然后用持骨器将近骨折端拉出切口外，将髓内钉试行插入骨折远端髓腔内，若合适则退出。再试行插入骨折近端的髓腔，以选定粗细合适的髓内钉。若骨髓腔过窄，可用髓腔扩大器扩大之。

3. 逆行髓内钉固定　把选定的梅花形髓内钉（V 形髓内钉则用钝端）插入骨折近端髓

腔并使钉脊朝外,钉尖端安装上打入器。用锤缓缓击打,使髓内钉上移并从大转子凹部打出至臀部皮下。此时应使患肢大腿尽量内收,髋略屈曲。在触摸到的髓内钉端的皮肤处切一约2cm长的小口,切开皮肤及皮下筋膜,钝性分开软组织,显露髓内钉端。继续击打髓内钉尖端上的打入器,直至髓内钉尖端在骨折近端留0.5～1cm时暂停(图19-13)。

使骨折断端复位,并准确对位对线。将打入器安装在髓内钉的近端上,将髓内钉从骨折近端髓腔内向远端髓腔内击打,使之徐徐进入骨折远段的髓腔中(图19-14),梅花形或V形髓内钉的尾端留在股骨大转子凹部骨皮质外约2cm。

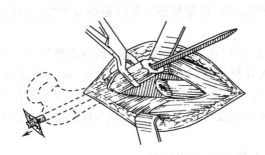
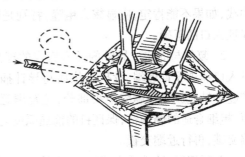

图19-13　逆行穿出髓内钉　　　　　图19-14　髓内钉打入远骨折段髓腔

4. 顺行髓内钉固定　显露骨折断端后,在大转子顶部做一约4～5cm的切口,切开皮肤、皮下组织,分开臀中肌,显露大转子及其凹部,用小圆凿将大转子凹部的骨皮质凿一个与髓内钉规格相符的小骨洞,其方向对准股骨干髓腔,经此骨洞顺髓腔轴线插入选好的髓内钉,使钉脊朝向外侧,钉的末端安装上打入器,用骨锤击打之,使髓内钉进入股骨干髓腔,直至髓内钉从骨折近端处露出0.5～1cm时暂停,由助手在直视下将骨折复位,把骨折远端套住髓内钉的尖端,仔细检查,对位对线准确后再锤击打入器,使髓内钉徐徐进入骨折远段髓腔内,让髓内钉钝端的钉孔刚好留在大转子凹部的骨质外。

冲洗手术切口,仔细检查,彻底止血,分层缝合上下两切口,髓内钉钝端孔部埋在臀部的软组织内。

(六)术后处理

若髓内钉不够牢固,需加用皮牵引或夹板等外固定。术后应将患肢抬高,并保持在中立位。术后第二天即可开始做足趾及踝关节的功能锻炼,并逐渐开始髋、膝关节功能活动。第2周可离床,第3周可持双拐起立活动,若为稳定的横断型骨折者,此时可练习负重,而短斜形或螺旋形骨折者,开始负重的时间应适当推迟。待X线照片显示骨痂量足够时,可弃拐行走。一般1年半至2年后可拔除髓内钉。

二、交锁髓内钉固定术

(一)手术适应证

适用于股骨干中段、中上段的横形、斜形、蝶形及粉碎性骨折。

(二)术前准备

除一般准备外,术前需摄健侧股骨X线片,用于估计合适的髓内钉直径,预测必要时所需髓腔扩大器的型号以及最终髓内钉长度。在髓内钉闭合顺利插入前必须通过牵引达到正常长度(急性病例除外)。髓内钉长度必须使近端与股骨大粗隆顶端平齐,远端位于髌骨上缘和股骨远端骨骺线之内。

（三）麻醉与体位

麻醉选择硬脊膜外阻滞麻醉或气管插管全身麻醉。患者仰卧于骨科牵引床上，躯干向健侧倾斜25°，为了更好地显露大粗隆，可以将患侧臀部垫高约30°，以便于插入导针及扩髓。

（四）手术步骤

1. 切口与显露　从大粗隆近端至髂骨翼水平位行直切口，长约7～10cm，达髂胫束时进行止血，触摸大粗隆顶点，向粗隆内侧牵开髂胫束纤维，用手检查粗隆范围，入口应在粗隆的中线，如果不能肯定，应显露大粗隆，特别是近端骨折，清楚显露大粗隆是很重要的，这样可保证入口的正确。

2. 复位与固定　导针的插入钉点的理想位置应在大粗隆顶点偏内后侧即卵圆窝。经过入口插进股骨近端，骨折复位后将导针插入骨折远端；如果骨折不能复位，可切开复位。扩髓导针应放置在髓腔中央部分，位置满意后，开始沿导针进行扩髓。髓内钉置入选择长短、粗细合适的髓内钉，保证钉的前屈弧度与插入的股骨弧度一致。交锁利用瞄准器先行远端交锁，再行近端交锁。

关闭切口，冲洗手术切口，仔细检查，彻底止血，逐层关闭切口。

导针远端的位置十分重要，其决定主钉位置，如果导针偏离中心，结果造成扩髓也偏向一侧，造成一侧皮质骨扩髓过多。导针尖端应达到髁间窝软骨下两髁中间，对于骨质疏松患者有可能穿透骨皮质，操作应小心。当扩髓遇到阻力时，应在该处反复扩髓，使之顺利通过狭窄部，扩髓应缓慢，不要用力过大。扩大的髓腔应比插入主钉粗1～2mm，如果是股骨近端或中端骨折，扩孔直径必须比选用的髓内钉直径大1mm，如果股骨过度向前弯曲或远端1/3骨折，则近端扩孔应比所需髓内钉直径大5mm。老年骨质疏松不需要扩髓。髓内钉插入过程中不能旋转，以免锁钉放置困难；钉打入遇到困难时，要仔细分析原因，不要粗暴用力，以免造成骨质劈裂。髓内钉打入过程中，固定螺栓由于振动而松动，直接影响远近端瞄准器的准确性，所以在钉打入过程中应随时检查其松紧度。

（五）术后处理

24～48小时后拔除引流。患者术后的负重主要取决于患者不适的程度及骨折类型。术后4天，膝关节可以轻轻活动，对稳定骨折患者，可尽早负重。若骨折不稳定，应借助支架，采用保护性负重，只有在骨痂形成一定量以后才能完全负重。严重的粉碎性骨折则要等到骨折愈合后，才可完全负重。

三、钢板固定术

（一）手术适应证

成人股骨干中下1/3骨折经非手术治疗失败者，股骨干下1/3骨折不愈合、畸形愈合或合并神经、血管损伤者。

（二）术前准备

除一般术前准备外，需准备6～8孔的普通钢板或加压钢板全套。

（三）麻醉与体位

硬脊膜外阻滞麻醉或气管插管全身麻醉。患者仰卧，患肢稍垫高，向健侧稍倾斜。

（四）手术步骤

1. 切口与显露　取大腿外侧入路，以骨折部为中心，于股骨大转子与股骨外髁的连线上做一比所选备钢板长 2～3cm 的纵行切口。切开皮肤、皮下组织及阔筋膜,钝性分开股外侧肌和股中间肌的外侧部,达到骨折端,按所备钢板的长度,切开骨折远近端的骨膜并稍剥离,暴露所需长度的骨干。

2. 骨折端局部处理 把骨折端处的积血或肉芽组织等清除干净。用两把持骨钳提起骨折远、近端,试行复位至满意为止。

3. 钢板螺丝钉内固定 将剥离的骨膜推开,把钢板安放在准确复位后的骨折远近端的外侧,并使钢板的中央对准骨折线,用三爪固定器固定。并用骨钻按钢板上的孔或槽处钻好合适的骨孔,将选备好的螺丝钉拧入骨孔,旋至松紧适度,以穿出对侧骨皮质两个螺纹为宜,固定完毕,取出三爪固定器。

冲洗手术切口,清除骨屑,检查复位固定情况,彻底止血,分层缝合。

对横断型或短斜型骨折,适用加压钢板做内固定。若用滑槽型加压钢板固定,在靠近骨折线两侧的螺丝钉,需与钢板近中心侧的沟槽边保持 3～5mm 距离,以便骨折远近两端互相滑动靠拢挤压,促进骨折愈合。

(五) 术后处理

若内固定可靠,术后可不用下肢牵引,用小夹板外固定。术后次日即开始逐渐做大腿部各肌肉舒缩活动及足趾、踝关节的活动。小夹板外固定时间,一般需要 6～8 周,加压钢板内固定可适当缩短外固定时间。若 X 线照片显示骨折端已有足够的骨痂生长时,可去除外固定,做髋、膝关节的伸屈功能锻炼,并可持拐离床活动。

第四节 股骨髁部骨折

股骨髁部骨折,包括股骨髁上骨折、股骨髁间骨折、股骨髁骨折。股骨髁部骨折由于关节内的完整性受到破坏,对膝关节影响较大,对股骨髁部骨折应解剖复位,牢固内固定,早期活动,防止关节粘连、僵硬。在切开复位内固定时应掌握的原则有:①有较大的骨缺损或关节面塌陷时必须采用植骨充填修复;②关节面完全复位;③内固定要坚强;④膝关节外翻角维持在 5°～8°。

一、股骨髁上骨折 L-梯形钢板固定术

(一) 手术适应证

适用于各种类型的股骨髁上骨折。

(二) 麻醉与体位

硬脊膜外阻滞麻醉或气管插管全身麻醉。仰卧位,患肢垫高。

(三) 手术步骤

1. 切口与显露 自股骨外髁最高点向上做外直切口,至骨折远端以上 6～8cm 处,如需显露股骨髁部关节面,切口向远端延长。切开阔筋膜,分离股外侧肌,切开关节囊及骨膜进行剥离,显露股骨内外髁骨折部及股骨髁上骨折端。

2. 复位与固定 以骨膜剥离器撬开近端,屈曲膝关节牵引小腿,使骨折对位,整复股骨髁上骨折。以两枚克氏针由外向内穿行固定。如股骨髁部或股骨髁上有缺损,应取髂骨做髓内植骨。于外髁下端中央距关节面 1.5cm 处,用骨凿开一与纵轴垂直的骨槽,取长度适当的 L-梯形钢板,按股骨下端外侧塑形,保持膝关节有 5°～8°的外翻角。将钢板 L 端打入股

骨髁部,用持骨器固定远端骨片,拧入螺丝钉2~4枚,靠近骨折部螺丝钉斜向内上,通过近端骨折片内侧,骨折部的螺丝钉由外向内下穿过远端骨折片内侧。如髓内植骨,植骨两端至少应有1枚螺丝钉穿过,以保证其稳定性。(图19-15)。

以无菌生理盐水冲洗,彻底止血,分层缝合。

(四)术后处理

如骨折固定牢固,术后拔引流后即可活动肌肉和关节。可应用被动功能练习器持续进行膝关节屈伸活动,2~3周后持双拐下地不负重行走,8~12周后逐渐负重行走。

图19-15 股骨髁上骨折L-梯形钢板固定

二、股骨髁上骨折髁钢板固定术

(一)手术适应证

适用于各种类型的股骨髁上骨折。

(二)麻醉与体位

与股骨髁上骨折L-梯形钢板固定术同。

(三)手术步骤

1. 切口与显露 做大腿外侧股骨正中直切口,如需显露全膝关节面,则向远端延长至髌韧带外侧。切开阔筋膜,分离股外侧肌,如为经关节粉碎骨折,需切开外侧关节囊。向上延伸切开股骨下端外侧骨膜,行骨膜下剥离,将髌骨翻向内侧,充分暴露股骨髁部以及股骨髁上各骨折片。

2. 复位与固定 屈曲膝关节牵引小腿,使骨折对位,整复股骨髁上骨折,使关节面恢复平整,以两枚克氏针由外侧钢板前向内侧横向穿行固定。于外髁中央距关节面1.5cm处用特制的槽形骨凿凿出一骨槽,AO髁钢板按股骨下端外侧骨形折弯塑形,取骨锤将槽形L端由外侧打入髁部,远侧拧入两枚螺丝钉,近侧拧入3~4枚螺丝钉。如髁部粉碎,固定困难或合并骨缺损,应做髓内植骨,用螺丝钉固定,以恢复骨结构的完整性,达到坚强固定(图19-16)。

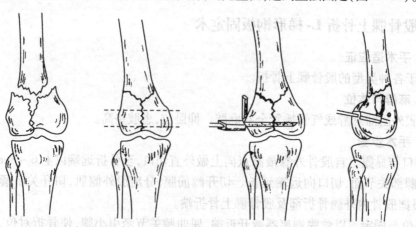

(1) 股骨髁上经髁部骨折,先整复　　　　　(2) 以AO槽形骨刀凿一隧道
髁部骨折,以两枚克氏针固定

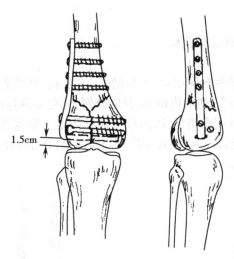

(3) 取AO-L-AP从髁部外侧髁关节面1.5cm处打入L槽形端，于远位踝部拧入4.5松质骨螺钉1～2枚，钢板近侧拧满其余各钉

图19-16 复位与固定

冲洗切口，彻底止血后，逐层缝合，关闭切口。

（四）术后处理

同股骨髁上骨折L-梯形钢板固定术后处理。

三、股骨单髁骨折螺丝钉固定术

（一）手术适应证

股骨内、外髁单髁骨折。

（二）麻醉与体位

与股骨髁上骨折L-梯形钢板固定术同。

（三）手术步骤

1. 切口与显露 股骨内髁骨折选用膝前内侧切口，股骨外髁骨折选用膝外侧切口。膝前内侧切口经髌内侧关节囊向下超过膝关节，向上经股内侧肌外缘，显露股骨髁骨折线及髁间凹。膝外侧切口经髂胫束，远侧超过膝关节。切开关节囊，分离股内（外）侧肌，将髌骨拉向外（内）侧，充分显露股骨内（外）髁骨折片及股骨外（内）髁大部。

2. 复位与固定 整复骨折，使关节面平整，先以两枚克氏针由内（外）向外（内）横行固定。根据骨折片大小、进钉部位、进钉方向选择两枚合适的螺丝钉拧入，螺丝钉杆必须超过骨折线约0.5cm，螺纹过对侧皮质1～2圈，达充分固定的目的（图19-17）。

冲洗切口，彻底止血后，缝合切口。

（四）术后处理

同股骨髁上骨折L-梯形钢板固定术。

四、股骨后髁骨折螺丝钉固定术

（一）手术适应证

股骨后髁骨折。

（二）麻醉与体位

同股骨髁上骨折 L-梯形钢板固定术。

（三）手术步骤

1. 切口与显露　做膝关节后内侧切口，于半腱肌、半膜肌、缝匠肌及股薄肌之前做直切口，切开骨膜，分离腓肠肌内侧头，切断内侧部，拉向外侧，充分显露骨折片。

2. 复位与固定　将骨折片完全整复，以两枚克氏针固定。根据骨折片大小、进钉部位、进钉方向选择合适的两枚螺丝钉拧入，使骨折片间加压嵌插（图19-18）。

冲洗切口，逐层关闭切口。

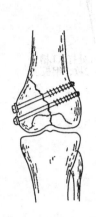

图 19-17　复位与固定

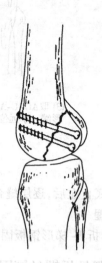

图19-18　股骨后髁骨折切开复位螺
丝钉固定术手术步骤

（四）术后处理

拔除引流后，即可活动关节、肌肉，2~3 周后持拐下地，8~12 周离拐行走。

第五节　髌骨骨折

髌骨连结股四头肌与髌腱，位于膝关节前方，是重要的伸膝装置之一。有移位的髌骨横行骨折或直接暴力所致的星状粉碎性骨折无移位者可用伸直位石膏托固定 4~6 周。如骨折移位较明显，则应切开复位内固定。横行骨折以 AO 张力带、克氏针-钢丝固定效果较好，粉碎性有移位的骨折可按横行骨折固定，也可行钢丝或粗丝线周围缝合术。如粉碎性骨折或上下极骨折固定困难，亦可做髌骨部分切除。

（一）手术适应证

1. 髌骨中部横断骨折或斜面骨折分离移位，用手法复位失败者；陈旧性骨折不愈合者。

2. 髌骨粉碎性骨折，如骨折碎块不多，移位不大，经开放复位能恢复髌骨后关节面平整者。

如新鲜骨折，最好在 48 小时以内施行手术，以便尽早清除积血，消除肿胀。若时间过长，局部肿胀加剧，致皮肤产生张力性水疱，失去早期进行手术的时机，时间稍长容易造成关节粘连，造成手术困难，甚至影响关节功能。

（二）麻醉与体位

硬脊膜外阻滞麻醉。仰卧位。

（三）手术步骤

1. 切口与显露　多采用髌旁纵弧形切口,髌内侧或髌外侧切口均可,长度视需要而定。分层切开皮肤、皮下,达骨折间隙。清除积血,检查髌骨骨折块及支持带、关节囊损伤情况。反复冲洗和清除关节囊内积血及游离至关节腔内的骨或软骨碎屑。紧贴髌前纤维结构游离皮瓣以充分显露整个髌骨。

2. 复位与固定　骨折端清理后,用两把巾钳夹住髌骨两断端向中心加压靠拢,一面用手扪按髌骨前面及内外缘,一面轻轻屈伸膝关节。待关节面完全平整光滑后,巾钳紧紧夹住髌骨两端,保持满意复位,然后进行内固定。

3. AO张力带钢丝内固定　对髌骨横断或近似横断形骨折,可用张力带钢丝固定。髌骨复位后,用巾钳在髌骨两侧予以固定。在髌骨的中、内1/3交界和中、外1/3交界处,从髌骨的上缘向下缘纵向平行钻入两枚克氏针,克氏针在下缘突出0.3~0.5cm,把在上缘突出的针尾部紧贴骨缘弯曲,多余部分剪除。缝合断裂的股四头肌腱。然后用钢丝绕过髌骨上、下缘突出的克氏针后侧,跨过髌骨前面,捆扎固定(图19-19)。若有髌韧带损伤,应给予修复。针尾留于皮下。

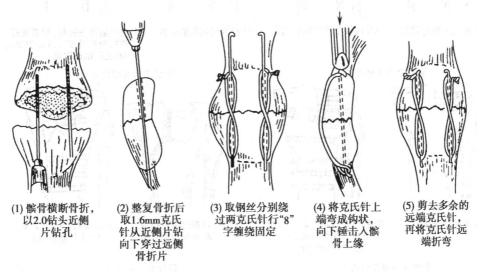

(1)髌骨横断骨折,以2.0钻头近侧片钻孔

(2)整复骨折后取1.6mm克氏针从近侧片钻向下穿过远侧骨折片

(3)取钢丝分别绕过两克氏针行"8"字缠绕固定

(4)将克氏针上端弯成钩状,向下锤击入髌骨上缘

(5)剪去多余的远端克氏针,再将克氏针远端折弯

图19-19　AO张力带钢丝内固定

有移位的髌骨骨折,适合用螺丝钉-钢丝固定术。整复髌骨后,以巾钳固定,选择大的骨折片,以松质骨螺丝钉固定,再以张力带钢丝加固。

髌骨粉碎性骨折穿克氏针或螺丝钉有困难者,适合用周围钢丝或粗丝线缝合术。整复各骨块后,巾钳固定,紧贴髌骨缘周围做环形钢丝缝合、拧紧,或粗丝线环形缝合,结扎固定。

冲洗伤口,分层缝合。

（四）术后处理

张力带固定者,术后膝关节置于屈曲位,2~3天后伸屈膝关节,3~4周后逐渐负重行走。粉碎性髌骨骨折,张力带固定不够牢固,术后用下肢长石膏托将患肢固定在屈膝15°位。第2天开始做股四头肌收缩活动。2~3周后可持拐带石膏离床活动。6~8周后拆除石膏,逐渐锻炼膝关节的屈伸功能,一般在4~6个月膝关节可逐渐恢复正常的伸屈度。

第六节　胫骨上端骨折

胫骨髁骨折(胫骨平台骨折)是较为常见的关节部骨折,其骨折形式多样。按 Hohl 分类法可分为六种类型。Ⅰ型:单纯劈裂骨折;Ⅱ型:劈裂、塌陷骨折;Ⅲ型:单纯中央塌陷型;Ⅳ型:内髁劈裂骨折或粉碎和塌陷骨折;Ⅴ型:双髁骨折,粉碎性;Ⅵ型:胫骨平台及骨干骨折,粉碎性(图19-20)。手术切开复位内固定治疗该类骨折的主要目的是恢复胫骨的正常解剖形态,使用可靠的内固定,以便术后尽早的关节活动,从而获得良好的功能结果。年纪较大的患者如合并膝关节的退行变,由于关节炎的存在,术后关节疼痛几乎不可避免,应保守治疗。

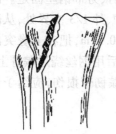 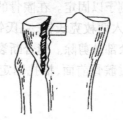 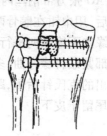

(1) 单纯外髁劈裂骨折　(2) 两枚松质骨螺钉固定　　(1) 单髁劈裂塌陷骨折　(2) 将塌陷骨块撬起,植骨支撑,两枚松质骨螺钉或L-TCP或AO支持钢板固定

胫骨平台Ⅰ型骨折　　　　　　　　　　　胫骨平台Ⅱ型骨折

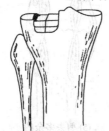 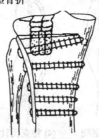 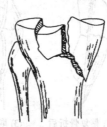 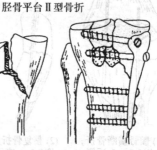

(1) 单纯中央塌陷骨折　(2) 将塌陷骨块撬起,植骨支撑,两枚松质骨拉力螺钉或L-TCP固定　　(1) 内髁劈裂骨折或粉碎和塌陷骨折　(2) 以螺钉,L-TCP或AO支持钢板固定

胫骨平台Ⅲ型骨折　　　　　　　　　　　胫骨平台Ⅳ型骨折

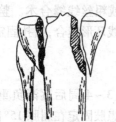 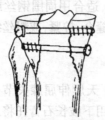 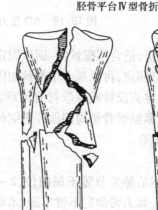 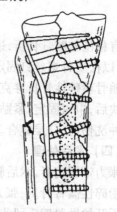

(1) 双髁骨折,粉碎性　(2) 可用双松质骨螺钉,L-TCP或AO支持钢板固定　　(1) 平台及骨干粉碎骨折　(2) 髓腔内植骨,L-TCP固定

胫骨平台Ⅴ型骨折　　　　　　　　　　　胫骨平台Ⅵ型骨折

图 19-20　Hohl 分类法

一、Ⅰ型胫骨平台骨折螺丝钉固定术

（一）手术适应证

适用于有移位的胫骨外髁或内髁骨折。

（二）麻醉与体位

选用硬脊膜外阻滞或全身麻醉,患者取仰卧位。

（三）手术步骤

1. 切口与显露 以胫骨外髁为例,患肢驱血,上止血带。髌骨上缘外侧2.5cm向下做弧形切口,沿髌韧带外缘延伸,切开骨膜和关节囊,锐性分离髂胫束止端,切开附着于半月板上的冠状韧带及伸肌起端,将胫骨外髁外侧肌肉和其他软组织推向后侧,充分显露外髁。

2. 复位与固定 在膝关节内翻位牵开髌骨,检查胫骨平台关节面骨折移位、塌陷情况,检查半月板及侧副韧带情况并予以处理。骨折复位后先以克氏针固定,检查关节面,如对合良好,根据骨片大小选择合适的松质骨螺丝钉,老年人骨质疏松者应长达对侧皮质骨。骨片较大可用2枚螺丝钉,骨折片较小只能拧入一枚螺丝钉,可保留一枚克氏针,以免骨块移位。螺丝钉应拧紧,使骨折面呈轻度加压嵌插。

冲洗伤口,分层缝合。

（四）术后处理

膝关节置于屈曲45°位,2~3天后开始做关节活动,1~2周逐渐加大关节活动范围,2~3周扶拐不负重行走,8~12周后逐渐负重。

二、Ⅱ型胫骨平台骨折螺丝钉固定术

（一）手术适应证

适用于劈裂、塌陷的胫骨平台骨折。该型骨折既要抬高塌陷骨折片,以植骨块填塞塌陷骨片下的缺损区,又要使劈裂骨折片整复固定后有足够的稳定性。

（二）麻醉与体位

同Ⅰ型胫骨平台骨折螺丝钉固定术。

（三）手术步骤

1. 切口与显露 同Ⅰ型胫骨平台骨折螺丝钉固定术。

2. 复位与固定 充分暴露劈裂骨片、塌陷骨片和周围关节面后,将塌陷的骨片撬起,与周围关节面平齐。取适当大小的髂骨块植于该骨片下,整复劈裂骨片,以巾钳固定。检查复位良好,关节面恢复平整,拧入松质骨螺丝钉。拔除克氏针,活动关节良好。如无合适的松质骨螺丝钉,亦可用骨栓固定,在内外髁同时做切口。

冲洗伤口,分层缝合。

（四）术后处理

单纯用螺丝钉或螺栓固定者术后应用长腿石膏固定3周,早期可行股四头肌收缩及直腿抬高活动。去石膏后活动关节,3~4个月后逐渐负重行走。

三、Ⅲ型胫骨平台骨折L-梯形钢板固定术

（一）手术适应证

单纯中央塌陷的胫骨平台骨折;外髁劈裂骨片较大时,也可用L-梯形钢板增加固定的

稳定性,以利早期活动和关节功能恢复。

（二）麻醉与体位

同Ⅰ型胫骨平台骨折螺丝钉固定术。

（三）手术步骤

1. 切口与显露 同Ⅰ型胫骨平台骨折螺丝钉固定术。

2. 复位与固定 在劈裂、塌陷骨块整复植骨后,以克氏针固定。于腓骨小头水平,从劈裂骨片外侧向内用骨刀开槽,与关节面平行,打入 L-梯形钢板的 L 端,拧紧螺丝钉。拔出克氏针,缝合切口。如塌陷骨片固定不稳,可保留克氏针或拧入松质骨螺丝钉 1~2 枚,以保证关节面平整及骨片的稳定。

冲洗伤口,分层缝合。

（四）术后处理

术后不用外固定,2~3 天即可活动关节,1~2 周后功能锻炼,3~4 个月后逐渐负重行走。

四、Ⅳ型胫骨平台骨折 L-梯形钢板固定术

（一）手术适应证

Ⅳ型胫骨平台骨折髁部及干骺端均有骨折,极不稳定者。

（二）麻醉与体位 选用硬脊膜外阻滞或全身麻醉,患者取仰卧位。

（三）手术步骤

1. 切口与显露 基本与Ⅰ型胫骨平台骨折螺丝钉固定术相同。可根据骨折波及范围和选择的钢板长度,向下沿胫骨嵴外侧任意延长。

2. 复位与固定 充分显露平台关节面后,先将骨折整复,关节面完全恢复平整,以 2 枚克氏针横穿固定。从外髁外侧腓骨小头前,开一骨槽,取合适 L-梯形钢板按胫骨上端及外髁塑形,保持膝关节外翻角 5°~8°,将钢板 L 端从外髁开好的骨槽由外向内侧打入,整复各骨折片,以持骨器固定。再次检查膝外翻角。如内髁粉碎骨折片小,螺丝钉固定不牢,及时取髂骨植入髓腔,再按骨折片位置,先在内外髁部拧入松质骨螺丝钉 1~3 枚,再拧紧其余各螺丝钉。钢板远端应有 2~3 枚螺丝钉,髓内植骨至少应有 2 枚螺丝钉穿行固定。

逐层缝合切口,放置橡皮管引流。皮肤张力大时考虑植皮或减张切开后缝合。

（四）术后处理

术后 2~3 天拔引流,开始关节伸屈活动。1~2 周后做持续被动功能锻炼。2~3 周后持双拐下地不负重,8~12 周后逐渐负重。

第七节 胫腓骨干骨折

胫腓骨骨折在长管状骨之骨折中最常见,骨折类型也较多,治疗方法多种多样。随着人们生活节奏加快,治疗原则和治疗方法出现改进,不少选用手术治疗。手术治疗一般采用钢板螺丝钉固定或髓内钉内固定。对于一些不稳定型骨折应行切开复位,螺丝钉、接骨板或髓内钉固定。闭合性骨折或能在 6~8 小时内完成清创术闭合伤口的开放性不稳定骨折,可采用钢板或拉力螺丝钉固定,亦可选用髓内钉。有严重移位或感染者则以骨外固定器固定为佳。固定材料要有足够的强度和刚度,有一定的弹性,以保证早期的坚强固定,满足关节功

能活动的要求,负重后有利于骨断端的压应力传导。

一、加压钢板固定术

(一)手术适应证

胫骨斜形、蝶形、螺旋形骨折手法整复外固定不满意及胫骨骨折合并神经血管损伤者。或骨折不愈合、畸形愈合影响功能者。

(二)麻醉与体位

硬脊膜外阻滞麻醉。仰卧位,患肢小腿适当垫高。

(三)手术步骤

1. 切口与显露　在小腿前外侧以骨折为中心做长弧形切口,长度与钢板相当。切开皮肤、皮下组织、深筋膜,将皮瓣向前内侧牵开,在胫骨前嵴向外后处钝性剥离并推开胫外侧肌群,暴露骨折远、近端,断端处骨膜做少许剥离。

2. 复位与固定　清除骨折端间的积血,若为陈旧性骨折,需清除骨折断端间的纤维骨痂组织,使之形成新鲜骨折创面。助手牵引,术者用骨膜剥离器撬拨或持骨钳提起复位,选择一适合的 4~6 孔钢板,长斜形或螺旋骨折,应根据骨折线走向选择 6 孔或 7 孔钢板。放置在已推开骨膜的胫骨前外侧面,三爪持骨器固定。用骨钻钻好骨孔,拧入相应的螺丝钉固定。使用钢板固定切忌对侧有骨缺损,如为蝶形骨折,应先将蝶形骨折片用螺丝钉或钢丝固定(图 19-21),骨折片小难以固定,应及时做髓内植骨。内固定钢板切不可置于胫骨的前内侧面,因没有足够的软组织覆盖。

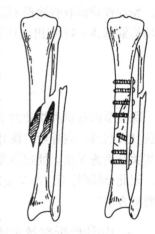

图 19-21　胫骨骨折钢板固定

胫骨干骨折合并腓骨骨折,腓骨因负重少,其骨折可不予处理,亦可复位后用克氏针做髓内逆行穿针固定。

彻底止血,检查固定情况,常规放置橡胶管引流,生理盐水冲洗,骨膜理顺摊平,逐层缝合。切口缝合切忌有张力。

(四)术后处理

术后用小腿石膏托固定,切口愈合后可更换小夹板外固定。术后摄 X 线片。尽早开始膝关节不负重功能活动。

二、交锁髓内钉固定术

(一)手术适应证

适用于各种类型的胫骨干骨折。

(二)术前准备

术前根据健侧胫骨 X 线正位片选择长度及外径合适的髓内钉。

(三)麻醉与体位

硬脊膜外阻滞麻醉。仰卧位,先做跟骨牵引,将牵引钉固定在手术台远端。用一软垫放在大腿远侧下面,将患肢置于屈膝 90°、屈髋 45°位。

(四)手术步骤

1. 切口与显露　沿髌韧带内侧缘做 5~6cm 长切口,切开皮肤至骨膜下,向外侧剥离,将髌韧带拉向外侧,显露胫骨粗隆。

2. 复位与固定 在胫骨结节接近髌韧带处用骨锥凿一髓腔入口。随后改用可屈性弧形球头导针插入近侧髓腔,在电视透视下,使其通过骨折端,进入远端骨折髓腔内,直到远端骨骺部。套入可屈性髓腔扩大器逐级扩大髓腔,至髓腔直径比选定的髓内钉直径大1mm。拔出球头导针,插入直形导针,使远端达远端骨骺中央。取打拔器以支持髓内钉打入近侧骨髓腔内,整复骨折,继续打入髓内钉,使之通过骨折端进入远端骨髓腔内,拔出导针。瞄准器上的T形导向器指引下做一长约1cm的皮肤切口,骨锥在前面皮质上开孔,拧入合适的螺丝钉,同法由内向外拧入另一加锁螺丝钉。然后用远端瞄准器,拧入两远端加锁螺丝钉。手术时粉碎骨片要尽量保留,以免形成大块骨缺损,造成后期处理困难。

彻底止血,生理盐水冲洗,逐层缝合。

(五)术后处理

稳定的骨折术后即可活动关节,并可扶拐部分负重。不稳定骨折,应避免过早活动负重。粉碎性骨折有骨缺损不能修复时,应避免早期负重,可用长腿石膏固定4~6周,适当进行功能锻炼,8~12周出现连续骨痂后逐渐负重行走。

第八节 踝部骨折

踝关节由胫骨和腓骨的下端与距骨构成。踝部骨折包括内踝骨折、外踝骨折、内外踝双骨折、后踝骨折、内外后三踝骨折、胫骨下端T形骨折等。这类骨折都是关节内骨折,可严重破坏关节面的平整。处理不当,可能遗留创伤性关节炎,造成踝部疼痛,甚至下肢功能受影响。因此,踝部骨折应准确复位,恢复关节面的光滑。手术开放复位内固定是治疗踝部骨折重要的方法。

一、内踝骨折螺丝钉固定术

(一)手术适应证

内踝骨折经手法复位失败者,或陈旧性内踝骨折。

(二)麻醉与体位

硬脊膜外阻滞麻醉。仰卧,患肢略屈髋屈膝外旋位。

(三)手术步骤

1. 切口与显露 取内踝前下方切口,自内踝尖端上方3cm胫前肌内侧缘,沿内踝前缘,下行至内踝下方1cm处弯向后至内踝的后缘线。切开皮肤、皮下组织及深筋膜,形成一近似弧形的切口。皮瓣向后方牵开,暴露骨折远近端。

2. 复位与固定 清除骨折端积血及骨折碎片,将骨折准确复位,使关节面光滑一致,用巾钳夹住固定。在内踝下端三角韧带上纵向切一小口,显露内踝尖端,用一骨钻自内踝尖端斜向近段的外上侧约45°角钻一骨孔,拧入长度合适的螺丝钉固定之(图19-22)。也可用1~2枚克氏针按上

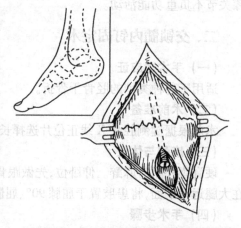

图19-22 内踝骨折螺丝钉固定

述方向钻入固定,将针尾弯曲后埋于皮下组织内即可。若踝尖骨折块很小,固定困难,又影响踝关节面平整者,可行局部小骨片摘除。

冲洗伤口,分别把三角韧带、皮下组织、皮肤逐层缝合。

（四）术后处理

术后小腿石膏托外固定,切口愈合后改石膏靴或超踝关节小夹板外固定。4～6周后,可去除外固定,扶拐下地活动。

二、外踝骨折螺丝钉固定术

（一）手术适应证

外踝骨折经闭合手法复位失败者,或陈旧性外踝骨折。

（二）麻醉与体位

硬脊膜外阻滞麻醉。侧卧或60°斜侧卧位,患肢向上并略屈髋屈膝。

（三）手术步骤

1. 切口与显露　自外踝上方约3cm处开始,沿腓骨前缘向下,至外踝下方0.5～1cm处弯向后方,至相当于外踝后缘线止。切开皮肤、皮下组织、深筋膜,形成一近似弧形的切口。注意不要损伤胫后动脉及胫神经。把跟腱及皮肤向外后方牵开,即可暴露骨折的远近端。

2. 复位与固定　清除骨折端积血及骨折碎片。如陈旧性骨折,则用刮匙把骨折端表层的肉芽组织及纤维骨痂刮除,形成一个新鲜骨折创面。然后将骨折准确复位,使关节面光滑一致,用巾钳夹住固定并维持。自外踝尖部侧面斜向内上方经骨折线钻一骨孔,拧入长度合适的螺丝钉固定(图19-23)。也可用1～2枚克氏针按上述方向钻入固定,将针尾弯曲后埋于组织内即可。若踝尖骨折块很小,固定困难,又影响踝关节面平整者,同样可行局部小骨片摘除。

冲洗伤口,逐层缝合。

（四）术后处理

同内踝骨折螺丝钉固定术。

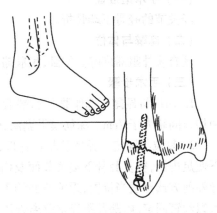

图19-23　外踝骨折螺丝钉固定

三、三踝骨折螺丝钉固定术

（一）手术适应证

三踝骨折。

（二）麻醉与体位

硬脊膜外阻滞麻醉。仰卧,患肢略屈髋屈膝。术中根据需要适当调整体位。

（三）手术步骤

1. 切口与显露　内踝切口同内踝骨折螺丝钉固定术,外后侧显露可在腓骨后缘做一直切口。充分显露内踝骨折及内侧关节间隙,清除影响复位的碎骨片及软组织。做腓骨下端后外侧切口,切开皮肤及深筋膜,骨膜剥离器剥离肌肉和胫骨后侧骨膜,显露后踝骨折片。

2. 复位与固定　整复后,以1～2枚克氏针固定。取适当的螺丝钉拧入,使骨折片之间加压嵌插(图19-24)。内、外踝骨折复位固定见内踝骨折螺丝钉固定术和外踝骨折螺丝钉固定术。

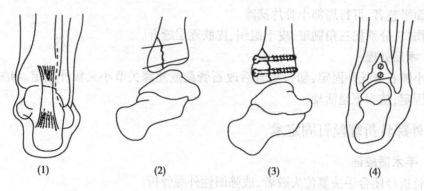

图 19-24 三踝骨折切开复位内固定术手术步骤

（四）术后处理

同内踝骨折螺丝钉固定术。

四、经关节的胫骨下端骨折 L-梯形钢板固定术

（一）手术适应证

经关节的胫骨下端骨折。

（二）麻醉与体位

硬脊膜外阻滞麻醉。仰卧,患肢略屈髋屈膝。

（三）手术步骤

1. 切口与显露 选作腓骨远端后内侧直切口及胫骨嵴远端外缘切口,绕至内踝下方。两切口间距大于 7cm。深筋膜下剥离,牵开,显露胫腓骨下端及踝关节。

2. 复位与固定 先整复腓骨骨折,恢复其长度,以 6 孔梯形钢板固定于后外侧。于牵引下使足内翻,整复胫骨下端关节面及内踝骨折,骨缺损用髂骨块填充,以克氏针固定。于胫骨外前方选择适当位置,距关节面约 1cm 处用骨刀开一骨槽,打入 L-梯形钢板的 L 端。拧入螺丝钉固定,内踝及不稳定游离骨片加用拉力螺丝钉固定（图 19-25）。

冲洗伤口,逐层缝合。

（四）术后处理

基本同内踝骨折螺丝钉固定术。

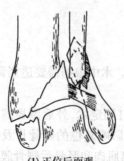
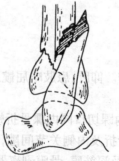

(1) 正位后面观   (2) 侧位示骨折移位情况

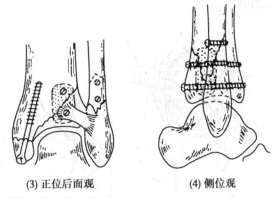

(3) 正位后面观　　　　　　　　(4) 侧位观

图 19-25　经关节的胫骨下端骨折切开复位固定术手术步骤

第九节　距骨骨折

距骨骨折易引起不愈合或缺血性坏死,应及早诊治。根据骨折的类型及具体情况不同,采取相应治疗措施。

（一）手术适应证

经闭合手法复位及外固定失败的距骨骨折,开放性距骨骨折。

（二）麻醉与体位

硬脊膜外阻滞麻醉。仰卧,患肢略屈髋屈膝外旋位。

（三）手术步骤

1. 切口与显露　取踝关节前内侧切口,自内踝前上方胫前肌内侧缘,向前下延至舟骨内侧面,长约8cm,呈一近似弧形的切口（图19-26）。切开皮肤、皮下组织、深筋膜及关节囊,皮瓣及胫后肌腱向后方牵开,即可充分显露距骨头及颈体部,骨折远近端。

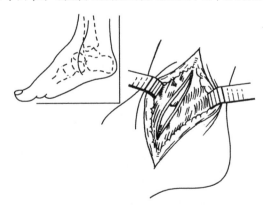

图 19-26　切口及显露距骨

2. 复位与固定　暴露骨折端后,冲洗干净,用骨膜剥离器撬拨骨折端,同时结合手法使骨折复位。再用巾钳暂时固定,在距骨颈内侧非关节面处经颈部及体部向后外钻一孔,拧入一适合的螺丝钉（图19-27）。如术中发现周围的韧带、关节囊也有严重损伤,可将距骨用螺丝钉固定后,再切除跟距关节面,使之融合。严重粉碎性骨折,无法复位固定者,可将粉碎的距骨全部摘除,行胫骨与跟骨融合术。

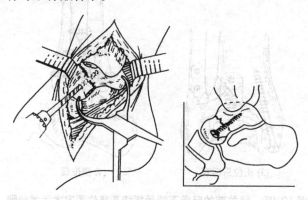

图 19-27　距骨骨折螺丝钉内固定

彻底止血,冲洗伤口,逐层缝合。

(四) 术后处理

用螺丝钉固定者,小腿石膏托固定 8 周。关节融合者,小腿管形石膏固定 12 周。并经 X 线摄片,确认骨折已临床愈合后,方可拆除石膏及负重行走。固定期间要注意肢体功能锻炼。

❓复习思考题

1. 闭合复位三翼钉内固定术的术后主要并发症有哪些?
2. 股骨干骨折内固定的基本原则是什么?
3. 股骨髁上骨折术后如何处理?
4. 胫骨平台骨折应如何内固定?
5. 胫骨干的骨折内固定原则有哪些?

(段建明)

228

第二十章 四肢关节脱位与损伤的手术治疗

 学习要点

1. 关节切开复位术的手术适应证。
2. 陈旧性肩关节前脱位、陈旧性肘关节脱位手术步骤。
3. 膝关节游离体摘除术的适应证与操作要点。

四肢创伤性关节脱位分类,根据受伤到整复的时间分为新鲜脱位和陈旧性脱位。脱位 3 周后,破裂的关节囊已经瘢痕愈合,关节囊内的血肿机化,为陈旧性脱位。新鲜脱位大多数可采用手法整复外固定治疗。陈旧性关节脱位,特别是时间较长的陈旧性脱位,因周围软组织挛缩,手法复位较困难,如强行手法整复,易引起并发症,故以手术治疗为宜。骨折伴脱位以及合并血管、神经损伤者,因手法整复困难,或手法整复可能加重损伤,亦多需手术治疗。

 知识链接

创伤性关节脱位的手术方法包括切开复位术、关节成形术、人工关节置换术、关节融合术、截骨矫形术等。可根据损伤部位、损伤类型以及患者的年龄、职业等选择手术方式。

第一节 陈旧性肩关节前脱位

(一)手术适应证

肩关节脱位 3 周以上未能复位者,应尽快施行手术切开复位。

(二)麻醉与体位

全身麻醉。仰卧位,术侧肩部垫高。

(三)手术步骤

1. 切口与显露 采用肩关节前内侧弧形切口。由锁骨中、外 1/3 开始,沿胸大肌和三角肌间沟向下切开,在胸大肌和三角肌间分离找到并保护好头静脉。牵开肌肉后可触及喙突,沿喙突向下分离肱二头肌短头和喙肱肌并将其拉向内侧,即可见到脱位的肱骨头。在肩胛下肌止端切开该肌,切开关节囊,切断喙肱韧带显露肩关节。

2. 关节内处理 仔细分离、清除肱骨头周围的瘢痕组织,使其充分游离,扩大关节囊切口暴露关节盂,清除关节盂内的纤维肉芽组织,注意勿损伤关节软骨。

3. 复位 试用 Kocher 法复位。在屈肘位牵引患肢,维持在外展位,逐渐外旋,助手推压肱骨头向外,当肱骨头抵达关节盂前唇时,再内旋内收患肢,即可复位。复位时操作要轻柔,避免发生肱骨外科颈骨折。复位后,如关节欠稳定,可用 2 枚粗克氏针,经外科颈外侧向内上穿过肱骨头,进入关节盂,将肩关节固定在外展 60°,前屈 30° 及轻度内旋位。术后加用外展架外固定。

4. 关闭切口　生理盐水冲洗伤口后,彻底止血,缝合关节囊及断裂的肩袖组织。逐层缝合伤口,放置橡胶管引流。

（四）术后处理

患肢肘、腕关节可在外展架上进行功能锻炼。克氏针固定者可于 3 周后拔针,开始肩关节功能锻炼。术后 4～6 周可拆去外展架。

第二节　陈旧性肘关节脱位

（一）手术适应证

肘关节脱位超过 3 周,手法整复失败者;或肘关节前脱位合并关节内骨折者。

（二）麻醉与体位

臂丛阻滞麻醉或全身麻醉。仰卧位或健侧卧位。

（三）手术步骤

1. 陈旧性肘关节后脱位切开复位术

（1）切口与显露:肘关节后外侧切口,自尺骨鹰嘴上、正中向下绕过鹰嘴外侧,至鹰嘴下。切开皮肤和深筋膜,于肱三头肌腱内侧分离并保护好尺神经,于肱三头肌腱距边缘 2～3mm 处做 V 形切开,至鹰嘴止端,向下牵拉并翻转。显露关节囊并切开之,暴露肱骨远端、尺骨鹰嘴及桡骨小头。

（2）清除瘢痕与复位:清除肱骨下端鹰嘴窝及尺骨半月切迹内的纤维瘢痕组织。试行复位,如复位困难,肱骨下端两侧及前方粘连严重,或关节周围有骨痂形成,应充分剥离和清除,方可复位。

（3）缝合切口:在屈肘位缝合肱三头肌,逐层关闭切口。

2. 陈旧性肘关节前脱位切开复位术

（1）切口与显露:切开皮肤,游离并保护好尺神经。切开肱三头肌腱及关节囊,显露肱骨下端、尺骨鹰嘴及桡骨小头。

（2）清除瘢痕与复位:切除周围的瘢痕组织和骨痂。仔细剥离鹰嘴及桡骨小头前方,注意避免损伤血管、神经。有尺骨鹰嘴骨折或肱骨内上髁骨折时,将骨片复位。关节周围充分游离松解,关节内清理后即行复位。推压尺、桡骨近端向后方,或前臂内旋位将尺、桡骨近端推向内后,待尺骨鹰嘴及桡骨小头回复至肱骨后方时,牵引前臂,屈肘,即可复位。

（3）缝合切口:逐层缝合切口。

（四）术后处理

术后前臂中立位长臂石膏托屈肘 90° 固定。3～4 周后去除石膏外固定,拆线。加强患肢功能锻炼。

第三节　膝关节游离体摘除术

关节内的游离体又称之为"关节鼠",可发生在四肢的关节,但以膝关节较为多见。一般由大骨节病、滑膜骨软骨瘤、骨关节炎、解离性骨软骨炎等病所产生。其数目多少不等,大小不一,形状各异。由于游离体的存在,妨碍关节活动及造成关节面损伤,所以摘除游离体的目的也是在于消除这一造成损伤的机械性因素。

（一）手术适应证

游离体存在于膝关节中,引起关节疼痛,产生关节交锁现象,或合并创伤性关节炎者,应行手术摘除。

如有游离体存在,位置固定,不影响功能,无症状者,可不做摘除术。

（二）术前准备

术前摄膝关节X线照片,以了解游离体存在之数目和位置。如明确仅有一两个游离体,且游动性较大,时而在皮肤可触摸清楚,时而又进入关节深处者,在作好手术摘除的准备后,设法让游离体移近表浅的部位。皮肤消毒,用无菌注射针头,经皮肤刺中游离体,将其固定,或用布巾钳连皮肤带游离体一并钳住,然后再正式手术。

（三）麻醉与体位

游离体数目少,而且能使之固定者,可用针刺麻醉或局麻。如数目多者,采用腰段硬膜外麻或腰麻。体位取仰卧位。

（四）手术步骤

1. 切口与暴露　如已在术前予以固定的一两颗游离体,可在最近游离体的皮肤处做切口,直接把皮肤、皮下组织、筋膜及关节囊一并切开,显露游离体。这样切口小,手术简单。如果游离体数目较多,或位置不固定者,一般可用膝前内侧纵向切口,切开皮肤、皮下、筋膜及关节囊,显露关节腔。

2. 摘除游离体　已被固定的游离体,关节腔切开后便清楚地暴露,用止血钳或有齿钳(皮肤钳)把游离体钳夹住,即可摘出。如未予以固定的游离体,在关节腔内,当关节囊切开后,稍屈膝关节,使前侧关节间隙张开,便可看到关节内的游离体,将其一一钳出。对于在关节后侧不易看到的,可将膝关节做被动伸屈活动,或用手在后侧向前推挤,或向关节腔内加压注入大量生理盐水冲击等方法,使游离体向切口移动,以便取出。

隐藏于关节后部的游离体难以取出时,可在膝后侧另做一补充切口,进入膝关节后将其取净。

3. 修整关节面　游离体全被摘除后,检查关节软骨面,如有软骨面部分剥脱,或增生成骨刺等,可用手术刀将其切平。

滑膜骨软骨瘤病,其游离体常达数十个,多发生在髌上囊。对此,除摘除现存的游离体外,还应把髌上囊和部分膝关节腔的滑膜切除。

4. 缝合切口　用生理盐水将关节腔冲洗干净,彻底止血后,逐层缝合。

（五）术后处理

术后用弹力绷带加压包扎,如关节腔内积血积液过多者,可做穿刺抽吸。

复习思考题

1. 试述陈旧性肩关节前脱位的手术操作。
2. 陈旧性肘关节脱位切开复位术后应如何处理?
3. 膝关节游离体摘除应注意哪些问题?

（黄振元）

第二十一章 脊柱与骨盆损伤的手术治疗

 学习要点

1. 脊柱骨折、脱位的手术适应证。
2. 椎板切除减压术的适应证、手术操作与术后处理。
3. 腰椎间盘突出症、腰椎管狭窄症手术治疗的适应证与禁忌证、常用手术操作要领。
4. 骨盆骨折的内固定术与髂内动脉结扎术。

第一节 脊柱骨折、脱位合并截瘫

一、概述

脊柱骨折、脱位合并截瘫通常进行手术医治,手术治疗包括切开复位、椎管减压及内固定。手术目的在于尽可能对骨折或骨折-脱位进行解剖复位,去除一切致压物,消除一切可能继续对脊髓造成损害的因素;重建脊柱稳定,力促早日功能康复,对不能恢复的残障也要有计划地全面进行康复。

(一)术前准备

术前应制订详细的手术计划,包括手术入路及手术方法等,手术方法的选择以安全、操作简单、减压彻底、固定可靠为原则。对任何手术患者都要求术前生命体征稳定,特别对高位截瘫患者,要保持呼吸道通畅,观察呼吸方式及频率、血压及末梢循环等有无变化,必要时采取及时有效的改善措施。

(二)手术适应证

1. 开放性脊柱损伤并有异物存在者。
2. 椎体爆裂骨折或骨折脱位,有骨折碎片或椎间盘内容物侵入椎管者。
3. 脊椎中、后柱损伤有椎板、椎弓根或关节突骨折碎片侵入椎管或脊椎中、后柱遭受破坏需要进行稳定手术者。
4. 关节突跳跃征经颅骨牵引不能恢复者。
5. 脊椎中、后柱遭受破坏需要进行稳定手术者。
6. 脊柱骨折后截瘫平面上升,症状逐渐加重者。

(三)脊柱手术入路的选择

对脊椎骨折或骨折脱位合并脊髓损伤决定采用手术治疗时,应根据损伤程度、损伤与椎管的关系,并结合解剖部位及患者的耐受性等情况选择前侧、后侧、前外侧或后外侧显露途径。手术入路的选择以满足手术目的为原则。无论选择何种入路,术前必须明确定位手术椎体,可用金属针头及亚甲蓝标志定位,以免发生手术部位错误。手术操作显露要广泛,探查要全面细致。

(四)脊髓损伤的术后处理

对脊椎骨折脱位合并脊髓损伤患者术后要进行周密的处理,包括脱水、输液及抗感染等。要采取积极措施,以预防可能出现的合并症,如压疮、尿路感染、呼吸道功能障碍等。鼓励患者尽早主动活动未被累及或仍残存部分功能的肢体,并帮助被动活动瘫痪的肢体,预防肢体深静脉血栓形成、肌肉萎缩,为术后康复创造良好的条件。

 知识链接

脊髓震荡和脊髓休克

脊髓震荡指脊髓损伤后出现短暂性功能抑制状态。显微镜下仅有少许水肿,神经细胞和神经纤维无明显破坏现象。伤后损伤平面以下立即出现迟缓性瘫痪,经数小时至两天,脊髓功能即开始恢复,且日后无后遗症。

脊髓休克是脊髓遭受严重创伤和病理损害时发生的功能暂时性完全抑制。伤后立即发生,以迟缓性瘫痪为特征,各种脊髓反射包括病理反射消失,二便功能丧失。可持续数小时至数周。脊髓休克结束后,如果损伤平面以下仍然无运动和感觉,说明是完全性脊髓损伤。

二、椎弓根内固定术

椎弓根固定形式多样,有:①钢板加螺丝钉,即所谓板系统,如 Steffee、Roy-Camile、AO、Louis 等;②螺纹棒加螺丝钉,即棒系统,如 Dick(图 21-1)、C-D、R-F(图 21-2)、AF 等。

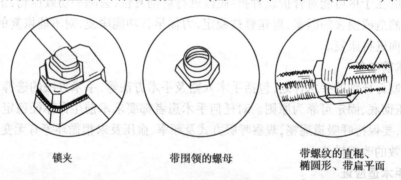

锁夹　　　　带围领的螺母　　　　带螺纹的直棍、椭圆形、带扁平面

图 21-1 Dick 手术器械

(一)适应证
胸腰椎不稳定骨折;脊柱侧突畸形、脊柱肿瘤及其他需做脊柱融合者。

(二)禁忌证
患者全身状况不好,如创伤后休克尚未纠正,或合并胸、腹部脏器损伤,颅脑损伤的患者。

(三)术前准备
除常规术前准备外尚需准备椎弓根内固定特殊手术器械及工具,包括内固定椎弓根的螺丝钉、螺杆、锁夹、螺母以及 T 形杆、手钻等(图 21-3)。备小型 X 线机或 C 型臂 X 线机。

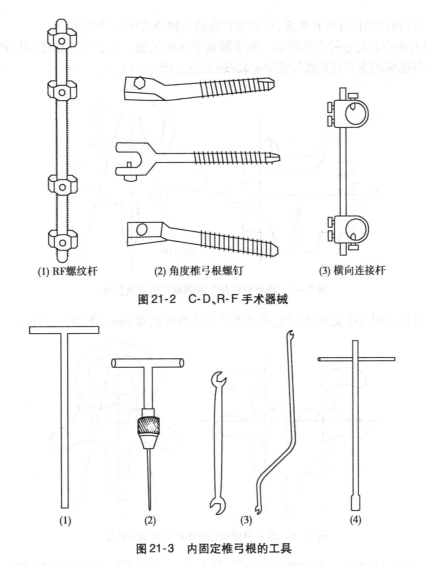

(1) RF螺纹杆　　　(2) 角度椎弓根螺钉　　　(3) 横向连接杆

图 21-2　C-D、R-F 手术器械

(1)　　　(2)　　　(3)　　　(4)

图 21-3　内固定椎弓根的工具

（四）麻醉与体位

硬脊膜外阻滞麻醉、气管插管或静脉复合全身麻醉。俯卧位。两上肢置于身体侧方，头偏向一侧。脊柱损伤部位对准手术台桥处，并于胸、腹两侧各垫软枕。

（五）手术步骤

以 T_{12}、L_1 骨折脱位合并截瘫为例。

1. 切口与显露　以骨折椎体为中心做背正中切口，长约 12～14cm。切开皮肤和皮下组织，于棘突中线切开棘上韧带，骨膜剥离器沿棘突及椎板行骨膜下剥离。此时应注意防止骨膜剥离器通过破裂椎板误入椎管，损伤脊髓。剥离到两侧横突后，伤口内用干纱布填塞止血。用自动牵引器向两侧牵开骶棘肌，即可显露椎板及上、下关节突和横突根部。

2. 骨折脱位的复位　在手术台上将脱位或压缩的脊椎行后伸整复。非手术人员将患者的两肩和两腿分别向上、下牵引，术者用持骨器夹住脱位椎体的棘突，用一持骨器向前推动后突的椎体，用另一持骨器向后拉动前移的椎体，使之复位，并照 X 线片或透视确认。

3. 探查脊髓　根据术前检查及术中所见，清除血肿、碎骨片、椎间盘等，探查脊髓，如有必要,应切除损伤部位棘突和椎板,以解除对脊髓或神经的压迫,彻底减压。

4. 椎弓根螺丝钉进针点的确定 此步骤是手术的关键。如手术在腰椎,其进针点位于上关节突外侧缘的垂直延长线与横突中轴线的交点(图21-4)。

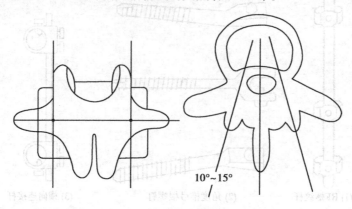

图21-4 椎弓根螺丝钉在腰椎进钉点定位法

胸椎进钉点则在小关节面下缘,距关节面的中线外侧缘3mm处(图21-5)。

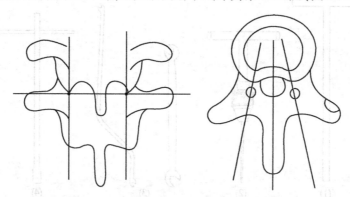

图21-5 椎弓根螺丝钉在胸椎进钉点定位法

确定进钉点后,在该点咬去部分骨皮质,钻入2mm的克氏针,正确的进针方向应与椎体的终板平行。由于胸椎后凸及腰椎前凸的原因,不同脊柱节段进针时,其针尾端向头侧或足侧倾斜的角度(F角)应有所不同,以确保进针与椎板终板平行。此外进针方向在椎体横断面上与棘突中线还必须保持一定的夹角(E角),一般是10°~15°(图21-6)。可用X线透视或照片来确定导入的位置是否正确。

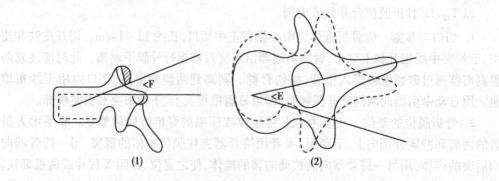

(1) (2)

图21-6 螺丝钉进入椎弓根的方向

5. 固定方法

(1)Dick技术:经证实导入位置准确后,拔出克氏针,用手摇钻按克氏针导入方向及角度钻一通道,顺通道拧入椎弓根螺丝钉,以不穿过椎体前缘的骨皮质为宜。螺丝钉拧入完毕,再用X线检查螺丝钉位置是否准确。上螺棒棍前应检查锁夹及垫圈的位置是否正确,注意锁夹上的钳夹器不能旋转180°,锁夹上有放射状纹的面相对合,这样在撑开或加压时可控制其旋转。由于压力在椎弓根螺丝钉上,所以带螺纹的直棒应放在棘突与椎弓根螺丝钉的中间,棒的扁平面向上及朝向椎板,以便锁住内固定物(图21-7)。此技术操作要点是,将螺丝钉尾端相互靠近时,椎体前面逐渐被撑开,即可恢复脊柱的正常曲度,纠正后凸畸形。如果椎体后缘完整,在纠正后凸畸形的过程中,内螺母可以沿着螺纹棒自由移动。

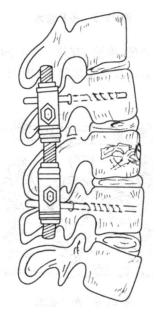

图21-7 Dick手术内固定后

(2)R-F技术:R-F系统意为脊柱复位、固定系统。手术器械包括:①椎弓根螺丝钉直径6.25mm,有0°、5°、10°、15°角度,利用钉杆角发挥其轴向撑开力,令压缩椎体复位,此为R-F特点;②金属螺棒,并配有螺帽以固定椎弓根螺丝钉;③横向连杆,连接两根螺棒,使呈框架式;④反向扳手等,可对消螺丝钉角度,使螺丝钉在拧入时直线前进,避免摆动。此技术操作要点是,钻孔点在腰椎为上关节突外缘与横突中心线的交点,在下腰椎可切除横突尖端少许骨质,在断端的下内方钻入,钻孔方向为向内倾斜15°~20°,由于螺丝钉较粗,故钻入点不要内移,水平面与终板平行,如在下胸椎稍向尾端倾斜5°;安置螺棒及横向连杆后,先拧紧椎弓根螺丝钉两侧的螺帽,利用角度螺丝钉恢复前柱高度和生理前突后,对称将上、下椎弓根螺丝钉向两端撑开,均匀撑开三柱(图21-8)。

(3)C-D技术:①用于胸腰椎骨折时使用椎弓根钩,尾部呈凹形,可装上钩栓,以固定金属棍;②金属棍表面呈颗粒状隆起,纵向负荷大,可在任何部位固定椎弓根钩;③具有横向连接装置(DTT),使整个结构呈框架式。此技术操作要点与R-F技术操作要点类同。

(4)A-F技术:A-F系统由正反螺纹角度螺栓、正反螺纹套筒、自锁椎弓根螺丝钉及横连

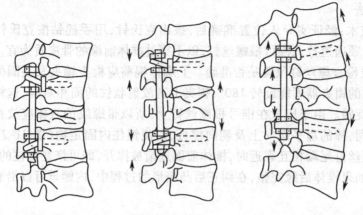

图 21-8 R-F 技术

杆组成。其特点为结构简单、调节方便、准确、有效。A-F 同样具有 R-F 角度螺丝钉的精确性、坚固性、三维空间的可调节性,且其操作更加简单(图 21-9)。

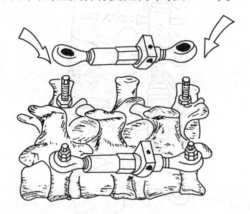

图 21-9 A-F 技术

6. 椎体内植骨 必要时经椎弓根行椎体内植骨。方法是:在骨折椎体的一侧或双侧椎弓根处钻 6mm 口径的孔道,通过此孔,将漏斗和植骨器插进椎体骨折处,并植入自体的松质骨。目的是通过植骨填充骨缺损,促进椎骨愈合,尽快稳定椎体,避免内固定物上有过度的压力。

最后,清点物品、器械,生理盐水冲洗切口,放置负压引流管,逐层缝合,关闭切口。

（六）术后处理

术后卧硬板床。24～48 小时拔出引流管,制动两周。穿支具 3～6 个月,以免螺丝钉折弯或折断。9～12 个月可视患处情况,去除内固定物。若无症状,内固定物可不予去除。

三、椎板切除减压术

（一）适应证

1. 脊髓和神经根开放性损伤。

2. X 线片或 CT 片显示椎体骨折脱位并见椎板或关节突骨折,骨折碎片向前移位挤压脊髓。

3. 脊柱骨折脱位合并截瘫,奎肯施泰特试验有梗阻,或脊髓外伤后影像学检查虽未见骨折脱位,但截瘫存在且逐渐加重者。

4. 不全截瘫患者,脊髓受压症状和体征有进行性加重者。

5. 陈旧性脊柱骨折脱位合并截瘫患者,奎肯施泰特试验有梗阻,症状和体征进行性加重者。

（二）禁忌证

患者全身情况差,有创伤性休克,或同时合并胸腹内部脏器、颅脑损伤;虽患者脊髓损伤为完全横断,但骨折已经复位,且脑脊液通畅者。

（三）术前准备

除一般准备外,尚需准备深、浅椎板自动牵开器,直、弯、大、小双关节椎板钳等器械。

（四）麻醉与体位

局部浸润麻醉或气管插管全身麻醉。俯卧位,两上肢置于身体侧方,头偏向一侧。脊柱损伤部位对准手术台桥处,并于胸、腹两侧各垫软枕。

（五）手术步骤

以胸腰段手术为例。

1. 切口与显露 见椎弓根内固定术。

2. 切除椎板 切除损伤区2~3个棘突时,先将上位或下位棘突邻近之一棘间韧带用骨剪剪断,再用双关节骨剪自棘突根部剪断之,直到将损伤区邻近的2~3个棘突剪除。在剥离受伤椎体棘突旁骶棘肌时,动作要轻柔,不可粗暴,不能向下施加过大压力,以免加重神经损伤。切除椎板时宜由远近两端向中心部位进行。用椎板咬骨钳咬除部分椎板,在能达到减压目的的情况下,不宜过多切除棘突和椎板。椎板咬除后即可显露黄韧带的一部分,将黄韧带提起,用尖刀做纵切口,直至露出硬脊膜外脂肪。用神经剥离器将硬脊膜拨开,将显露的黄韧带切除。若硬脊膜后方静脉丛出血,可钳夹结扎,若出血来自脊髓两侧,可用明胶海绵或湿棉片压迫止血,骨面出血可用骨蜡塞压止血。

3. 探查脊髓 切除椎板后,推开及清除硬脊膜外脂肪,用生理盐水冲洗,可见受压的硬脊膜呈紫红色、无光泽。观察有无松动骨片刺入脊髓,脊髓有无受压,硬脊膜有无撕裂,脑脊液有无外漏等。碎骨片及异物均应一一取出。观察脊髓表面有无搏动,如搏动正常,说明脊髓受压因素已经解除。如有骨折脱位畸形,即进行复位,而后对脊髓损伤情况再做进一步处理。检查脊髓时,不能用吸引器在脊髓表面直接吸引或用纱布擦拭脊髓背面,以免加重脊髓损伤或遗留异物。

对有脊髓损伤者,除确有感染存在或确知脊髓已完全横断者外,均需切开硬脊膜探查脊髓。先在硬脊膜探查部位做上下两个左右相对应的缝线,作为牵引线,而后在牵引线之间的硬脊膜正中线用尖刀纵向挑开硬脊膜,注意勿伤及其下的脊髓。探查脊髓时,要观察脊髓的颜色、光泽及有无粘连,脊髓是否完全横断,是否有挫伤、肿胀、出血,软脊膜动脉是否搏动,静脉是否充血及怒张。脊髓坏死时,该段即全部或部分呈糊状,稍压即有溢出。若硬脊膜腔内压力增高,说明脊髓肿胀,应行广泛硬脊膜切开术,上下两端应超过肿胀范围,术后给予脱水治疗。如无脊髓肿胀,且蛛网膜未切开,则通过硬脊膜的切口,用8号导尿管轻轻地向上、下两端推送5~6cm,以了解是否存在梗阻。若脊髓破碎,可用生理盐水轻轻冲洗,待其漂离后吸出。如脊髓确已横断,应将两端挫灭的神经组织清除并止血。若马尾神经断裂,应尽可能做端端吻合。

4. 骨折脱位的复位　见椎弓根内固定术。复位成功的标志即各棘突之间的相对位置及自然弧度恢复。

5. 固定脊柱及缝合切口　见椎弓根内固定术。

（六）术后处理

术后患者仰卧位。给予足量的抗生素。定时翻身，定时开放留置的导尿管。观察感觉平面，若麻痹平面突然上升，可谨慎施行伤口穿刺。如穿刺有血液，说明伤口内出血形成血肿挤压脊髓，应立即开放伤口引流。如为脊髓水肿应给予脱水药物。对颈椎骨折脱位患者应密切观察呼吸、血压、脉搏等，发现问题及时进行对症处理。

第二节　腰椎间盘突出症

一、概述

腰椎间盘突出症是指由于腰椎间盘变性、纤维环破裂后，与髓核一起膨向后方或突（脱）出致椎管内脊髓或神经根受到压迫或刺激而出现的一系列临床症状。

大多数腰椎间盘突出症患者，通过非手术治疗可取得满意疗效，但少数患者需手术治疗。对这部分患者，适宜的手术治疗，能解除其痛苦，恢复劳动力。选择手术不当会带来严重合并症，增加患者痛苦，必须严格掌握手术适应证。

（一）手术适应证

1. 腰腿痛症状严重，影响日常生活、工作，经非手术治疗无效或不能接受非手术治疗者。

2. 有广泛肌肉萎缩、感觉减退以及马尾神经损害者，或有完全或部分瘫痪者。

3. 伴有严重的间歇性跛行，非手术治疗不能奏效者。

4. 合并腰椎峡部不连及腰椎滑脱者。

5. 反复发作者，对中青年可适当放宽手术指征，对老年及体弱者应从严掌握手术指征。

（二）手术禁忌证

1. 下肢出现病理反射如巴宾斯基征阳性、踝阵挛等。

2. 患者有神经衰弱表现，客观体征又不明显者。

3. 疑有脊柱结核或脊髓肿瘤者。

4. 局部皮肤或其他部位有感染病灶者，应控制感染后手术。

（三）手术方式及选择

目前开展较多的术式有：经皮穿刺椎间盘切除术、环锯钻孔椎间盘切除术、全椎板切除椎间盘摘除术、半椎板切除椎间盘摘除术、伴有椎间植骨的椎间盘摘除术、经椎间隙髓核摘除术（前路）。近年来，腰椎间盘人工髓核假体置换、显微椎间盘镜下椎间盘切除等方法的应用也越来越多。

1. 一般腰椎间盘突出病例，单纯髓核摘除术即可有较好的效果，可根据患者情况、术者经验和条件选择前路或后路单纯髓核摘除术、经皮穿刺髓核摘除等。

2. 合并腰椎不稳定或椎弓崩裂者，宜行前路髓核摘除术加椎体间旋转插入式植骨术。

3. 合并腰椎管狭窄者，选择后路髓核摘除术加椎管扩大术。

4. 严重粘连无法分离者,可通过切开硬脊膜囊摘除髓核。

5. 合并粘连性蛛网膜炎或马尾肿瘤者,后路髓核摘除术加蛛网膜下腔探查术或肿瘤切除术。

（四）手术入路

1. 经腹腔途径显露 L_4、L_5 及 S_1 椎体　取左下腹正中旁切口,自脐平面至耻骨上。切开皮肤、皮下组织,切开腹直肌前鞘,牵开腹直肌,切开腹直肌后鞘和腹膜,用盐水纱布垫分别将大网膜、肠管保护好并向上推开,用腹腔自动牵开器牵开,显露后腹膜。纵行切开后腹膜,并将其翻转,周边与前腹膜缝合固定数针,以防污染腹腔。将膀胱和子宫牵向下方,显露髂总动脉、静脉和骶骨岬。切断结扎骶正中动脉、静脉,显露 $L_{4~5}$ 及 L_5S_1 椎间盘。

2. 后侧全椎板显露途径　适用于后路椎板切除扩大椎管或椎管探查术、腰椎管狭窄症、腰椎间盘突出症等手术。沿腰背中线经棘突做纵切口,为帮助术中腰椎定位,必须显露出第 1 骶椎,切口长度一般自 L_3 至 S_1 棘突,必要时还可向上下延伸。切开皮肤、皮下组织,显露棘突及腰背筋膜,由远端向近端紧贴棘突中线锐性切开筋膜及棘突骨膜,用骨膜剥离器紧贴棘突及椎板行骨膜下剥离,依次将两侧骶棘肌推向外侧,直至小关节外缘,用干纱布填塞止血。用椎板牵开器将骶棘肌向两侧牵开,显露椎板。

3. 后侧半椎板显露途径　适用于已准确定位的腰椎间盘突出症的椎间盘切除或腰椎管狭窄症的减压。沿腰背中线经棘突做纵切口,一般长度为 L_3 至 S_1 棘突。如施行开窗法腰椎间盘摘除术,病变部位定位准确,可做 5cm 小切口,显露一个椎间隙即可。切开皮肤及皮下组织,显露棘突及腰背筋膜,锐性切开筋膜及棘突骨膜。骨膜剥离器紧贴棘突和半侧椎板行骨膜下剥离,直至椎间关节囊外侧,将骶棘肌推向外侧,用干纱布填塞止血后,用示指沿棘突、椎板伸入骶棘肌深面,椎板拉钩在示指导引下将拉钩的尖齿插在椎间关节外侧,牵开骶棘肌,将拉钩一端固定持续牵引,显露椎板。

二、经皮穿刺腰椎间盘切除术

（一）手术适应证

手术病例选择严格,适用于单纯性、诊断明确的各水平腰椎间盘突出症。

下列情况应视为禁忌:①脊髓圆锥与(或)马尾综合征者;②椎管内有炎症者;③神经功能障碍进展迅速者;④严重的根性麻痹;⑤出血素质者;⑥下腰椎不稳症为主者;⑦曾有椎管内手术史者;⑧老年、幼儿、孕妇或精神病患者。有以下情况应慎重选择:①合并有腰椎管狭窄症;②合并侧隐窝狭窄症;③中央型或中央旁型髓核突出或脱出。

（二）术前准备

除一般手术准备外,备好 X 线监视器。

（三）麻醉与体位

一般采用局部浸润麻醉。患者俯卧于可穿透 X 线的手术台上。

（四）手术步骤

1. 定位　原则上应术中透视定位,并不断旋转 C 臂来观察腰椎结构,待患者上下椎体平行,椎节清晰为止,于体表画出标志。

2. 穿刺及髓核造影　定位后再皮肤消毒,局部浸润麻醉。用 18 号带针芯穿刺针于骶棘肌旁呈 40°～45°角穿刺至椎间隙中心部,立即行髓核造影以确认后纵韧带是否破裂、髓核是否脱至硬膜外(图 21-10)。

3. 引入导针及扩张管　拔出针芯,将导针沿穿刺针孔插至针头部。用尖刀于导针经皮处切一小口,用小号扩张器套于导针外,并向深部插入,使针头部抵达纤维环的侧后方。此过程中应不断检查导针是否向深部移动,随时校正,切勿刺穿椎间隙。

4. 引入环锯　将扩张管尾部接头取下,接上引导管增加长度,再次确认导管头部位于侧后方的纤维环,沿导管插入环锯达该位置,拔出导管和扩张管。

5. 锯穿纤维环　用环锯将纤维环锯穿。如出现下肢放射痛,表明触及脊神经根,应调整位置(图 21-11)。

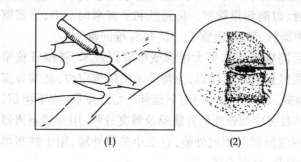
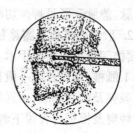

图 21-10　穿刺及髓核造影
(1)穿刺　(2)髓核造影

图 21-11　锯纤维环

6. 摘除髓核　通过切开的纤维环,用椎间盘镜检查,用髓核钳摘除破裂的髓核,与此同时尚可用动力刨切除或吸出髓核组织。切除干净后应再次用椎间盘镜检查。

7. 缝合切口　拔除导管,缝合皮肤。

(五) 术后处理

术后休息 3～5 天再逐渐下地活动。

三、"开窗"式髓核摘除术

(一) 适应证

定位准确、有明显临床症状和体征的腰椎间盘突出症。

(二) 术前准备

除一般手术准备外,必须作好椎体的准确定位,并拍摄腰椎正侧位 X 线片。

(三) 麻醉与体位

可选用局部浸润麻醉或硬脊膜外阻滞麻醉。俯卧位或侧卧位。采用俯卧位时,胸部及两髂前上棘用软垫垫起,并将手术台两端略折向下,使腰部前突略变平,腹部悬空。采用侧卧位时,患侧在上,腰部垫高,脊柱、髋、膝关节屈曲位。

(四) 手术步骤

1. 切口与显露　采用后侧半椎板显露途径。

2. 显露椎管　显露椎板后,准确定位椎体,必要时可行术中透视定位。用刮匙刮净黄韧带浅面的软组织,露出黄韧带的边缘,用尖刀沿椎板上缘切开黄韧带,直达硬脊膜外,用神经剥离器通过此孔轻轻剥离黄韧带深面的粘连,用生理盐水棉片放在硬脊膜上,以保护硬脊膜。钳夹切断的黄韧带,稍加牵引,切开黄韧带下缘部分,并沿其内侧纵向切开。以骨膜剥离器紧贴黄韧带下面,直至椎板间,将黄韧带切除。必要时,可用枪形咬骨钳咬去残留的黄韧带。为充分显露椎管,尚需咬去上位的部分椎板。

3. 摘除椎间盘　用神经剥离器上下分离神经根并牵开。此时,可见到发白的突出的椎间盘。在最膨起处用尖刀做"十"字形切开后纵韧带,用髓核钳取出病变椎间盘,并用刮匙刮除残余髓核和纤维环。

4. 缝合切口　取出压迫止血的棉片,生理盐水冲洗切口,彻底止血,放置引流后,依次缝合切口。

（五）术后处理

放置引流者,术后 24 ~ 48 小时拔除。卧硬板床,加强腰背部肌肉锻炼。拆线后,带腰围下地活动。

四、全椎板切除髓核摘除术

（一）适应证

1. 诊断明确的各型腰椎间盘突出症。

2. 合并有腰椎管狭窄,需同时减压者。

3. 合并椎体后缘骨赘或髓核钙化者。

4. 合并有腰骶段蛛网膜下腔粘连需行蛛网膜下腔松解者。

5. 诊断不清,有椎管探查适应证者。

（二）术前准备

同"开窗"式髓核摘除术。

（三）麻醉与体位

同"开窗"式髓核摘除术。

（四）手术步骤

1. 切口与显露　采用后侧全椎板显露途径。

2. 切除椎板　显露椎板及定位后,用枪形咬骨钳咬除相应棘突和椎板,为充分暴露,可咬除上下椎板的一部分,同时切除相应节段的黄韧带,显露硬脊膜和神经根。此时,应仔细探查神经根、硬膜囊、突出物等,仔细检查有否其他病变,避免漏诊和误诊。

3. 摘除髓核　髓核突出者,可用神经剥离器及棉片保护好周围,用尖刀做"十"字形切开后纵韧带,髓核钳将变性突出的髓核取出。如脱出髓核与硬膜囊粘连严重,应设法尽量分离松解,必要时,可切开硬膜囊和后纵韧带,彻底摘除髓核(图21-12)。

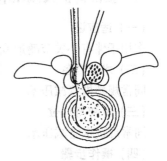

图 21-12　摘除髓核

4. 缝合切口　取出压迫止血的棉片,生理盐水冲洗切口,彻底止血,放置引流后,依次缝合切口。

（五）术后处理

同"开窗"式髓核摘除术。

第三节　腰椎管狭窄症

腰椎管因骨性或纤维性增生、移位导致一个或多个平面椎管腔狭窄,或先天性腰椎管发育不全,压迫马尾或神经根产生一系列症状者,称为腰椎管狭窄症。腰椎管狭窄症早期可选择非手术治疗。若非手术治疗难以奏效,则需手术治疗。手术治疗的目的是解除压迫马尾神经和神经根的狭窄因素。常用的手术方式有:单纯性黄韧带切除术、局限性腰椎管后方减压术、腰椎管减压术、椎管扩大减压术和腰椎管成形术。

一、常规腰椎管减压术

（一）适应证

适用于先天发育性腰椎管狭窄症和中央椎管狭窄等。

（二）术前准备

除脊柱手术常规准备外,应摄 X 线定位片。

（三）麻醉与体位

局部浸润麻醉或硬脊膜外阻滞麻醉。俯卧位,胸腹部垫软枕。

（四）手术步骤

1. 切口与显露　采用后路全椎板显露途径,长约 12～14cm。

2. 切除黄韧带　钳夹黄韧带将其提起,锐性分离并横形切断黄韧带,以便显露硬脊膜囊壁。方法见"开窗"式髓核摘除术。

3. 切除椎板　用咬骨钳自黄韧带缺口处,紧贴椎板内壁将椎板逐片咬除,直至硬脊膜囊显示满意为止。一般需切除 1～2 个椎体,有些病例需更多。两侧以不波及小关节为原则。切除椎板时,为了避免将硬脊膜囊撕裂,应不断用神经剥离器在硬脊膜与椎板之间进行松解。切除椎板、黄韧带减压后,用细导尿管紧贴硬脊膜囊表面向椎管上下方缓缓插入,如顺利且插入长度超过 8cm,注水流出通畅,表明减压符合要求。反之,则需继续扩大减压范围。

4. 缝合切口　冰盐水冲洗切口,清除碎骨片及术中止血用的棉片,彻底止血,放置引流物,逐层缝合切口。

（五）术后处理

卧床 10～14 天,腰围制动 8～12 周。必要时可应用脱水剂,预防手术局部的水肿反应。

二、腰椎管扩大减压术

（一）适应证

多用于伴有小关节畸形或增生及椎体边缘骨刺形成的严重椎管狭窄症者。

（二）术前准备

同常规腰椎管减压术。

（三）麻醉与体位

同常规腰椎管减压术。

（四）操作步骤

1. 切口与暴露　采用后路全椎板显露途径。

2. 扩大减压　在常规腰椎管减压术基础上,做进一步处理。凡小关节畸形或小关节增生以及边缘骨刺突向椎管者,一一将其切除。椎体后缘骨刺形成超过 3mm 以上,应用刮匙或骨凿去除。对钙化或骨化的椎间盘一并取出,髓核突出或脱出,将其摘除。合并髓核突出或脱出者,应将其一同摘除。合并继发性粘连性蛛网膜炎,可行椎管内粘连松解术。

3. 缝合切口　与常规腰椎管减压术同。

（五）术后处理

与常规腰椎管减压术同。

三、腰椎管成形术

（一）适应证

适用于中度的发育性椎管狭窄症患者。继发性椎管狭窄症因病理解剖改变十分复杂，不宜选用，有小关节畸形者亦不宜选用。

（二）术前准备

同常规腰椎管减压术。

（三）麻醉与体位

同常规腰椎管减压术。

（四）操作步骤

1. 定位、切口及显露　均同前。

2. 开窗　先在椎节间黄韧带处切一小孔，用神经剥离子向上、下松解后，用椎板咬骨钳纵向扩大开口范围。

3. 切开椎板　于小关节内侧处纵向将双侧椎板用椎板咬骨钳全层切开。其长度视病情而定，一般为 2~3 个椎节。切开过程中切勿将硬膜囊咬破。

4. 椎板后移　双侧椎板完全切开后，用巾钳夹住棘突向后方提起，以达到椎板后移、扩大椎板矢径的目的。为防止椎板恢复原位，可将椎管内的黄韧带翻转嵌于椎板的骨缝中，或以两侧肌肉组织填充。

5. 截除部分棘突　为防止椎板后移后棘突相对过长易于使椎板还纳倾向，还应将棘突截短。

6. 闭合切口　术毕用冰盐水冲洗术野，依次缝合各层，在缝合骶棘肌时，应注意尽可能将椎板及棘突向后方提升。

（五）术后处理

同腰椎管减压术。但应注意避免仰卧，以免椎板被压回原位。

第四节　骨盆骨折

骨盆骨折多由直接暴力挤压骨盆所致，是一种严重外伤。常伴有合并症或多发伤，较严重的是创伤性、失血性休克及合并盆腔脏器损伤，严重威胁患者生命。应根据全身情况，首先对休克及各种危及生命的合并症进行处理。手术治疗可以根据需要行骨盆固定、髂内动脉结扎等。

一、骨盆骨折梯形压迫支架复位术

单纯骨盆骨折或骨折-脱位甚少需要切开复位及内固定，一般通过卧床、骨盆兜、支具及骨牵引等多可获得较好效果。为了减少患者卧床时间，促使早日下地活动，近年来应用骨外固定器如安放梯形压迫支架有增多趋势。

（一）适应证

该支架适用于一侧或双侧骨折伴骶髂关节脱位及耻骨联合分离的病例。

（二）梯形压迫支架的安装方法

先在两侧髂前上棘下方，自前向后经髂骨翼内、外板与躯干呈 30° 角依次穿入直径为

2.5mm 的克氏针 3 枚,彼此相距 1.5cm,然后在骨盆前方安装外固定器,两侧 3 枚克氏针分别用纵管相连,其间再连以横管。通过调整连接螺丝,达到牵引、压迫及固定骨折端的目的。对骶髂关节脱位超过 1cm 者,也可先进行下肢牵引,复位满意后自髂前、后上棘连线后 1/3 处向前上方通过导针打入第一枚螺丝钉,另在其后下方 1.5cm 处在第 1、2 骶孔间打入第 2 枚螺丝钉。再安装外固定支架。

二、髂内动脉结扎术

(一)适应证

骨盆骨折严重出血造成出血性休克,出血量达 2000 ～ 4000ml 以上,虽经快速输血、输液,但患者血压仍不能维持者。

(二)术前准备

除一般手术准备外,术前要仔细拟定抢救措施特别是要作好大量输血准备。放置导尿管,便于观测尿量。

(三)麻醉与体位

硬脊膜外阻滞麻醉或气管插管或静脉复合全身麻醉。仰卧,头低足高位。

(四)手术步骤

1. 切口 下腹部正中切口。

2. 显露与探查 切开皮肤、皮下、腹白线及腹直肌前鞘,经腹直肌外侧进入腹腔。首先对腹腔进行探查,注意有无腹腔内脏器损伤及出血,然后探查腹膜后有无血肿及血肿的范围。将肠管用纱布垫保护并向上推开,显露盆腔并观察盆腔出血情况,注意有无活动性出血。若有活动性出血,需要解剖分离清楚后钳夹止血,不可盲目钳夹。若难以解剖清楚,可吸净血液后,暂时用纱布垫填塞压迫止血。

3. 分离和结扎髂内动脉 在腰椎 4 ～ 5 平面,寻找腹主动脉末端及其分支左、右髂总动脉,在血管分叉点以下有一纵行动脉向下,即骶正中动脉,再在两侧骶髂关节处找出髂内、外动脉(图 21-13)。可用橡皮管试行阻断髂内动脉,观察该侧足背动脉的搏动情况,以防误扎髂外动脉。确认髂内动脉后,即可用粗丝线双重结扎。

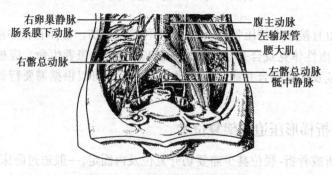

右卵巢静脉　腹主动脉
肠系膜下动脉　左输尿管
腰大肌
右髂总动脉　左髂总动脉
骶中静脉

图 21-13 分离和结扎髂内动脉

4. 缝合切口 检查手术区域有无出血,逐一止血,清点器械以及填塞在盆腔内的纱布无误后,依次缝合切口。

(五)术后处理

1. 术后积极处理骨盆骨折,如牵引、外固定等。

2. 严密监测生命体征,如血压、脉搏、呼吸等,尽早纠正休克等并发症。

3. 观测尿量及颜色,及时发现和处理泌尿系损伤。

4. 观察下肢色泽、感觉及足背动脉搏动情况。

骨盆骨折或脱位本身的处理有时并不十分紧急,重要的是及早发现各种并发症,如出血性休克、尿道、膀胱损伤、内脏破裂以及血管神经损伤等,应做相应处理。

复习思考题

1. 胸、腰椎手术入路如何选择?
2. 经皮穿刺腰椎间盘切除术有何优缺点?
3. 腰椎管减压术的手术要点有哪些?

（段建明　黄振元）

第二十二章　骨筋膜室综合征及常见畸形的手术治疗

第一节　骨筋膜室综合征

一、概述

骨筋膜室综合征又称筋膜间室综合征,是由于各种原因引起筋膜间室内容物增加,压力增高,致使骨筋膜室内的肌肉、神经发生进行性的缺血坏死。此综合征多发生在前臂和小腿,后果十分严重。手术切开深筋膜彻底减压是治疗骨筋膜室综合征的有效方法。

（一）手术适应证

对骨筋膜室压力明显增高者,宁可早期切开减压,不可犹豫以致丧失手术时机造成严重后果。具有以下体征,应立即行手术治疗。

1. 肢体明显肿胀和创伤不相称的难以忍受的疼痛,患肢被动牵拉时引起被牵拉肢体肌肉剧烈疼痛者。

2. 有神经功能障碍体征者。

3. 患肢出现末梢血循障碍体征者。

4. 骨筋膜室内测压在 30mmHg 以上者。

知识链接

　　前臂骨筋膜室内组织正常压力为 9mmHg,压力升至 65mmHg,组织内血液循环完全中断;小腿骨筋膜室正常压力为 15mmH,当压力升至 55mmHg 时,血循环完全中断。骨筋膜室内神经缺血 30 分钟,其功能发生异常,缺血 12 ~ 24 小时,可发生永久性功能损坏。室内肌肉组织缺血 2 ~ 4 小时发生功能改变,缺血 8 ~ 12 小时,则发生永久性肌坏死。

（二）麻醉

可根据情况选用神经干阻滞麻醉或全身麻醉。

（三）手术要点

手术操作时禁用止血带。切开减张术就是要切开全部压力升高的筋膜间室,将皮肤、脂肪、筋膜全部切开。一般做纵行切口,长度应达肿胀肌组的全长,切开长度不够,减压就不能彻底,这是减压效果不好的主要原因。切开皮肤、皮下组织和深筋膜后,其下的肌肉随即膨出,如有肌膜较肥厚仍约束肌腹不得减压者,可行肌膜切开。观察肌肉的色泽、弹性和对刺激的反应。一般经切开减压后,肌肉的血液供应得到恢复,颜色逐渐变红润,术前减弱的动脉搏动可能得到迅速改善。若无血管损伤,可不探查深部组织。如发现肌肉已坏死,应扩创彻底清除坏死肌肉,直至存活的肌肉。筋膜切开后,创面用大量生理盐水冲洗,再用无菌网眼盐水纱布覆盖,伤口各层不能缝合,松松包扎。

（四）术后处理

1. 全身支持治疗。

2. 观察尿量,预防急性肾衰竭。

3. 预防和控制感染　筋膜切开减压术后发生感染的主要原因是存在有坏死组织。因此在更换敷料时,如发现有坏死组织存在,须彻底清除。

4. 骨筋膜室减压后未能一期缝合的创面应尽早闭合,可采用中厚皮片覆盖。

二、前臂的骨筋膜室综合征

（一）掌侧 Henry 切口

皮肤切口自肘窝一直延续到过腕横韧带,筋膜的切开自肘窝上 1~2cm 至过腕横韧带。因为前臂筋膜间室综合征多涉及前臂深室,所以应将深部各肌肉如指深屈肌、拇长屈肌上的深筋膜切开。如果神经肿胀,应行神经松解术。

（二）掌侧、尺侧切口

自肘窝以近至腕过腕横韧带,切开皮肤、皮下、深筋膜后,从尺侧腕屈肌与指浅屈肌之间进入。注意保护指浅屈肌深面的尺神经与尺动脉,必要时松解正中神经和尺神经。

（三）背侧切口

前臂切开减压后,若背侧间室压力仍高,则需行背侧切开减压。从肱骨外上髁至腕背侧切开皮肤、皮下、深筋膜,自尺侧腕伸肌和伸指总肌之间进入减压。

三、小腿的骨筋膜室综合征

（一）经腓骨周围切口

近端自腓骨小头,远端至踝关节,顺腓骨切开皮肤、皮下,显露小腿前侧肌群和外侧肌群的间隔,在筋膜隔前 1cm 切开前室,在筋膜隔后 1cm 切开外室。向后稍分离即可见由浅筋膜覆盖的后室,切开筋膜。将腓侧间室拉向前方,后侧浅间室拉向后方,暴露后侧深间室,从腓骨后方到达骨间膜,切开骨间膜减压后侧深室。在切口上方必须注意不要损伤腓总神经。

（二）内侧、外侧切口

小腿内、外侧切口间必须相距 8cm,切口长度自膝至踝。在前外侧间室与外侧间室之间做第 1 个切口,第 2 个切口在内侧胫骨后缘后 2cm。该内、外侧切口操作简单,但缺点是有 2 个切口,有时对创伤患者不适合。

第二节　臀肌挛缩症

臀肌挛缩症已成为小儿骨科常见疾患之一。多数学者认为与婴幼儿期臀部反复注射药物有关。臀肌挛缩常呈多肌群挛缩,主要的挛缩肌群有髂胫束、臀大肌髂胫束移行部、外旋小肌群、臀中肌和臀小肌。根据不同的挛缩肌群以及不同的挛缩程度,其临床表现略有不同。臀肌挛缩症需手术治疗。

 知识链接

　　臀肌挛缩症表现为:患儿最初感蹲、跳、跑困难,走路跛行。进一步检查可发现:患儿髋关节屈曲、内收、内旋受限;双下肢轻度外旋,不能完全并拢;下蹲时双髋外展、外旋,双膝不能并拢,呈蛙式位。多数患儿臀部欠丰满,注射局部肌肉萎缩,皮肤凹陷,或呈橘皮样,可触及索状囊带。

(一) 麻醉与体位

基础麻醉加硬脊膜外阻滞麻醉。健侧卧位,消毒铺巾后患髋、膝关节可被动屈曲活动。

(二) 切口与显露

根据挛缩带的位置以挛缩部位为中心选择切口,通常采用绕大转子弧形切口,长约6~10cm。若以臀中肌、臀小肌中部挛缩为主,可取大转子上纵行切口。若以臀大肌髂胫束移行部及臀中肌后缘挛缩为主,可取大转子上横行切口。切开皮肤、皮下组织后,将患髋关节屈曲、内收和内旋,使臀大肌、髂胫束等挛缩组织被动紧张,以便在手术野中正确辨认。

(三) 挛缩组织处理

在直视下由浅入深逐层横行切断挛缩组织。深层组织如臀中肌等有挛缩,需要反复辨认,清理出挛缩组织后谨慎地一束一束切断,既要避免残留挛缩组织而导致手术效果不佳,又要注意避免损伤深层的血管、神经等组织。若发现有梨状肌和髋关节关节囊挛缩,妨碍髋关节内旋、内收,也需要做相应松解。切断梨状肌挛缩时,应紧贴大转子止点处,以免误伤坐骨神经。彻底松解后将患者体位改变为平卧,做交腿试验、并腿屈髋试验等来检验挛缩组织是否已获得彻底松解。若臀中肌、臀小肌挛缩超过1/3,切除挛缩后,需做部分臀大肌至股骨转子止点,斜行切断延长术,并将臀大肌部分前移缝合至大转子处。

松解后髋关节的活动范围要求达到:内收和内旋各约10°,髋关节由伸直位0°屈曲到120°以上。

(四) 切口处理

逐层缝合切口,常规置管引流,加压包扎。

(五) 术后处理

在两侧臀部垫以沙袋,适当加压,24小时后拔除引流管。术后双下肢在并膝状态以布带适当约束,第2天起即可下床站立和行走,以及进行髋关节轻度屈伸锻炼。若术中过多切断臀中肌、臀小肌,致臀肌外展肌力减弱,可能会出现骨盆功能不稳,经4~6个月功能锻炼后多可恢复正常,疗效很好。

第三节 先天性肌性斜颈

先天性肌性斜颈是一侧胸锁乳突肌发生纤维性挛缩所致的头颈部向患侧倾斜的一种先天性畸形。一般认为是胎位异常造成胸锁乳突肌静脉回流受阻,肌纤维变性后导致该肌挛缩。婴儿出生后 3~6 个月可被发现,因胸锁乳突肌挛缩,头被牵拉偏向患侧,而下颌转向健侧,出现斜颈。如不及时矫正,逐渐出现面部不对称,头部运动受限,畸形随年龄增长而加重。先天性肌性斜颈治疗越早,效果越好。年龄越大,斜颈和面部畸形越难以完全矫正。1 岁以内婴儿可行局部热敷、理疗、手法扳正及头颈部固定等保守治疗。手术治疗适用于 1 岁以上保守治疗无效的患儿,12 岁以上的患儿如面部畸形不严重者亦可考虑手术矫正。

(一)麻醉与体位

全身麻醉,或基础麻醉加局部浸润麻醉。仰卧位,两肩胛下垫薄枕,使头稍后仰,下颌转向健侧。

(二)切口与显露

在胸锁乳突肌起端处,锁骨上 1~2cm 处做与锁骨平行切口,长约 3cm。切开皮肤、皮下组织,分开颈阔肌,显露胸锁乳突肌的胸骨头和锁骨头,分离其周围软组织,注意不要损伤位于此肌外侧后缘的颈外静脉。

(三)胸锁乳突肌处理

先分离出胸骨头,于胸骨上 2cm 处横行切断。然后分离出锁骨头,于锁骨上 2cm 处横行切断。切断胸骨头及锁骨头时,血管钳要紧贴在肌肉的后侧,将肌肉分层逐步切断。切断后旋转头部,使下颌转向患侧,同时用手指深入切口,检查周围软组织如肌后鞘、深筋膜有无挛缩,若有则须在直视下一一分离切断松解,直至轻柔用力就能将下颌转向健侧。

(四)切口处理

仔细止血,逐层缝合切口,无菌敷料包扎。

(五)术后处理

5 岁以下患儿术后不需外固定,但应注意加强颈部功能锻炼,经常进行面部转向患侧的活动。大龄儿童术后可将头置于过度矫正位,注意下颌旋向患侧,尽量使患侧胸锁关节与乳突间保持最大距离。头颈胸石膏固定 4~6 周。

(六)手术常见并发症

1. 颈部大血管损伤 术中如不慎损伤颈内、颈外动静脉,可用可吸收线修补,术后避免颈部剧烈活动,以防颈部大血管再次破裂出血。

2. 颈部神经损伤 如为牵拉或夹伤,一般术后可逐渐恢复。如为离断损伤,术后予神经营养治疗。

3. 术后颈部血肿 血肿较小时予局部加压止血,如局部加压无效,或由于颈部血肿压迫气管导致窒息,可紧急行血肿清除及止血术。

❓复习思考题

1. 简述骨筋膜室综合征的手术指征。
2. 试述臀肌挛缩症的手术要点。
3. 试述肌性斜颈的术后处理。

（孙　权）

第二十三章 良性骨肿瘤的手术治疗

学习要点

1. 骨肿瘤的常用手术方法。
2. 骨肿瘤病灶刮除与植骨术的适应证、手术要点与注意事项。
3. 骨肿瘤边缘性切除术的适应证。
4. 骨软骨瘤切除术的适应证和手术要点。

骨肿瘤是指发生在骨内或起源于各种骨组织成分的肿瘤。有原发和继发两类。原发性骨肿瘤又分良性和恶性，以良性多见；继发性骨肿瘤是其他组织或器官的肿瘤细胞转移到骨骼上，属恶性。

对骨肿瘤实施手术治疗之前，首先需要准确可靠的早期诊断，其最后诊断决定于病理组织学，因此活检具有重要意义。活检技术包括经皮穿刺活检和切开活检两种。穿刺活检又包括抽吸和取芯两种。切开活检应视为骨肿瘤整体手术的一部分，因此手术切口应与将要进行的第二次手术切口相符合。活检尽量不要使肿瘤污染组织扩大，不要造成再次手术的困难。术前要仔细计划，以便在最终手术时能将活检部位的组织切除。

不同外科分期的骨肿瘤，手术切除边界也不同，目前手术方式可分为病变内切除、边缘切除、广泛切除和根治性切除四种。

1. 病变内切除 又叫囊内切除，是指在肿瘤组织内的手术，如刮除术，边缘可遗留有肉眼和镜下可见的肿瘤组织。注意，即便是截肢术或关节离断术，只要手术距离肿瘤很近，仍属于病变内切除。

2. 边缘切除 又叫临界切除，是指将包括肿瘤假包膜、反应区等在内的整块肿瘤的切除术，但可遗留卫星病灶和跳跃病灶。

3. 广泛切除 是指将包括肿瘤及其假包膜、反应区，周围2cm以外的邻近正常组织在内一并切除。

4. 根治性切除 是指在自然屏障之外，把病变所在间室切除，包括肿瘤假包膜、反应区、整块肌肉和骨与关节。纵向剥离的平面超过受累骨骼的上下各一个关节，或超过一条肌肉的起止点。横向剥离超过包含病变的筋膜间室或包含骨内病变的骨骼和骨膜（图23-1）。

其中囊内切除和边缘切除手术后对瘤壁的处理，可使用氯化锌、稀释甲醛液涂擦，或用骨水泥填充。广泛切除或根治性切除可辅助放疗、化疗，并可用植骨、病骨灭活后再植或人工关节移植，填充遗留的骨缺损。

对良性骨肿瘤或瘤样病变的手术方法主要是局部手术，切除肿瘤或瘤样病变组织，必要

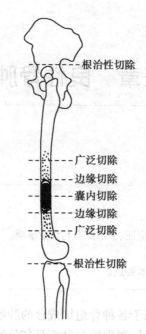

图 23-1　骨肿瘤手术的切除边界

时同时填充切除后遗留的骨腔,手术力求彻底,防止复发和恶变。目前常用病灶刮除与植骨术、肿瘤边缘性切除术。

第一节　病灶刮除与植骨术

一、概述

病灶刮除术是指手术进入肿瘤范围内,刮除骨壳内的肿瘤组织。其优点是方法简便,对正常组织破坏小,术后对功能影响小。许多良性肿瘤和瘤样病变行病灶刮除术及植骨术后可获得满意的治疗效果。

（一）适应证

1. 良性骨肿瘤及瘤样病变　位于骨端、干骺端、骨干等部位的局限性病灶,如孤立性骨囊肿、动脉瘤样骨囊肿、软骨瘤、骨巨细胞瘤等。

2. 脊柱与骶骨肿瘤,由于局部解剖复杂,不能完整切除病灶,则采取对肿瘤的大部切除,而刮除在邻近重要器官的肿瘤组织。术后及时进行辅助治疗,如化疗、放疗、免疫治疗等。

（二）术前准备

1. 术前详细分析 X 线片,决定手术部位和入路。

2. 刮除术多与植骨术同次完成,可根据病灶刮除范围作好植骨准备,如需较大的骨量或自体骨移植有困难者,应准备异体骨。

3. 有时为了及时明确骨肿瘤性质及选择合适手术方案,可准备术中进行快速冰冻病理切片检查。

（三）麻醉与体位

根据不同部位采用不同的麻醉方法。上肢病变可采用臂丛神经阻滞麻醉,脊柱、骨盆和下肢的病变宜采用腰椎麻醉、硬膜外阻滞麻醉或全身麻醉。根据肿瘤发生的部位选择合适的体位。

（四）操作步骤

1. 扎止血带 位于四肢的肿瘤应尽可能驱血后扎缚气囊止血带。

2. 切口 选择骨病变破坏明显，附近又无重要解剖结构的部位，沿肢体纵轴方向做一直或弧形切口，其长度应足以清楚显露瘤体，切开皮肤及皮下组织后到达肿瘤部骨质。关节周围宜采用弧形切口，从肌间隙进入，显露肿瘤破坏严重侧。

3. 开窗显露 保护好周围正常软组织，避免肿瘤在软组织中种植，切开并用骨膜剥离器做骨膜下剥离，充分露出肿瘤表面和周围骨质，然后凿开肿瘤大部骨壳，即所谓开窗术。若翻起的骨壳窗盖完整，可以保留待刮除植骨完毕后再原位回植。如骨壁较厚，可在凿开前先在表面钻多个骨洞，再沿骨洞开窗，以免凿裂骨质。开窗时必须定位准确，并尽可能大于病变的范围，否则可能使肿瘤清除不彻底。但须注意，骨窗边缘要尽量圆滑，且要照顾骨干的稳固性，以免造成术中及术后的病理性骨折。

4. 肿瘤刮除 掀开骨窗见到肿瘤组织后，依次使用大、中、小刮匙反复彻底清除病变组织，特别是肿瘤壁和骨嵴间残存的肿瘤组织。术者必须仔细耐心反复地刮除，如因骨壁凹凸不平刮匙不能刮净时，可用骨刀或磨钻将病灶边缘骨壁切除或磨除至正常骨质，用温热盐水反复冲洗病灶后再用化学药物处理，如选用氯化锌或 3% ~5% 的石炭酸，或 95% 的酒精纱布浸敷骨腔内创面 10 分钟以上，以杀灭残存的肿瘤细胞。

5. 植骨 松止血带，充分止血后取自体或异体松质骨修剪成火柴棍样骨条植入骨腔，位于肢体的肿瘤，将植骨条按骨小梁负重力线紧密排列，填满内腔。填充材料可以是自体骨或异体骨，也可以是自体骨加人工骨或骨水泥。其中以自体骨和异体骨最好，人工材料填充以骨水泥为佳，因骨水泥聚合散热和其单体的毒性有杀灭瘤细胞的作用，而且能很快与骨腔壁牢固结合并有一定的强度，患者可以早期练习关节活动。若骨水泥填充强度不够，为防止术后骨折，可选用适当内、外固定。

6. 切口处理 开窗之骨片可用 95% 酒精灭活后还纳。放置负压引流管，逐层缝合，加压包扎。

（五）术后处理

1. 抬高患肢，全身使用抗生素 5~7 天。

2. 早期(3 天后)开始患肢功能锻炼。有植骨者需要较长时间的外固定，因此更应注意去除固定后的关节功能锻炼，以防遗留功能障碍。

3. 术后 1~2 周摄 X 线片，术后 3~6 月复查。

4. 术前诊断为良性肿瘤，行肿瘤刮除植骨术或骨水泥填充治疗后，若术后病理学检查提示肿瘤为低度恶性者应在两周内再次手术行扩大切除。

二、肱骨上端肿瘤刮除术

（一）麻醉与体位

臂丛阻滞麻醉。仰卧位，患肩垫高。

（二）手术步骤

1. 切口与显露 采用 Henry 切口，自肩峰前外下缘，锁骨下 1cm 处切至锁骨中外 1/3 交界处，再沿三角肌与胸大肌间沟下行。沿切口方向依次切开皮肤、皮下组织、深筋膜，并分别向两侧剥离。牵开皮瓣,显露三角肌、胸大肌和头静脉。沿头静脉走行方向,钝性分离三角肌前缘与胸大肌外上缘,向内牵拉头静脉,于锁骨下缘横行切断三角肌,注意不要损伤胸肩峰动脉。于胸大肌在肱骨上的止点前缘向上纵行切开,向两侧推开骨膜,到达病灶区域。

2. 病灶刮除 在肿瘤处凿开一骨窗,开窗大小决定于病变大小,尽量开在关节外,通常宽 1.5～2cm,长 4～5cm。彻底刮除肿瘤病灶,反复冲洗骨腔,并作化学药物处理。病变小或裸露关节软骨时,应取患者自身髂骨骨片植入。若病灶广泛,骨壁薄弱者可使用髓内针并填充骨水泥以防术后发生骨折。

3. 切口处理 冲洗伤口,缝合三角肌以及骨窗处之软组织。放置负压引流管,缝合筋膜、皮下组织和皮肤,包扎固定(图 23-2)。

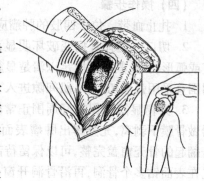

图 23-2 肱骨上端肿瘤刮除术

三、股骨下端肿瘤刮除术

(一)麻醉与体位

硬脊膜外阻滞麻醉,若术中需取自体髂骨移植,则麻醉平面需高。仰卧位,大腿上部扎缚气囊止血带。

(二)手术步骤

1. 切口与显露 根据肿瘤在股骨下端的部位取内侧或外侧弧形切口。自股内(或外)侧肌后缘进入,在近膝关节间隙处弧形弯向髌骨内(外)侧缘。若肿瘤位置较低,切口可超过关节间隙向前止于胫骨结节内(外)侧。显露按切口方向逐层切开皮下组织、筋膜,骨膜外剥离并将股内(外)侧肌向前拉开,显露股骨下端内(外)侧,在肿瘤处切开骨膜并剥离。

2. 病灶刮除 在肿瘤处凿开一骨窗,开窗大小视肿瘤大小而定,且应保留侧副韧带止点处的骨壳,同时要保留骨周围软组织的连续性,必要时将韧带止点处的骨壳向侧方拉开。留下的骨质要保证有一定的骨强度,避免术后发生骨折,彻底刮除肿瘤组织,反复冲洗骨腔,必要时做化学药物处理。填充骨水泥或取自体髂骨移植。逐层缝合伤口,包扎固定(图 23-3)。

3. 切口处理 冲洗伤口,放置负压引流管,逐层缝合,包扎固定。

四、胫骨上端肿瘤刮除术

(一)麻醉与体位

硬脊膜外阻滞麻醉,若术中需取自体髂骨移植,则麻醉平面需高。仰卧位,大腿中上部扎缚气囊止血带。

(二)手术步骤

1. 切口与显露

(1)内侧入路:内侧弧形切口起自膝关节内侧间隙下 1cm,水平向前弧形走向胫骨结节内缘,沿胫骨嵴内缘向下,逐层切开皮肤、皮下组织和筋膜,在骨膜下掀起肌皮瓣显露胫骨内后缘,也可显露胫骨内侧关节面,内侧副韧带、股薄肌、半腱肌、半膜肌止点的鹅足,均在皮瓣

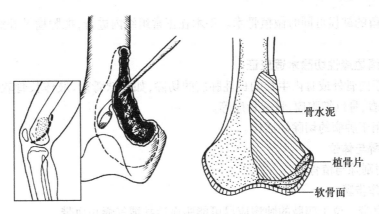

图23-3 股骨下端肿瘤刮除,骨水泥填充术
(1)切口及开窗 (2)额状面剖面图

内保持其连续性。

(2)外侧入路:外侧切口始于膝关节外侧间隙下1cm,水平向前弧形走向胫骨结节外缘,沿胫骨嵴外缘向下,逐层切开皮肤、皮下组织和筋膜,骨膜下或骨膜外翻起皮瓣,剥离小腿前方伸肌群附着点达胫骨外后缘,必要时可切开关节囊以显露胫骨上端外侧关节面,向后拉开肌皮瓣及连同其内的腓总神经,显露胫骨上段前外侧。

2. 病灶刮除 根据肿瘤大小在胫骨上端内侧或外侧开窗,彻底刮除病灶,反复冲洗骨腔,必要时做化学药物处理。若关节软骨下有裸露处,取自体髂骨片移植1~2cm厚,其余腔隙以骨水泥填充。

3. 切口处理 冲洗伤口,放引流管,逐层缝合,加压包扎(图23-4)。

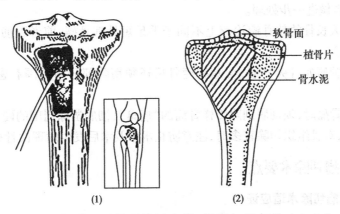

图23-4 胫骨上端肿瘤刮除,骨水泥填充术
(1)切口及开窗 (2)额状面剖面图

第二节 肿瘤边缘性切除术

一、概述

肿瘤边缘性切除术是指在肿瘤周围的反应区或假包膜处分离切除肿瘤组织,如术中切除范围广,遗留的缺损可同时做植骨术。手术在正常组织内进行,把肿瘤及肿瘤周围反应区一并切除。

（一）肿瘤边缘性切除术适应证

1. 适用于向骨外或骨内生长的良性肿瘤的切除,如骨软骨瘤、肢体长骨软骨瘤、骨样骨瘤、成骨细胞瘤、骨巨细胞瘤、骨旁骨瘤等。

2. 也可用于肿瘤的切除性活检。

（二）麻醉与体位

同骨肿瘤刮除与植骨术。

（三）操作步骤

1. 扎止血带　位于四肢的肿瘤应尽可能驱血后扎缚气囊止血带。

2. 切口与显露　术前详细分析 X 线片,决定手术部位和入路。以瘤体为中心,根据肿瘤在肢体的部位做一纵行或弧形切口。注意避开重要血管和神经。沿切口切开皮下组织,钝性分开肌肉或肌间隔向深处暴露,仔细操作,避免伤及重要血管神经,暴露肿瘤及其周围骨膜。

3. 切除肿瘤　在肿瘤旁正常骨组织处切开骨膜,完整切除肿瘤,露出正常骨质,必要时根据需要对所遗留的腔隙做植骨手术。

4. 切口处理　松止血带,充分止血并冲洗伤口,置引流条,分层缝合,包扎。术后根据情况决定是否需要石膏外固定。

（四）注意事项

1. 术中误将肿瘤的纤维包膜切开时,应先切除肿瘤,再仔细切除残余包膜。

2. 骨软骨瘤切除时必须把肿瘤顶部的滑囊及软骨帽一并切除,如怀疑有恶变者,在病理检查证实后需再做进一步处理。

3. 位于肢体大长骨的软骨瘤治疗上不同于手足短骨软骨瘤,前者以彻底切除为主,后者可行刮除植骨术。

4. 低度恶性肿瘤如骨旁骨瘤,切除肿瘤骨后还须切除部分与周围有密切联系的软组织,以防术后复发。

5. 切除骨样骨瘤时,须彻底刮除骨样骨瘤的"瘤巢",彻底凿除周围的硬化骨骨质。

6. 瘤体较大,对骨组织切除较多时,注意防止术中及术后发生病理性骨折。

二、骨软骨瘤切除术要点

（一）骨软骨瘤切除术适应证

1. 患处疼痛,累及关节导致活动障碍,影响正常生活与工作者。

2. 肿瘤的存在与生长导致邻骨或关节发生畸形者。

3. 体检发现肿块较大,但 X 线片显示骨性隆起不大,提示不显影的软骨帽较大而且较厚,系病变活跃的表现;或肿瘤突然增大或由不痛变成疼痛明显,有恶变可能者;或肿瘤生长在易于发生恶变的部位如骨盆处。

4. 并发病理性骨折或肿瘤表面滑囊反复发生感染者。

5. 肿瘤位于椎管或较大的血管与神经干附近可能压迫脊髓或血管、神经者。

（二）骨软骨瘤切除术注意事项

1. 根据肿瘤的大小与基底部情况尽量采用或接近典型切口。

2. 从肌间隙进入,在软骨外膜与骨膜之外游离肿瘤至其基底部(图23-5)。

3. 于肿瘤基底部切开骨膜,切除肿瘤骨质、软骨帽及软骨外膜,特别是软骨外膜要彻底切除,否则容易复发。若受累骨系长骨且基底部较大或无蒂,切除时注意谨慎操作,勿造成骨折。少年患者要注意防止损伤骨骺。

4. 较大的骨软骨瘤切下后,应剖开观察,若软骨帽较厚怀疑有恶变时,及时送标本做病理检查。

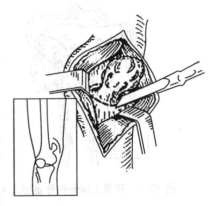

图23-5　骨软骨瘤剖面图

5. 放置负压引流,逐层缝合,术后注意患肢抬高。

三、股骨下端骨软骨瘤切除术

(一)麻醉与体位

硬脊膜外阻滞麻醉,年龄小不能配合者可用全麻。仰卧位,瘤体位于股骨下端内侧者,下肢伸直外旋;位于前外侧者,下肢伸直,轻度内旋,并屈曲膝关节。

(二)手术步骤

1. 切口与显露　以瘤体为中心,沿患肢纵轴逐层切开皮肤、皮下组织和筋膜。钝性分开覆盖瘤体的肌肉,并分别牵向前、后两侧,显露出覆盖瘤体的滑囊和较大面积的骨膜。

2. 切除肿瘤　在距瘤体根部约1cm处环形切开骨膜。用骨凿自瘤体根部的股骨的正常皮质骨处,连同覆盖瘤体的骨膜、滑囊和软骨帽,切除整个肿瘤组织。

3. 切口处理　缝合冲洗伤口,止血,逐层缝合切口,加压包扎(图23-6)。

图23-6　股骨下端骨软骨瘤切除术

四、胫骨上端骨软骨瘤切除术

如为多发性的胫骨内侧骨软骨瘤,手术时应在胫骨上端外侧垫厚棉垫保护,以免压迫腓总神经。行胫骨上端外侧骨软骨瘤切除术时,为防止损伤腓总神经,应先予以显露和保护。

麻醉和体位以及切除骨软骨瘤的方式、方法,与股骨下端骨软骨瘤切除术基本相同(图23-7)。

五、股骨上端骨软骨瘤切除术

骨软骨瘤可发生在股骨大小转子部,但以小转子部多见,且易出现疼痛等症状。对股骨大转子部骨软骨瘤,选择髋外侧入路较为简单。但小转子附近的骨软骨瘤,位置较深,且与股神经和动、静脉的关系较复杂,手术时须慎重。

现介绍股骨小转子部向前侧生长的骨软骨瘤切除术。

(一)麻醉与体位

硬脊膜外阻滞麻醉。仰卧位,患髋外旋,下肢伸直。

（二）手术步骤

1. 切口与显露　切口自髂前上棘内下侧沿腹股沟韧带方向切至其中点,而后转向大腿前内侧,并沿缝匠肌方向切开6～8cm的弧形切口。沿切口方向逐层切开皮肤、皮下组织和深筋膜,沿缝匠肌近端内侧斜向股三角顶切开筋膜,并将其内侧瓣翻向内侧,显露股神经、股动静脉。结扎旋髂浅动、静脉。自缝匠肌内侧上部和股神经之间,沿髂腰肌下行方向即可触及股骨小转子和骨软骨瘤。将缝匠肌牵向外侧,用薄橡皮片将股神经和股动、静脉牵向内侧,注意保护。此时可见到髂腰肌腱膜和覆盖在肿瘤头部的包膜。用有齿血管钳夹住髂腰肌肌腱下端防止其向近侧收缩,从其外侧做大部分切断,即可显露肿瘤。

2. 切除肿瘤　在肿瘤基底环形切开股骨骨膜,并向其外围剥离约1～2cm,用骨凿沿肿瘤基底1～2cm处逐步环形凿开股骨骨皮质,逐渐自股骨小转子处凿断并取除肿瘤。

3. 切口处理　用生理盐水冲洗伤口,止血,逐层缝合,加压包扎(图23-8)。

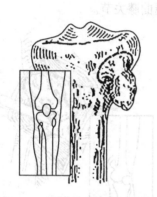

图23-7　胫骨上端骨软骨瘤切除术

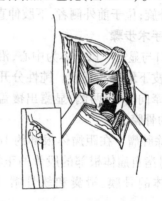

图23-8　股骨上端小转子骨软骨瘤切除术

六、肱骨上端后侧骨软骨瘤切除术

（一）麻醉与体位

硬脊膜外阻滞麻醉或气管插管全身麻醉。俯卧位,患肩用厚垫垫起,上肢轻度外展,伸直于手术台旁小桌上。

（二）手术步骤

1. 切口与显露　切口自肩胛冈下沿三角肌后下缘行至上臂后侧,以肿瘤突起处为中心,逐层切开皮肤、皮下组织和深筋膜。显露自肩关节外上方牵开三角肌后缘,在三角肌前缘与冈下肌和小圆肌的间隙,沿三角肌纤维向其远端逐渐分开,即可探及瘤体。此步骤的操作须细致,注意显露来自"四边孔"的腋神经和旋肱后动脉,尤须注意不可用力牵拉三角肌前侧肌瓣,以免损伤自三角肌下面绕向肱骨颈前侧的腋神经前支,造成三角肌瘫痪。

2. 切除肿瘤　若肿瘤基底所在的部位较高,则在其近肱骨止点处Z形切断大圆肌。若肿瘤基底部位于肱骨外科颈之下,侧纵行切开肱三头肌上部纤维。将切开的肌纤维向肱骨前内侧分开后,沿肿瘤根部环形切开骨膜。用骨凿从肿瘤根部外围的正常骨开始凿除整个肿瘤。用刮匙搔刮凿除肿瘤后的骨面,彻底清除残留的肿瘤组织。如骨面有活跃止血,则用骨蜡止血。

3. 切口处理　充分止血。缝合大圆肌的两断端后,逐层缝合切口,加压包扎(图23-9)。

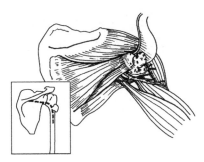

图23-9　肱骨上端后侧骨软骨瘤切除术

复习思考题

1. 肿瘤的外科分期是怎样的?

2. 骨肿瘤的手术方式有哪些? 各自特点是什么?

3. 骨肿瘤行病灶刮除及植骨术的适应证、手术步骤和术后处理是怎样的?

4. 骨软骨瘤切除术的适应证和手术注意事项有哪些?

（熊　华）

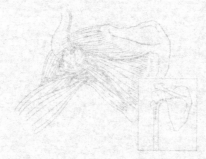

图 23-9

《骨科手术》教学大纲

（供中医骨伤专业用）

一、课程性质和任务

《骨科手术》是研究骨科各种疾患手术治疗的一门临床学科，是骨伤专业的主干课程之一，是实践技能较强的一门专业技能课。其主要任务是运用手术基础理论知识阐述本科的基本理论、基本知识和基本技能，阐明骨科各类疾病手术治疗的基本方法，培养学生掌握本课程范围内常见病、多发病的治疗技术，为今后骨科手术临床实践奠定坚实的基础。

二、课程教学目标

本大纲适用于骨伤专业大学专科层次使用。通过课堂理论与实践教学，使本专业学生掌握适应临床岗位需要的本学科的基础理论知识及相关技术，具有运用这些知识与技术治疗骨科常见病和多发病的能力；熟悉现代外科学的相关知识与技术，并能初步运用于临床实践。具体的知识、能力、素质目标如下。

【知识教学目标】

1. 掌握现代外科学基础知识与技术、骨伤科手术的基本理论知识与技术。

2. 熟悉骨伤科常见疾病的诊断和手术治疗。

3. 了解骨伤科手术学的研究范围、发展简史、发展方向等内容。

【能力培养目标】

1. 具有运用骨科手术学基础理论知识与技术及现代骨外科学的相关知识与技术的能力。

2. 对本课程中的需要掌握的技术与技能，能在老师的指导下完成。

3. 具有较强的就业能力、继续学习能力及一定的创业能力。

【素质教育目标】

1. 热爱中医骨伤事业，专业思想巩固。

2. 具有严谨求实的科学态度、救死扶伤的人道主义精神、良好的职业道德风尚。

3. 具有勤奋求实、善于自学、勇于实践的优秀品质。

三、教学内容与要求

上篇　手术基础

绪　论

【知识教学目标】

1. 掌握骨科手术的相关概念与学习方法。

2. 了解骨科手术的发展史。

【能力培养目标】

具有骨伤科手术学习能力。

【教学内容】

一、骨科手术学定义

介绍骨科手术学的概念及任务。

二、古代骨科手术简述

阐述古代骨科手术的历史。

三、现代骨科手术学的形成

讲授现代骨科手术的发展史。

第一章　骨科常用手术器具及固定材料

【知识教学目标】

1. 掌握骨科常用手术器具及常用内固定物的名称、特征,具有对它们的识别能力。

2. 熟悉骨科常用手术器具的临床操作及常用内固定物的临床运用。

3. 了解骨科手术器具及常用内固定物的发展。

【能力培养目标】

具有识别骨科常用手术器具及固定材料的能力。

【教学内容】

第一节　骨科常用手术器械

1. 介绍外科手术基本器械及牵开器、骨膜剥离器、持骨器、刮匙、骨钻、骨锤、骨凿、骨刀、骨剪、咬骨钳、骨锉、克氏钳等骨科手术器械的用途和用法。

2. 重点阐述骨膜剥离器、牵开器等的使用方法。

第二节　止血带与驱血带的应用

1. 阐述止血带与驱血带的使用方法及禁忌证。

2. 重点讲授四肢止血带的使用注意事项。

第三节　骨科常用固定材料及使用

1. 介绍接骨板、螺钉、钢丝、髓内针(钉)等的形态与用途。

2. 重点阐述接骨板、髓内针的分类及使用。

3. 介绍外固定支架的特点与应用。

第二章　无　菌　术

【知识教学目标】

1. 掌握无菌术概念。

2. 熟悉无菌技术操作方法。

3. 了解无菌技术的新进展。

【能力培养目标】

具有无菌技术基本操作和应用能力。

【教学内容】

第一节　无菌术的方法

1. 阐明物理灭菌法和化学消毒法。

2. 讲清无菌技术操作方法。

第二节　手术区域的准备

1. 重点讲授术区备皮与消毒的技术。

2. 介绍各部位铺无菌巾的方法。

第三节　手术人员术前准备

1. 讲授手术人员洗刷手技术。

2. 阐明穿手术衣、戴手套的方法。

第四节　手术中的无菌原则和手术室的无菌管理

1. 强调手术中的无菌观念。

2. 介绍手术室的无菌管理。

第三章　骨科手术基本技术

【知识教学目标】

掌握显露、分离、止血、结扎、缝合、断线、引流等的临床应用知识。

【能力培养目标】

具备显露、分离、止血、结扎、缝合、断线、引流操作的技能。

【教学内容】

第一节　手术基本技术

1. 讲授切开、分离、止血、缝合、引流等骨科手术基本技术。

2. 重点阐述打结、缝合的方法。

3. 讲授并示教打结、缝合及断线等技术。

第二节　骨牵引术

1. 讲授骨牵引术的一般原则。

2. 重点介绍颅骨牵引、股骨髁上骨牵引、胫骨结节骨牵引、跟骨骨牵引、尺骨鹰嘴骨牵引的方法。

第四章　骨外科患者的水、电解质失衡

【知识教学目标】

1. 掌握外科常见的体液失衡的治疗原则和方法。

2. 熟悉外科体液失衡的诊断和预防。

3. 了解外科体液失衡的病因病理。

【能力培养目标】

具有对骨伤科患者体液失衡的防治能力。

【教学内容】

第一节　常见的水、电解质平衡失调

1. 重点讲授水和钠的代谢紊乱与处理。

2. 介绍钾、钙、镁等代谢的异常与处理。

第二节　酸碱平衡的失调

1. 介绍代谢性酸中毒、代谢性碱中毒、呼吸性酸中毒和呼吸性碱中毒的病因病理。

2. 阐明外科常见酸碱失衡治疗原则和方法。

第五章　输　血

【知识教学目标】

掌握输血的适应证和注意事项。

熟悉输血的并发症及其防治。

了解血液成分制品及血浆代用品。

【能力培养目标】

具备输血技术操作技能。

【教学内容】

第一节　输血的适应证及输血技术

1. 阐明输血的适应证和注意事项。

2. 介绍血液成分制品及血浆代用品。

第二节　输血并发症及防治

1. 介绍输血的并发症

2. 重点阐述输血常见并发症的防治。

第六章　休　克

【知识教学目标】

1. 掌握休克概念、病理生理、典型临床表现、救治原则和要点。

2. 熟悉休克监测、预防、抢救休克的几个环节及具体治疗方法。

【能力培养目标】

具备防治休克的技能。

【教学内容】

第一节　概述

1. 阐明休克概念、病理生理、典型临床表现、救治原则和要点。

2. 讲清休克监测、预防及治疗方法。

第二节　低血容量性休克

1. 讲授失血性休克的病理与治疗。

2. 简要介绍创伤性休克的病理与治疗特点。

第三节　感染性休克

1. 讲授感染性休克的病理特点。

2. 阐述感染性休克的治疗方法。

第七章　麻　　醉

【知识教学目标】

1. 掌握局麻的临床应用及具体操作。

2. 熟悉硬脊膜外腔麻醉、蛛网膜下腔麻醉。

3. 了解全麻的应用。

【能力培养目标】

具有在骨伤科诊疗时应用局麻的能力；具有椎管内麻醉、全麻的初步或基础应用能力。

【教学内容】

第一节　概述

1. 介绍麻醉前准备与用药。

2. 阐述麻醉期间及麻醉后的监测处理。

第二节　局部麻醉

1. 介绍常用局麻药。

2. 重点阐述局部麻醉方法。

第三节　椎管内麻醉

1. 介绍蛛网膜下腔阻滞麻醉的应用特点与操作方法。

2. 介绍硬脊膜外腔麻醉的应用特点与操作方法。

第四节　全身麻醉

1. 介绍吸入麻醉的常用药物与麻醉诱导方法。

2. 介绍静脉麻醉的常用药物与麻醉诱导方法。

第八章　心肺脑复苏术

【知识教学目标】

1. 掌握初期复苏方法。

2. 熟悉后期复苏和复苏后处理。

【能力培养目标】

具有进行事故现场急救复苏操作的能力。

【教学内容】

第一节　初期复苏

1. 介绍心脏骤停的原因与判断方法。

2. 重点阐述初期复苏方法。

第二节　后期复苏

1. 介绍呼吸道的管理与呼吸器的应用。

2. 阐述呼吸、循环和肾功能的监测。

3. 介绍复苏用药及体液治疗。

第三节　复苏后处理

1. 简要介绍呼吸循环管理。

2. 重点阐明脑复苏的原则与方法。

3. 介绍呼吸循环骤停并发症的防治。

第九章　围术期处理

【知识教学目标】

1. 掌握手术前一般准备、手术后一般处理。

2. 熟悉术前特殊准备、术后特殊处理、术后并发症的防治。

【能力培养目标】

具备围术期处理的技能。

【教学内容】

第一节　术前准备

1. 介绍术前讨论、谈话的内容与方法。

2. 阐述术前备皮、备血、用药方法等手术前一般准备。

3. 介绍骨科术前特殊准备。

第二节　术后处理

1. 简要介绍术后重症监护。

2. 重点阐明术后全身和局部的处理方法。

第三节　术后并发症

1. 阐明术后常见并发症的类型特点。

2. 讲清术后常见并发症的防治。

第十章　外　科　感　染

【知识教学目标】

1. 掌握抗菌药物应用原则。

2. 掌握浅表软组织急性化脓性感染的诊治。

3. 熟悉外科感染的病因、临床表现、预防、治疗。

4. 熟悉全身性外科感染、厌氧菌感染。

【能力培养目标】

具有常见外科感染的防治能力；能够合理使用抗生素。

【教学内容】

第一节　概述

1. 阐述外壳感染的概念、病因病理、临床表现及诊断。

2. 介绍外科感染防治方法，阐述抗菌药物应用原则。

第二节　浅部化脓性感染

1. 阐述常见浅表软组织急性化脓性感染的临床特点。

2. 介绍疖、痈、皮下急性蜂窝织炎、浅部急性淋巴管炎和淋巴结炎、甲沟炎和脓性指头炎的治疗方法。

第三节　全身性外科感染

1. 介绍全身性外科感染的病因病理、临床表现及诊断。

2. 重点阐述全身性外科感染的治疗原则与方法。

第四节　破伤风

1. 讲清破伤风的概念、病因病理、临床表现及诊断。

2. 重点阐明破伤风的预防与治疗措施。

中篇 骨伤科基础手术

第十一章 皮肤移植与骨移植术

【知识教学目标】

1. 掌握取皮方法及皮片移植方法等的应用技术。

2. 熟悉取皮刀取皮方法、全厚皮片采取法等的临床应用与操作技术及各种植骨方法和移植骨的采取法。

3. 了解皮瓣移植的概念及其临床意义等相关知识。

【能力培养目标】

初步掌握皮肤移植与骨移植的技能。

【教学内容】

第一节 皮肤游离移植术

1. 讲授皮肤游离移植的分类、各类皮片的临床应用、供皮区的选择、植皮失败原因及预防。

2. 重点阐述皮肤游离移植术前准备、取皮方法、取皮注意事项、供皮区创面处理及皮片移植方法等内容。

3. 在实践中讲授取皮刀取皮法及全厚皮片采取等技术。

第二节 皮瓣移植术

1. 讲授带蒂皮瓣的设计原则及皮瓣的分类与临床应用。

2. 重点讲述皮瓣移植的注意事项。

第三节 骨移植术

1. 讲授各种植骨方法、移植骨的采取法。

2. 重点阐述骨移植术的适应证和禁忌证及注意事项。

第十二章 清创术与肌腱缝合术

【知识教学目标】

1. 掌握清创术与肌腱缝合术的手术适应证、禁忌证。

2. 熟悉清创术与肌腱缝合术的手术操作方法。

3. 了解清创术与肌腱缝合术的概念与临床意义。

【能力培养目标】

具备清创缝合、处理伤口的能力;具备正确处理肌腱损伤的能力。

【教学内容】

第一节 清创术

1. 阐述清创术的概念与意义。

2. 重点讲授清创术的手术适应证、禁忌证及手术操作方法。

3. 介绍清创术的注意问题。

第二节 肌腱缝合术

1. 阐述肌腱缝合术的概念与意义。

2. 重点讲授肌腱缝合术的手术适应证、禁忌证及各种缝合的手术操作方法。

3. 介绍肌腱缝合术的术后处理方法。

第十三章 显微外科技术

【知识教学目标】

1. 掌握断肢再植术及断指再植术。

2. 熟悉显微外科技术在骨科的应用与操作技术。

3. 了解断肢再植术及断指再植的应用情况。

【能力培养目标】

初步具备应用显微外科技术处理创伤的能力。

【教学内容】

第一节 显微外科基本技术

1. 讲授小血管吻合方法及常用的神经缝合方法。

2. 介绍显微外科的常用设备和器材。

第二节 断肢再植术

1. 介绍断肢再植术的手术步骤。

2. 重点讲授断肢再植术的适应证、术前准备及清创术。

第三节 断指再植术

1. 介绍断指再植术的手术步骤。

2. 重点讲授断指再植术的适应证、断指的保藏及断指再植术后的常见并发症。

第十四章 截 肢 术

【知识教学目标】

1. 掌握截肢的适应证。

2. 熟悉四肢截肢术的临床运用与操作技术。

3. 了解截肢术的概念、应用概况等相关知识。

【能力培养目标】

具备初步应用截肢技术处理骨伤疾病的能力。

【教学内容】

第一节 概述

1. 讲授截肢的概念及注意事项。

2. 重点讲授截肢的适应证。

第二节 上肢截肢术

1. 讲授前臂与上臂截肢术。

2. 重点讲授腕关节离断术、肘关节离断术。

第三节 下肢截肢术

1. 讲授足踝截肢术、小腿截肢术、大腿截肢术

2. 介绍膝关节离断术。

第十五章 人工关节置换术

【知识教学目标】

1. 掌握人工关节置换术的适应证、禁忌证及常见并发症。

2. 熟悉人工全髋置换术和人工股骨头置换术的临床运用和操作技术。

3. 了解人工关节置换术的概念、应用情况及其临床意义等相关知识。

【能力培养目标】

具备在上级医生带领下参与操作人工关节置换手术的技能。

【教学内容】

第一节 概述

阐明人工关节置换术的适应证、禁忌证及常见并发症。

第二节 人工全髋关节置换术

1. 讲授人工全髋关节置换术的适应证、禁忌证及手术入路。

2. 重点介绍人工全髋置换术的常用手术技术。

第三节 人工股骨头置换术

1. 讲授人工股骨头置换术的手术入路和假体安装标准。

2. 重点讲授人工股骨头置换术的适应证、禁忌证。

第十六章 关节内窥镜术

【知识教学目标】

1. 熟悉关节镜手术的术前准备、术后处理及并发症。

2. 了解关节镜器械和设备的临床运用及操作技术。

【能力培养目标】

具有正确认知、准备关节镜设备的能力。

【教学内容】

第一节　关节镜的基本知识

1. 介绍关节镜的器械与设备。

2. 重点讲授关节镜手术的术前准备、术后处理及并发症等。

第二节　膝关节镜手术

1. 讲授膝关节的相关解剖、膝关节镜检的手术适应证与禁忌证、注意事项及手术入路。

2. 重点讲授膝半月板损伤、膝关节滑膜炎、膝关节游离体、膝关节骨性关节炎的镜下手术治疗等。

下篇　骨伤科手术临床应用

第十七章　骨与关节感染的手术治疗

【知识教学目标】

1. 掌握骨髓炎的穿刺术与切开、钻孔及开窗引流术等技术。

2. 熟悉关节冲洗与吸引治疗的临床运用与操作技术。

3. 了解慢性骨髓炎及骨与关节结核病灶清除术的概念及手术治疗等相关知识。

【能力培养目标】

初步具备骨穿刺、钻孔及开窗引流的技能。

【教学内容】

第一节　化脓性骨髓炎

1. 讲授急、慢性骨髓炎的概念、病因和术后处理。

2. 重点讲授急性骨髓炎的穿刺术与切开、钻孔及开窗引流术。

3. 在实践中讲授慢性骨髓炎病灶清除术。

第二节　化脓性关节炎

1. 讲授关节穿刺吸引术。

2. 重点讲授关节冲洗与吸引疗法。

3. 在实践中讲授关节切开引流术等技术。

第十八章　上肢骨折的手术治疗

【知识教学目标】

1. 掌握上肢骨折的治疗技术，对该类疾病能正确诊断和有效治疗。

2. 熟悉上肢各种骨折的手术适应证及手术步骤与术后处理方法。

3. 了解上肢各种骨折的手术麻醉与体位等知识。

【能力培养目标】

具备对上肢骨折正确诊断和进行有效手术治疗的技能。

【教学内容】

第一节　锁骨骨折

1. 重点讲授锁骨骨折内固定术手术适应证及手术步骤。

2. 介绍锁骨骨折的术后处理。

第二节　肱骨外科颈骨折

1. 重点讲授肱骨外科颈骨折内固定术手术适应证及克氏针固定手术步骤。

2. 介绍肱骨外科颈骨折的术后处理。

第三节　肱骨干骨折

1. 重点讲授肱骨干骨折内固定术手术适应证及钢板固定手术步骤。

2. 介绍肱骨干骨折的术后处理。

第四节　肱骨髁上骨折

1. 重点讲授肱骨髁上骨折内固定术手术适应证及克氏针固定手术步骤。

2. 介绍肱骨髁上骨折的术后处理。

第五节　肱骨外髁骨折

1. 重点讲授肱骨外髁骨折内固定术手术适应证及克氏针固定手术步骤。

2. 介绍肱骨外髁骨折的术后处理。

第六节　肱骨内上髁骨折

1. 重点讲授肱骨内上髁骨折内固定术手术适应证及克氏针固定手术步骤。

2. 介绍肱骨内上髁骨折的术后处理。

第七节　尺骨鹰嘴骨折

1. 重点讲授尺骨鹰嘴骨折内固定术手术适应证、手术步骤及各种内固定方法。

2. 介绍尺骨鹰嘴骨折的术后处理。

第八节　尺骨上1/3骨折合并桡骨小头脱位

1. 重点讲授尺骨上1/3骨折合并桡骨小头脱位内固定术手术适应证及手术方法。

2. 介绍尺骨上1/3骨折合并桡骨小头脱位的术后处理。

第九节　尺、桡骨干双骨折

1. 重点讲授尺、桡骨干双骨折内固定术手术适应证及手术方法。

2. 介绍尺、桡骨干双骨折的术后处理方法。

第十节　掌骨骨折

1. 阐述掌骨骨折的手术治疗方法。

2. 讲授掌骨骨折的术后处理。

第十一节　指骨骨折

1. 阐述指骨骨折的手术治疗方法。

2. 讲授指骨骨折的术后处理。

第十九章　下肢骨折的手术治疗

【知识教学目标】

1. 掌握下肢骨折的治疗技术，对该类疾病能正确诊断和有效治疗。

2. 熟悉下肢各种骨折的手术适应证及手术步骤与术后处理方法。

3. 了解下肢各种骨折的手术麻醉与体位等知识。

【能力培养目标】

具备对下肢骨折正确诊断和进行有效手术治疗的技能。

【教学内容】

第一节　股骨颈骨折

1. 重点阐述股骨颈骨折的手术适应证及各种内固定手术方法。

2. 讲授股骨颈骨折的术后处理。

第二节　股骨转子间骨折

1. 阐述股骨转子间骨折的手术适应证及各种内固定手术方法。

2. 讲授股骨转子间骨折的术后处理。

第三节　股骨干骨折

1. 重点讲授股骨干骨折的手术适应证及各种髓内、髓外固定方法。

2. 阐述股骨干骨折的术后处理。

第四节　股骨髁部骨折

1. 阐述股骨髁部骨折的手术适应证及各种内固定手术方法。

2. 讲授股骨髁部骨折的术后处理。

第五节　髌骨骨折

1. 重点阐述髌骨骨折的手术适应证及各种内固定手术方法。

2. 介绍髌骨骨折的术后处理。

第六节　胫骨上端骨折

1. 阐述胫骨上端骨折的手术适应证及各种内固定手术方法。

2. 讲授胫骨上端骨折的术后处理。

第七节　胫腓骨干骨折

1. 重点阐明胫腓骨干骨折的手术适应证及各种髓内、髓外固定方法。

2. 介绍胫腓骨干骨折的术后处理。

第八节　踝部骨折

1. 阐述踝部各型骨折的手术适应证与手术方法。

2. 讲授踝部各型骨折的术后处理。

第九节　距骨骨折

1. 阐述距骨骨折的手术适应证与手术方法。

2. 介绍距骨骨折的术后处理。

第二十章　四肢关节脱位与损伤的手术治疗

【知识教学目标】

1. 掌握四肢关节脱位与损伤的治疗技术,对该类疾病能正确诊断和有效治疗。

2. 熟悉四肢关节脱位与损伤的手术适应证及手术步骤与术后处理方法。

3. 了解四肢关节脱位与损伤的手术麻醉与体位等知识。

【能力培养目标】

基本具备对四肢关节脱位与损伤进行有效手术治疗的技能。

【教学内容】

第一节　陈旧性肩关节前脱位

1. 介绍陈旧性肩关节前脱位的手术适应证与手术方法。

2. 讲授陈旧性肩关节前脱位的术后处理。

第二节　陈旧性肘关节脱位

1. 阐述陈旧性肘关节脱位的手术适应证与手术方法。

2. 讲授陈旧性肘关节脱位的术后处理。

第三节　膝关节游离体摘除术

1. 介绍膝关节游离体的概念。

2. 讲授膝关节游离体摘除术的手术适应证与手术方法。

3. 强调膝关节游离体摘除术的注意问题。

第二十一章　脊柱与骨盆损伤的手术治疗

【知识教学目标】

1. 掌握脊柱与骨盆部手术的手术适应证与术后处理方法。

2. 熟悉脊柱与骨盆部手术的手术方法。

【能力培养目标】

具备在上级医生带领下参与脊柱与骨盆部手术的技能。

【教学内容】

第一节　脊柱骨折、脱位合并截瘫

1. 重点讲授脊柱骨折、脱位合并截瘫的手术治疗。

2. 阐明脊柱骨折、脱位合并截瘫的手术适应证与术后处理。

第二节　腰椎间盘突出症

1. 阐述腰椎间盘突出症概念、病因及分类。

2. 重点讲授腰椎间盘突出症的手术适应证与禁忌证、手术方式及选择等。

3. 在实践中讲授腰椎间盘突出症常用手术。

第三节　腰椎管狭窄症

1. 阐述腰椎管狭窄症概念与特点。

2. 重点阐述腰椎管狭窄症常规腰椎管减压术及扩大减压术。

3. 介绍腰椎管狭窄症腰椎管成形术。

第四节　骨盆骨折

1. 重点讲授骨盆骨折的手术适应证与术后处理。

2. 介绍骨盆骨折梯形压迫支架复位术、髂内动脉结扎术。

第二十二章　骨筋膜室综合征及常见畸形的手术治疗

【知识教学目标】

1. 掌握骨筋膜室综合征的诊断治疗技术。

2. 熟悉骨筋膜室综合征及常见畸形的手术适应证及手术步骤与术后处理方法。

3. 了解骨筋膜室综合征及常见畸形手术的麻醉与体位等知识。

【能力培养目标】

具备正确判断骨筋膜室综合征并有效切开减压的技能；初步具备手术治疗常见畸形的操作技能。

【教学内容】

第一节　骨筋膜室综合征

1. 讲授骨筋膜室综合征的概念。

2. 重点阐述骨筋膜室综合征的手术适应证。

3. 在实践中讲授骨筋膜室综合征的手术步骤。

第二节　臀肌挛缩症

讲授臀肌挛缩症的病因、诊断及手术治疗方法。

第三节　先天性肌性斜颈

介绍先天性肌性斜颈的概念及手术治疗。

第二十三章　良性骨肿瘤的手术治疗

【知识教学目标】

1. 掌握骨肿瘤诊断的一般原则与方法。

2. 熟悉各种良性骨肿瘤与瘤样病变的病灶刮除术及植骨术的临床运用与操作技术。

3. 了解肿瘤边缘性切除术的操作技术。

【能力培养目标】

初步具备良性骨肿瘤病灶刮除及植骨的操作技能。

【教学内容】

第一节　病灶刮除与植骨术

1. 重点讲授病灶刮除与植骨术的适应证、术后处理方法。

2. 阐述病灶刮除与植骨术的手术操作技术。

第二节　肿瘤边缘性切除术

1. 重点阐明肿瘤边缘性切除术的适应证与注意问题。

2. 讲授肿瘤边缘性切除术的手术操作技术。

四、教学时数分配

根据教学计划的规定，《骨科手术》课程共安排 108 学时，即理论课 82 学时，实践课 26 学时，理论课与实践课比例约为 3.2∶1。其学时分配安排列表如下。

教学内容	总学时	理论学时	实践学时
上篇　手术基础			
绪论	1	1	0
第一章　骨科常用手术器具及固定材料	9	6	3
第二章　无菌术	6	4	2
第三章　骨科手术基本技术	5	3	2
第四章　骨外科患者的水、电解质失衡	2	2	0
第五章　输血	2	2	0
第六章　休克	2	2	0
第七章　麻醉	4	3	1
第八章　心肺脑复苏术	4	2	2
第九章　围术期处理	2	2	0
第十章　外科感染	2	2	0
中篇　骨伤科基础手术			
第十一章　皮肤移植与骨移植术	6	4	2
第十二章　清创术与肌腱缝合术	6	4	2
第十三章　显微外科技术	4	3	1
第十四章　截肢术	4	4	0
第十五章　人工关节置换术	4	3	1
第十六章　关节镜术	2	2	0
下篇　骨伤科手术临床应用			
第十七章　骨与关节感染的手术治疗	4	3	1
第十八章　上肢骨折的手术治疗	14	10	4
第十九章　下肢骨折的手术治疗	12	9	3
第二十章　四肢关节脱位与损伤的手术治疗	3	3	0
第二十一章　脊柱与骨盆损伤的手术治疗	4	3	1
第二十二章　骨筋膜室综合征及常见畸形的手术治疗	4	3	1
第二十三章　良性骨肿瘤的手术治疗	2	2	0
合计	108	82	26

五、使用说明

1. 本大纲根据专科层次中医骨伤专业人才培养目标确定。供高职高专中医骨伤专业使用。各院校可根据不同要求对教学目标、教学内容及教学时间做适当的调整。

2. 积极改革教学方法,教、学、做三位一体。坚持启发式教学法和以问题为中心的教学方法,以学生为主体,充分调动学生学习积极性。坚持理论联系实际,采用角色扮演、病案讨论、实训操作、临床见习等方法将书本知识与临床实践密切结合,培养学生解决问题和动手操作能力。

3. 教学中要充分利用多媒体、影像等现代教育技术,加强直观教学。

4. 注意改革考核手段和方法,采用课堂提问、课堂讨论、平时测验、实训操作及理论考试等综合评价学生成绩,鼓励学生在学习和应用方面的创新精神。

1. 袁浩,于光华.骨伤科手术学[M].北京:人民卫生出版社,2001.
2. 朱通伯,戴克戎.骨科手术学[M].北京:人民卫生出版社,1998.
3. 李世民,党耕町.临床骨科学[M].天津:天津科学技术出版社,1998.
4. 卢世璧,主译.坎贝尔骨科手术学[M].第9版.济南:山东科学技术出版社,2001.
5. 倪磊.膝关节镜彩色图谱[M].北京:科学出版社,2001.
6. 王桂生.骨科手术学[M].北京:人民卫生出版社,1985.
7. 荣国威,翟桂花,刘沂,等译.骨伤内固定[M].北京:人民卫生出版社,1995.
8. 王亦璁,姜保国.骨与关节损伤[M].北京:人民卫生出版社,1998.
9. 吕厚山.人工关节外科学[M].北京:科学出版社,1999.
10. 吴在德,吴肇汉.外科学[M].第7版.北京:人民卫生出版社,2008.

主要参考书目

1. 曾勇. 丁冬梅. 眼耳鼻咽喉口腔科学[M]. 北京：人民卫生出版社, 2007.

2. 朱迎珊. 魏笃纹. 耳鼻咽喉口腔科学[M]. 北京：人民卫生出版社, 1995.

3. 李世俊. 孔维佳. 临床耳鼻咽喉学[M]. 天津：天津科学技术出版社, 1995.

4. 田勇泉. 王斌全. 耳鼻咽喉头颈外科学[M]. 第6版. 北京：人民卫生出版社, 2001.

5. 黄选兆. 汪吉宝. 实用耳鼻咽喉科学[M]. 北京：人民卫生出版社, 2001.

6. 王永钦. 中医耳鼻咽喉口腔科学[M]. 北京：人民卫生出版社, 1985.

7. 樊忠. 王天铎. 实用耳鼻咽喉头颈外科学[M]. 济南：山东科学技术出版社, 1995.

8. 王薇瑜. 黄鹤年. 耳鼻咽喉科学[M]. 北京：人民卫生出版社, 1998.

9. 赵绍钦. 人工智能听觉与言语康复学[M]. 北京：科学技术文献出版社, 1999.

10. 曾宪容. 吴萍嘉. 听力学基础[M]. 第2版. 北京：人民卫生出版社, 2008.